Infection Control for the Dental Office

치과감염관리학

저자 김다혜 · 김지영 · 박명숙 · 송현철 · 신보람 · 엄미란
이천희 · 정명희 · 정의정 · 최다예 · 최영숙 · 한여정

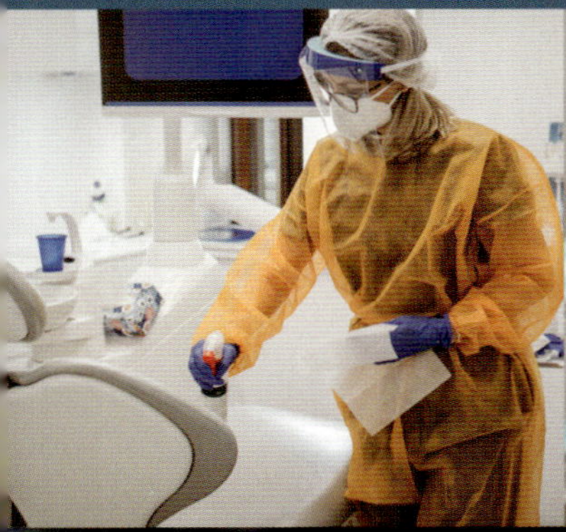

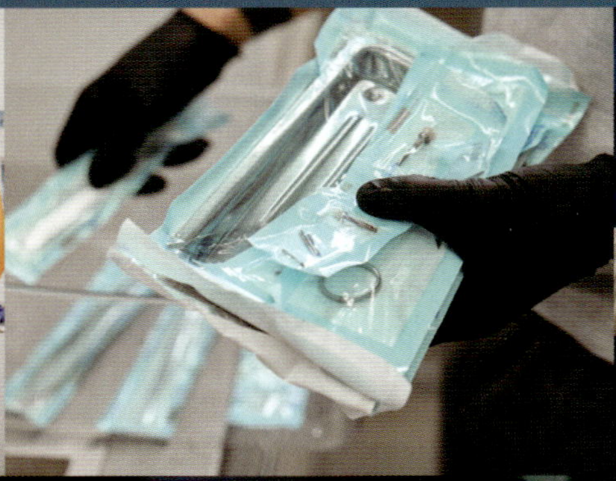

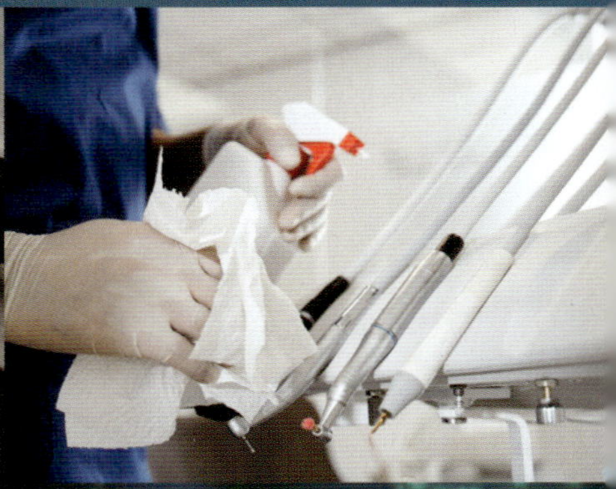

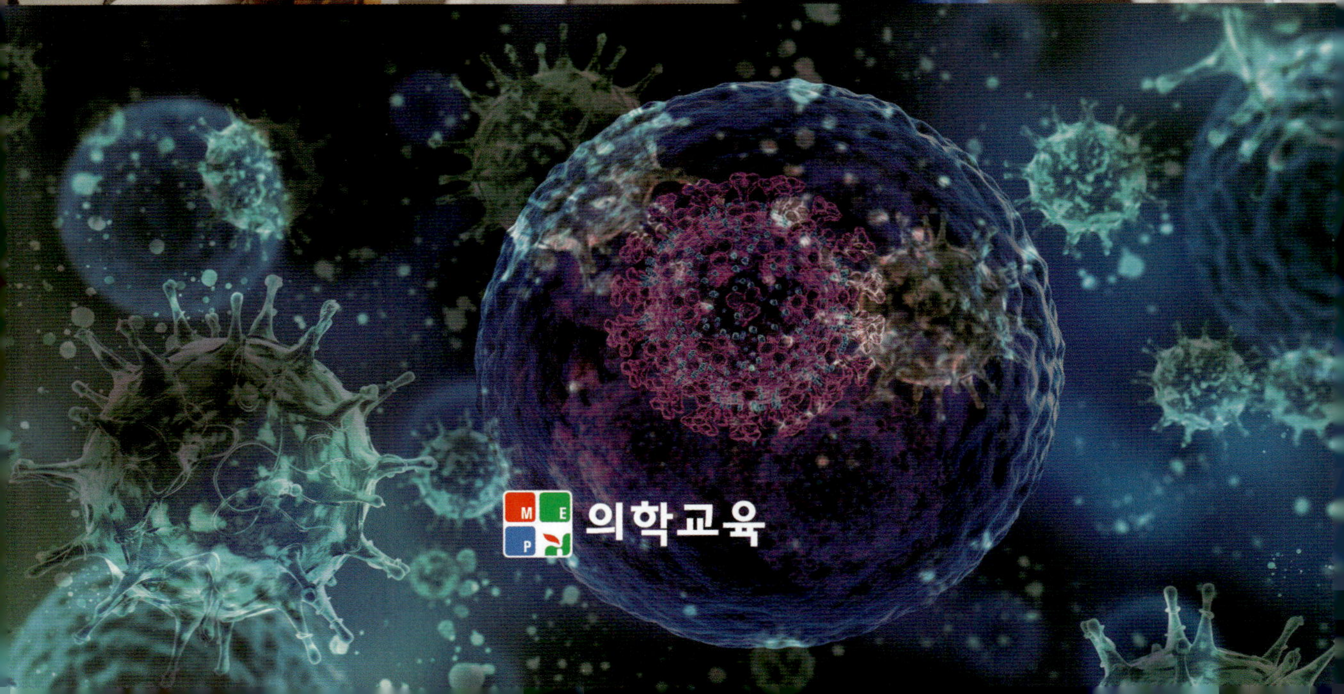

의학교육

Preface

감염예방대책은 얼핏 간단해 보이지만 일상 업무에서 실제의 순서는 복잡하다. 그러나 기본을 올바르게 이해하고 정확하게 지키면서 반복적으로 실천하면 올바른 감염예방대책의 순서를 습득할 수 있다. 또 기본을 올바르게 이해한다면 과도한 감염예방대책을 실시하거나 정작 중요한 감염예방대책을 소홀히 하는 일은 없을 것이다.

감염예방대책은 첫째, 환자가 감염으로부터 보호되고 의료종사자가 감염으로부터 보호되며 둘째, 경제적이고 합리적인 대책이어야 하며 셋째, 환경을 배려한 대책이어야 한다.

이 책은 크게 두 영역으로 구성되어 있는데 첫 번째 영역은 치과감염관리의 기초로, 미생물과 감염, 감염관리의 목적과 근거를 다루었으며, 두 번째 영역은 치과감염관리의 실제로, 임상현장에서의 소독, 멸균, 감염관리 및 개인방호 등을 다루었다.

앞으로 치과의료에 종사하게 될 학생들이 감염관리에 대해 쉽게 이해할 수 있도록 사진이나 그림을 풍부하게 실었으며, 치과의료 현장의 특성을 고려한 구체적 감염예방대책에 대해서도 자세하게 언급하였다.

모쪼록 이 책이 치과의료 현장에서 감염관리의 향상에 기여할 수 있기를 바란다.

이 책이 나올 수 있도록 많은 도움을 주신 의학교육출판사 대표님을 비롯해 편집부 여러분들께 깊은 감사를 드린다.

저자 일동

Contents

PART Ⅰ

치과감염관리의 기초이론

Chapter 01 미생물과 감염

학습목표

1. 사람에게 질병을 일으키는 미생물의 종류를 설명할 수 있다.
2. 병원미생물의 특성을 설명할 수 있다.
3. 구강환경의 특징을 설명할 수 있다.
4. 구강미생물의 종류와 분포에 대해 설명할 수 있다.
5. 치면세균막의 형성과 성숙과정을 설명할 수 있다.
6. 감염에 대해 설명할 수 있다.
7. 면역체계에 대해 설명할 수 있다.

01 미생물과 감염

인체는 무수한 미생물과 공생하고 있다. 구강에는 300종 이상의 상재균(indigenous bacterium)이 서식하고 있으며, 피부 표면에도 세균(bacteria)이나 진균(fungus)이 상주하고 있다. 소장이나 대장에는 장내세균(enteric bacterium)이라는 세균이 상주하고 있다.

그러나 체내에 미생물이 상주하고 있고 새로운 미생물이 침입해도 항상 감염병으로 진행하는 것은 아니다. 인체에는 중성구, 림프구, 대식세포 등이 체내의 병원미생물을 항상 일정하게 감시하고 있어 감염병이 발생하는 것을 막고 있다. 그러나 질환이나 연령 증가로 인해 감염방어능력에 장애가 생기면 여러 가지 염증반응을 동반하는 병태가 야기되는데 이를 감염(infection)이라고 한다.

감염이란 주로 미생물이 숙주에 침입해서 정착하여 증식하는 것을 말한다. 감염은 미생물이 감염원으로부터 감염경로를 통해 숙주에 전파되어 미생물의 감염력이 숙주의 저항력보다 강할 때 성립한다. 사람에게 감염병을 일으키는 미생물에는 세균(bacteria), 바이러스(virus), 진균(fungus), 원충(protozoa) 등이 있다.

1 미생물

미생물(microorganism)이란 크기가 작아 대부분 맨눈으로는 볼 수 없는 작은 생물로 세균(bacteria), 바이러스(virus), 진균(fungi), 조류(algae), 원충(protozoa) 등이 있다. 미생물은 35억 년 전부터 지구상에 존재하였는데, 오랜 시간에 걸쳐 지구의 환경변화에 잘 적응하면서 진화해 왔고, 지구 환경에 변화를 일으키며 생존해 왔다. 미생물에는 유산균 음료나 김치와 같은 발효 음식에 서식하는 유익한 미생물도 있고 사람이나 동물에게 질병을 일으키는 해로운 미생물도 있다. 질병을 일으키는 세균, 바이러스, 진균(사상균, 효모), 원충 등을 병원미생물이라고 한다.

1) 세균(bacteria)

우리 주변 어디에나 존재하는 세균은 크기가 대략 0.5~10μm로 육안으로는 보기 힘든 원핵생물이며 1개의 세포로 이루어져 있다. 세포소기관은 없지만 표층에 독특한 구조를 가지고 있는 것이 많다. 세포 바깥쪽에는 세포벽이라고 하는 견고한 구조물이 세포를 감싸고 있으며 그 안쪽에는 세포막으로 덮인 세포질이 있는데, 내부에는 핵양체, 리보솜 등이 존재한다(그림 1-1).

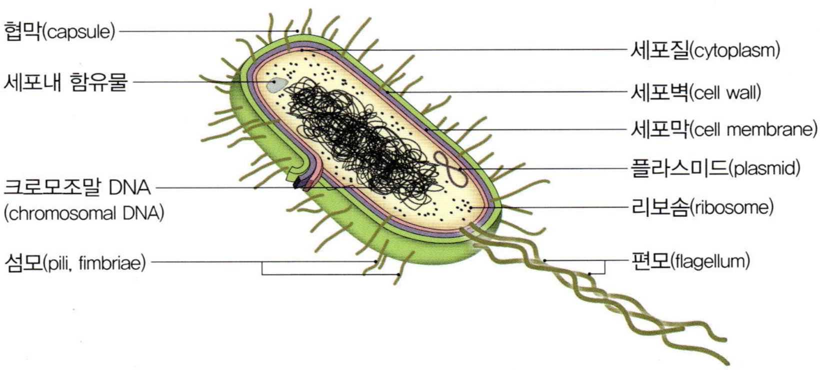

그림 1-1 **세균의 구조**

(1) 세균의 분류

세균은 다양한 기준에 따라 분류할 수 있다. 세균의 형태에 따라 공 모양인 구균, 긴 막대 모양의 간균, 나선균 등으로 분류되며, 또 배열 형태에 따라 세분되는데 포도송이 모양으로 배열된 것, 목걸이 모양으로 배열된 것, 소세지 모양이나 스프링처럼 꼬여서 배열된 것 등 다양하다. 또한 어떤 염색제에 염색되는가에 따라 그람양성균, 그람음성균으로 분류되며, 성장조건이나 물리적 · 생화학적 성질 등의 특성에 따라서 분류되기도 한다(그림 1-2~1-5).

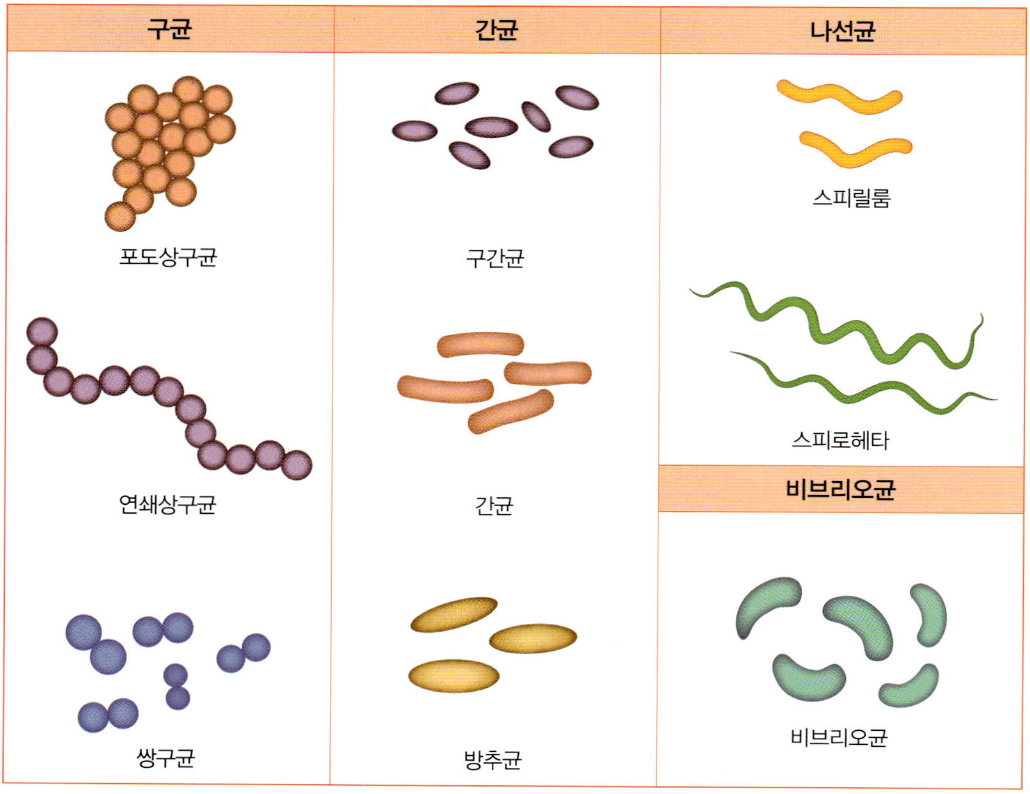

그림 1-2 **세균의 형태에 따른 분류**

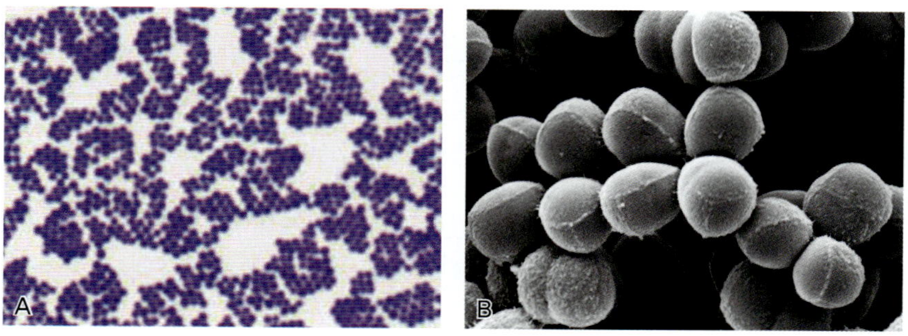

그림 1-3 황색포도상구균

A : 그람염색상 B : 전자현미경상

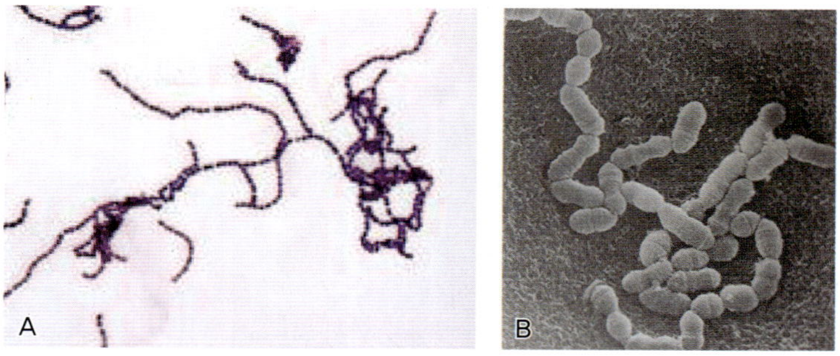

그림 1–4 연쇄상구균
A : 그람염색상 B : 전자현미경상

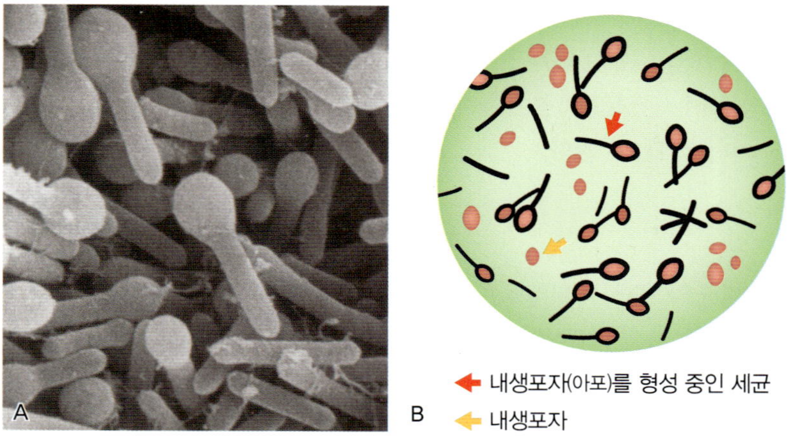

그림 1–5 그람양성 간균(파상풍균)
A : 파상풍균의 전자현미경 사진 B : 파상풍균의 모식도

(2) 세균의 증식

세균은 단세포생물이기 때문에 무성생식에 의한 이분열로 증식한다. 균의 증식에 필요한 조건과 환경은 균의 종류에 따라 크게 다르다. 분열에 걸리는 시간도 균의 종류에 따라 다른데 최적 조건일 때 대장균은 대략 20분으로 빠르지만, 결핵균은 24시간으로 매우 느리다. 세균의 증식에 영향을 미치는 요소는 다음과 같다.

① 온도

인간에게 병원성을 나타내는 세균의 대부분은 체온(37℃)에 가까운 온도에서 가장 활발하게 증식한다. 한편, 4℃ 이하 또는 50℃ 이상의 온도 환경에서는 세균의 증식이 극단적으로 감소된다. 따라서 어패류나 식육, 우유 · 가공식품 등을 저온에 보관하는 것은 세균의 증식을 억제하기 위함이다. 그러나 식중독균은 4℃의 냉장 보관에서도 증식할 수가 있다.

② 수분

동 · 식물과 마찬가지로 세균의 증식에는 수분이 반드시 필요하다. 수분이 충분하지 않으면 세균은 증식할 수가 없다. 건조식품은 이 성질을 이용한 것으로, 오염균의 증식을 억제하여 장기보관이 가능하다.

③ pH(수소이온농도)

대부분의 병원성 세균은 인체 내와 비슷한 pH 7.0~7.2의 환경에서 활발하게 증식한다. 예외적으로 유산균은 약산성(pH 5.0 정도)을 좋아하며, 반대로 콜레라균은 약알칼리성(pH 8.0 정도)을 좋아한다. 극단적인 산성 또는 알칼리성 환경에서는 병원성 세균이 증식할 수 없다.

④ 산소

산소는 세균의 증식이나 생존에 크게 영향을 미친다. 증식에 산소가 꼭 필요한 균을 편성 호기성균이라고 하며, 결핵균, 백일해균 등이 여기에 속한다. 또, 증식에 산소가 있으면 안 되는 균을 편성 혐기성균이라고 하는데, 푸소박테륨(*Fusobacterium*), 포르피로모나스(*Porphyromonas*), 프리보텔라(*Prevotella*) 등의 치주 병원균이나 파상풍균(*Clostridium tetani*) 등이 여기에 속한다. 증식에 산소의 유무가 관계없는 균을 통성 혐기성균이라고 하는데, 대장균, 포도구균 등 많은 세균이 여기에 속한다. 또한 낮은 농도의 산소에서만 살 수 있는 미호기성균이 있는데 헬리코박터 파일로리(*Helicobacter pylori*)가 여기에 속한다.

⑤ 영양

사람과 공생관계에 있는 정상세균총(normal flora)이나 병원성 세균은 다양한 영양물질 대부분을 균체 밖에 있는 숙주 즉, 사람으로부터 흡수하여 증식한다.

세균 증식에 필요한 영양소에는 에너지원이 되는 물질, 균체의 구성성분이 되는 물질, 미량의 무기염류와 발육인자가 있다.

2) 바이러스(virus)

바이러스라는 말은 라틴어로 '독액'을 의미한다. 바이러스는 핵산과 그것을 둘러싼 캡시드(capsid)라고 하는 단백질 껍질로 구성된 입자로, 크기는 다른 일반 생물 세포의 1/100~1/1000 정도밖에 되지 않는 수십 nm에서 수백 nm이기 때문에 세균이 통과하지 못하는 미세한 여과 필터(대략 0.25μm)도 통과할 수 있다(그림 1-6).

바이러스는 유전물질로 DNA 또는 RNA라는 핵산을 가지며, 이 핵산은 캡시드(capsid)로 둘러싸여 있다. 스스로 대사나 자가증식을 하지 못하기 때문에 생물이라고 볼 수 없으나 다른 생물세포(동물, 식물, 곤충, 세균 등)의 대사계를 이용하여 자기 고유의 유전자를 복제하여 증식하는 능력을 가지고 있기 때문에 생물과 무생물의 중간으로 분류된다.

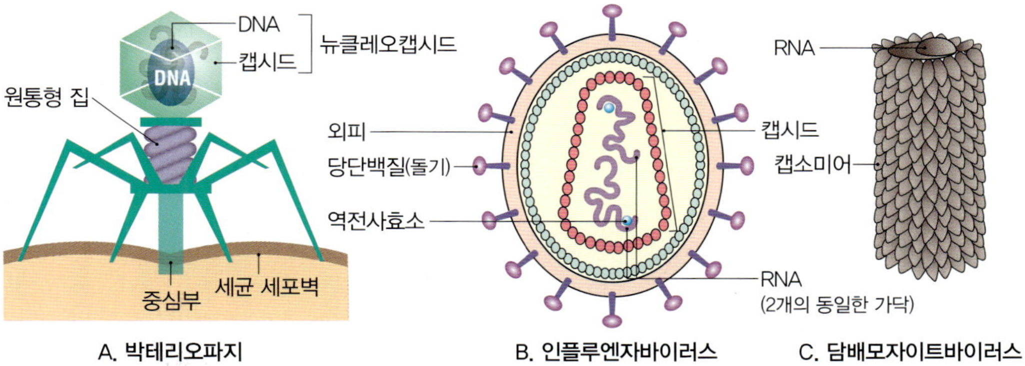

그림 1-6 바이러스의 구조

(1) 바이러스의 특징

① 세균보다 크기가 훨씬 작기 때문에 광학현미경으로는 관찰할 수 없고 전자현미경으로 관찰할 수 있다.

② 세균은 DNA와 RNA를 둘 다 가지고 있지만, 바이러스는 DNA나 RNA 중 어느 한 가지의 핵산만 가지고 있으므로 DNA 바이러스와 RNA 바이러스의 2종류로 분류된다.

③ 단백질합성계나 에너지생산계가 없기 때문에 인공배지 등에서는 증식할 수 없고, 살아 있는 숙주세포 내에서만 증식이 가능하다.

④ 이분열로 증식하지 않고, 자신과 같은 것을 한 번에 대량으로 만드는 '복제(replication)'로 증식한다.

⑤ 세균 감염에 사용하는 항생제와 같은 화학요법제는 바이러스 감염에는 효과가 없다.

(2) 바이러스의 분류

바이러스는 감염을 일으키는 숙주에 따라 동물바이러스, 식물바이러스, 세균바이러스(bacteriophage)로 분류되며, 핵산의 종류에 따라 DNA 바이러스와 RNA 바이러스로 분류된다(그림 1–7, 1–8).

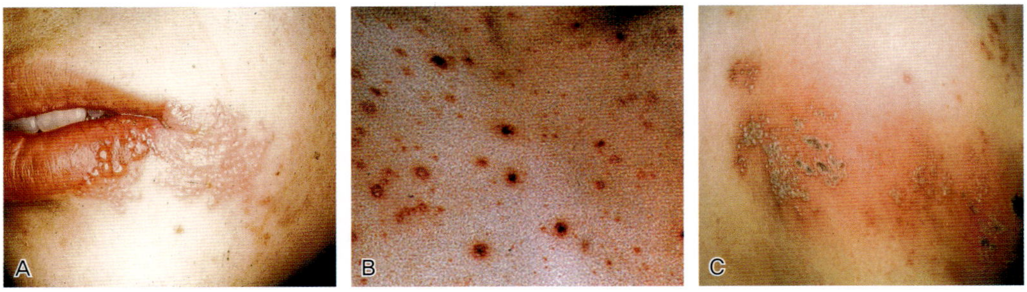

그림 1–7 DNA 바이러스

A : 구순헤르페스의 피부병소 B : 수두대상포진바이러스에 의한 수두 C : 대상포진의 피부병소(발병장소 : 등)

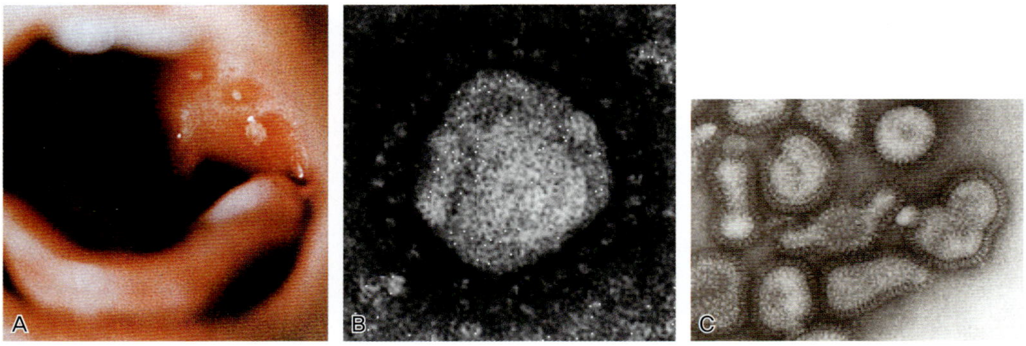

그림 1–8 RNA 바이러스

A : 콕사키바이러스 A군에 의한 포진성 구협염
B : 코로나바이러스의 전자현미경상
C : 인플루엔자바이러스의 전자현미경상

(3) 바이러스의 증식

바이러스 자신은 물질대사능력이 없기 때문에 숙주세포의 기능을 이용하여 증식한다.

바이러스 입자가 숙주세포에 흡착함으로써 바이러스 감염이 이루어지는데, 세포에 흡착한 바이러스는 숙주세포 내로 침입해서 핵산과 캡시드가 분리된 다음, 바이러스 핵산의 복제 및 바이러스 단백질의 합성 과정을 거쳐 바이러스 입자가 형성되어 방출된다(그림 1–9).

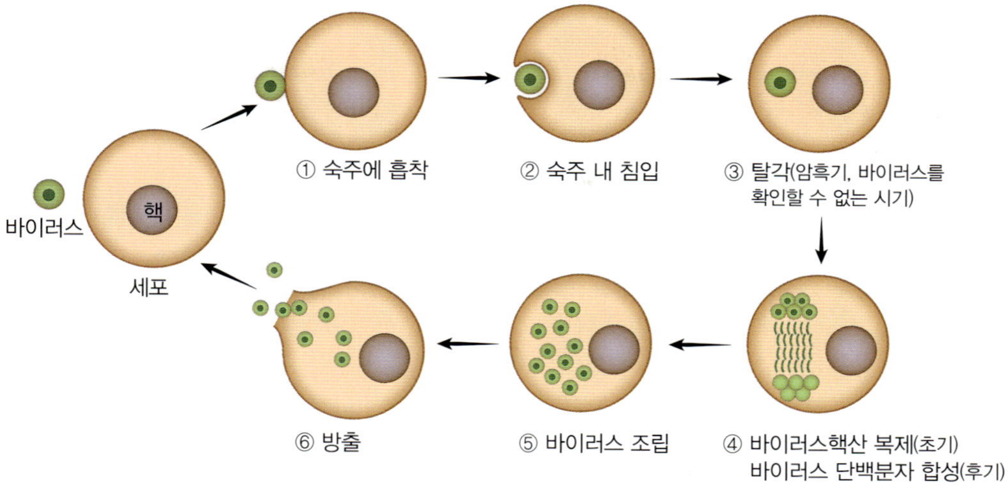

그림 1-9 **바이러스의 증식과정**

3) 진균(fungus)

진균은 원핵생물인 세균보다 훨씬 크고 고도로 진화된 진핵생물로, 핵막에 둘러싸인 핵과 다양한 세포소기관을 가지고 있는 미생물이다. 대표적인 것으로 효모와 사상균(곰팡이) 등이 있다(버섯도 진균과 같은 무리이다)(그림 1-10).

진균의 종류는 수백만 종이 있으며, 병원성을 나타내는 것 또한 수백종이 넘으며 그 중 일부가 구강질환을 유발한다. 대표적인 진균에는 캔디다, 크립토코쿠스, 아스페르길루스, 피부사상균 등이 있으며, 사람의 구강에서 흔히 발견되는 진균에는 캔디다 알비칸스(*Candida Albicans*)가 있다(그림 1-11, 1-12).

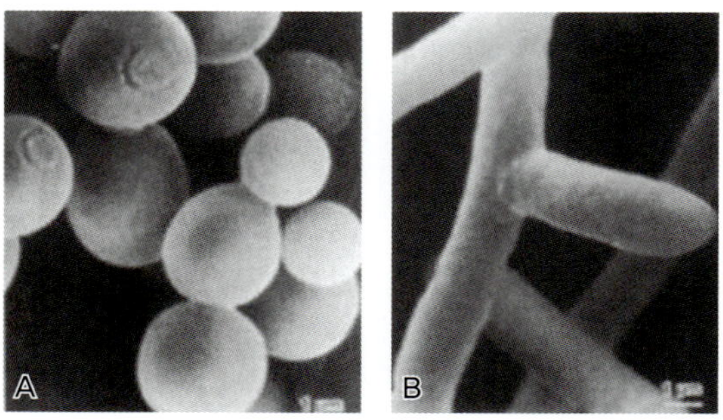

그림 1-10 **진균의 기본형태**
A : 효모 B : 사상균

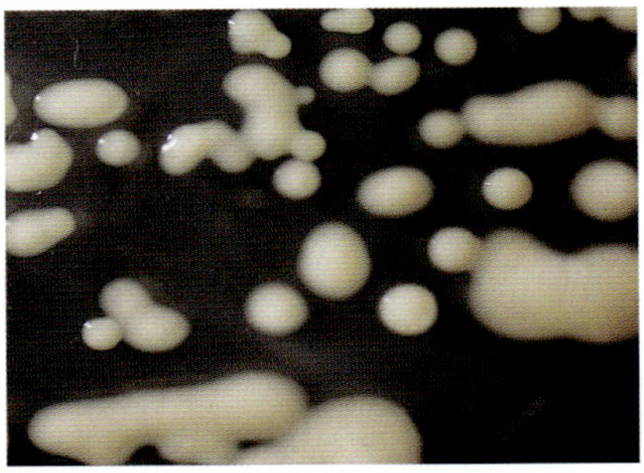

그림 1-11 크립토코쿠스의 집락

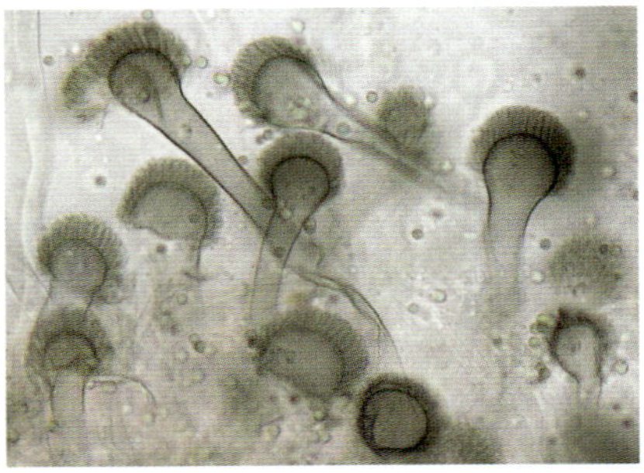

그림 1-12 아스페르길루스의 포자

(1) 진균의 특징

진균은 인간과 같은 진핵세포이기 때문에 대사나 세포 구조가 인간과 비슷하여 감염되면 진단이나 치료가 어렵다. 감염 부위에 따라 표재성 진균증(점막, 피부), 심재성 진균증(폐, 신장, 간 등의 심부 장기), 피하진균증(진피, 피하조직, 뼈)으로 크게 나뉘는데 심부 장기에 감염을 일으키는 심재성 진균증은 위험하며 의료의 첨단화에도 불구하고 증가하고 있어 심각한 문제가 되고 있다.

(2) 진균의 증식

진균은 외부에서 유기물을 영양분으로 흡수하여 생활하고 증식하는 종속 영양균이다. 증식 온도는 대략 10~40℃로 폭넓지만, 인간에게 감염을 일으키는 대부분의 진균은 20~36.5℃의 온도와 약산성(pH 5~6) 환경을 좋아한다.

진균은 세균에서 볼 수 있는 '이분열'과는 다르게, 효모는 '분아' 그리고 사상균은 '내생포자(포자)형성' 방법으로 증식하며, 내생포자가 외부로 방출 · 확산되어 증식하는 것도 있다.

(3) 진균외독소

진균은 강력한 균체외독소(exotoxin)를 생산하는데, 이러한 진균 독소를 미코톡신(mycotoxin)이라고 한다. 독소에 오염된 식품, 음식 재료(쌀, 감자 등의 곡물이나 각종 견과류)를 섭취하면 심각한 간장애와 간암을 일으키는 경우가 있다.

진균의 구조와 대사는 세균과 완전히 다르기 때문에 세균 감염병 치료에 사용하는 모든 항균제는 진균 감염병 치료에 효과가 없으므로 진균 전용 약제를 사용해야 한다.

4) 원충(protozoa)

원충은 원생동물이라고도 하며 운동성을 지닌 단세포성 진핵생물이다. 단세포이지만 운동, 영양섭취, 배설에 관여하는 미세기관을 가지고 있다(그림 1-13).

(1) 원충의 분류

사람에게 기생하는 원충에는 이질아메바(그림 1-14), 트리코모나스(질편모충)(그림 1-15), 말라리아원충, 톡소플라스마 등이 있다. 구강에서는 치은염이나 치주염 악화 시 구강 트리코모나스와 치은 아메바가 자주 검출되지만 병원성에 대해서는 명확하게 밝혀지지 않았다.

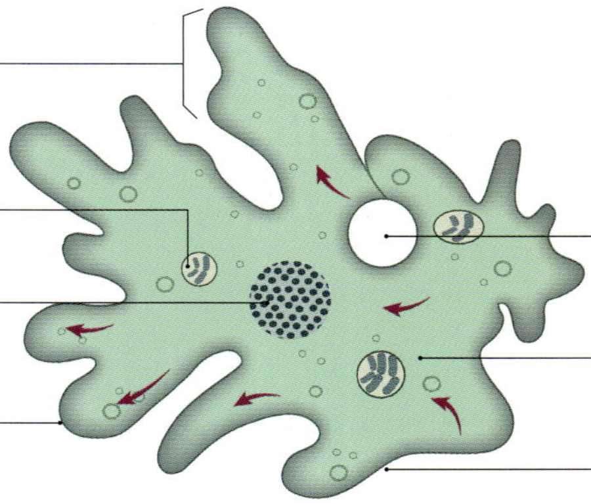

그림 1-13 아메바 원충의 구조

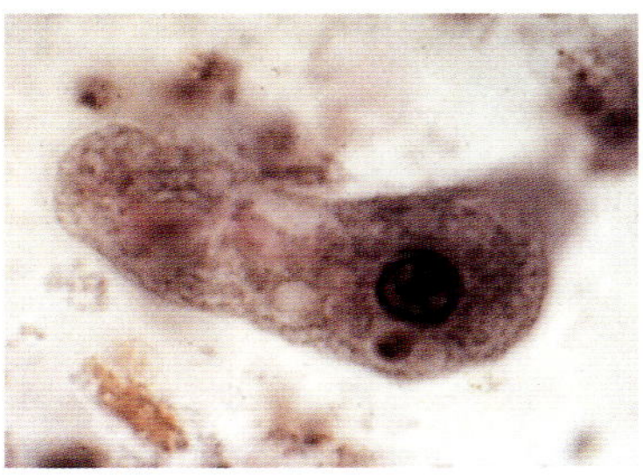

그림 1-14 이질아메바

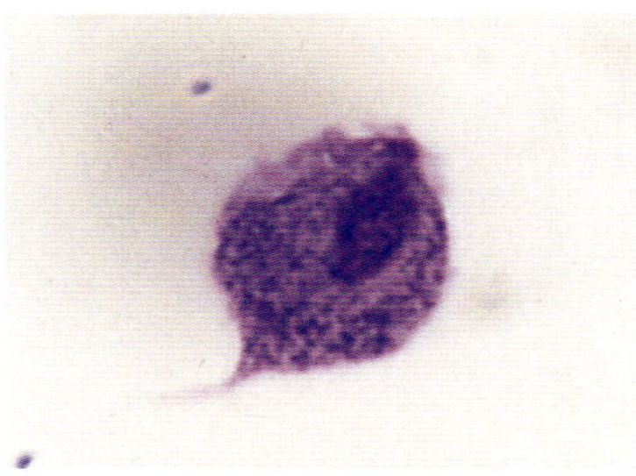

그림 1-15 질편모충

(2) 원충의 증식

원충은 무성생식 또는 유성생식을 통해 증식하며, 무성생식과 유성생식을 반복하며 증식하는 경우도 있다. 대부분은 이분열, 다수분열, 내부출아 등과 같은 무성생식으로 증식하고, 접합, 융합 등의 유성생식으로 증식하는 것도 있다.

숙주와 숙주 간의 직접감염을 일으키는 것에는 질트리코모나스, 이질아메바 등이 있고 중간숙주를 통해 감염을 일으키는 것에는 톡소플라스마, 말라리아원충 등이 있다.

2 구강미생물

1) 구강환경의 특징 (표 1-1)

(1) 해부학적 특징

구강은 연조직뿐만 아니라 경조직인 치아가 있어 다양한 종류의 미생물이 발육할 수 있는 조건을 갖추고 있다. 예를 들어, 산소가 풍부한 점막 표면뿐만 아니라 산소가 적게 존재하는 치은열구 또는 치주낭이 있어, 산소를 좋아하는 미생물(호기성)이나 산소를 기피하는 미생물(혐기성)도 알맞은 장소에서 모두 성장할 수 있다.

또한 치아의 구조(고랑, 열구 등)도 치면세균막의 형성에 중요한 요인으로 작용하며, 치아를 둘러싸고 있는 치은조직은 미생물의 침입을 방어하기도 하고 반대로 미생물 부착 수용기를 발현하여 미생물의 집락 형성을 유도할 수도 있다.

(2) 영양학적 특징

구강은 영양소를 얻기 위해 음식물을 섭취하는 기관이며, 소화관으로 가는 입구이기도 하다. 섭취한 음식물은 저작운동을 통해 잘게 부서지고 타액 속에 함유된 소화효소(아밀라아제)에 의해 소화된다. 이러한 타액에는 미생물의 발육에 필요한 탄수화물, 단백질, 미네랄 등이 이용하기 쉬운 상태로 들어 있다. 또한, 치은열구나 치주낭에는 혈청의 영양분을 많이 함유한 치은열구액(gingival crevicular fluid, GCF)이 들어 있어 미생물 발육에 중요한 영양원이 된다.

타액과 치은열구액은 이러한 영양분뿐만 아니라 미생물의 발육에 필수적인 수분도 함유하고 있어 구강은 미생물이 살기 좋은 환경을 제공한다. 하지만 타액과 치은열구액에 함유되어 있는 다양한 면역성분은 미생물의 침입에 대해 방어작용을 하기도 한다.

(3) 생리학적 특징

구강은 몸의 다른 부위와 같이 항상성(homeostasis)을 갖추고 있기 때문에 구강 내 세균도 안정된 환경에서 발육할 수 있다. 건강한 성인의 구강 온도는 33.7~36.6℃ 정도이며, 섭취하는 음식물의 온도에 따라 일시적으로 변화하기는 하나 거의 일정하게 유지된다. 따라서 이 온도범위를 최적온도로 하는 구강미생물은 온도에 큰 영향을 받지 않고 발육할 수 있다. 또 타액의 pH는 대략 6.8로 유지되고 있기 때문에 구강미생물은 극단적인 산성이나 알칼리성 환경에 노출되는 일 없이 최적 pH인 중성 범위에서 안정적으로 발육할 수 있다.

(4) 면역학적 특징

구강의 면역성분은 대타액선이나 소타액선, 치은열구를 통해 구강으로 분비된다. 타액이나 치은열구액에 함유되어 있는 다양한 면역성분은 미생물에 대한 방어를 담당하고 있다. 약물 복용이나 자가면역질환의 영향으로 타액 분비량이 감소하면 치아우식증이나 치주질환에 이환되기 쉬워진다.

표 1-1 구강환경의 특징

해부학적 특징	산소 분포가 다른 해부학적 구조 (예 : 산소량이 적은 치은열구와 치주낭 바닥, 산소량이 많은 점막 표면 등)
영양학적 특징	타액(미생물 발육에 필요한 탄수화물, 단백질, 미네랄 등을 포함하며 수분을 공급), 치은열구액(치은열구나 치주낭 미생물에 풍부한 영양을 공급)
생리학적 특징	체온의 항상성, 타액의 완충능력(pH 조절)
면역학적 특징	타액(다양한 항균인자), 치은열구액(면역계 세포와 혈청 조성 성분)

2) 구강미생물의 분포

미생물은 출생 직후부터 구강에 서식하기 시작하여 생존에 적절한 환경을 획득하기 위해서 공생이나 길항(대항, 경합) 등을 반복하면서 적절하게 구강환경에 적응하면서 비교적 안정된 무리를 형성한다. 구강에는 일정기간 상시 존재하는 상재미생물총(indigenous microbiota)

과 일과성으로 나타나는 일시정착미생물총(transient microbial flora)이 존재하는데, 이들을 총칭하여 구강미생물총(oral microbial flora)이라고 한다.

구강미생물총은 여러 종류의 미생물로 구성되어 있으며 다양성을 나타낸다. 구강미생물총을 이루고 있는 세균의 종류, 양과 비율은 구강의 각 부위(타액, 구강점막, 혀, 치아, 치은열구 등)에 따라 다르며 동일한 구강 부위라도 사람에 따라 다르다(표 1-2). 또한, 같은 사람이라도 시시각각으로 변화한다.

구강 내에는 치아가 존재하기 때문에 세균은 균막(biofilm)이라는 형태로 존재한다. 균막이 축적되기 쉬운 부위는 치아 인접면과 치경부이며, 이 부위에는 혀, 입술, 협점막이 접촉하기 어려워 부착된 세균이 증식하기 쉽다.

표 1-2 구강 내의 부위별 대표적 세균

부위	대표적 세균
치면	그람양성 연쇄구균, 방선균
타액	그람양성 연쇄구균, 그람양성 유산간균
구강점막	방선균
설배	그람양성 연쇄구균
인두	그람양성 연쇄구균, 그람음성 구균
치은열구	그람양성 연쇄구균, 운동성 소간균, 스피로헤타

MEMO

● **상재미생물총(resident flora)**

건강한 사람에게 서식하는 미생물의 구성을 말하며, 신체 부위에 따라 그 구성이 달라진다. 구강 내의 상재미생물총은 300~400종에 달하며 숙주의 건강상태, 식습관, 연령, 구강의 위생 상태에 따라 달라지며, 구강 내에서도 부위에 따라 달라진다.

● **균막(biofilm)**

균막이란 세균과 세균 자신이 생산하는 세포외다당류로 구성된 구조체로, 많은 세균이 함께 사는 커뮤니티(community)라고 정의되고 있다. 세균은 고체면에 부착해서 증식하며 세포외다당류 등을 생산해 입체구조물인 균막을 형성한다.

3) 치면세균막의 형성과 성숙

(1) 치면세균막의 형성

구강 내는 충분한 습도, 온도, 영양분이 있어 다양한 미생물이 군집을 이루어 서식할 수 있는 적절한 장소이며, 약 700여 종의 세균이 구강점막, 치아, 혀 등에 서식하는 것으로 보고되고 있다.

치면세균막(dental plaque)은 치아 또는 보철물 표면에 형성되는 세균성 침착물로, 70% 이상은 세균이지만 세균 생산물, 음식물찌꺼기 이외에 치은의 상피세포나 호중구 등 숙주세포도 포함되어 있다. 항생제, 항체 또는 탐식세포에 의한 탐식에 저항성을 나타내 기계적 제거가 필수이다.

치면세균막은 다음과 같은 과정을 거쳐 치면에 형성된다(그림 1-16).

① 세균의 치면 부착
- 획득피막 형성
- 초기 군집세균 부착
- 미세집락(microcolony) 형성

② 비수용성 세포외다당류 생산

③ 후기 군집세균 정착(공동응집)

④ 치면세균막 성숙

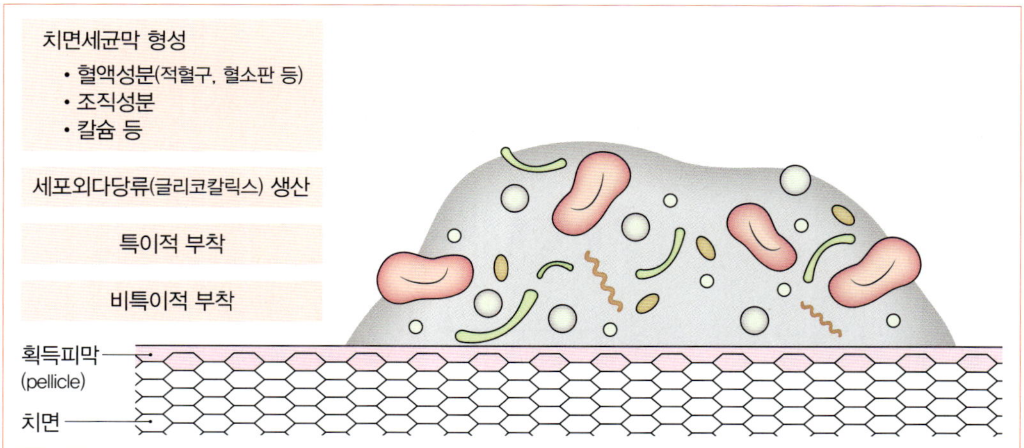

그림 1-16 **치면세균막의 형성기전**

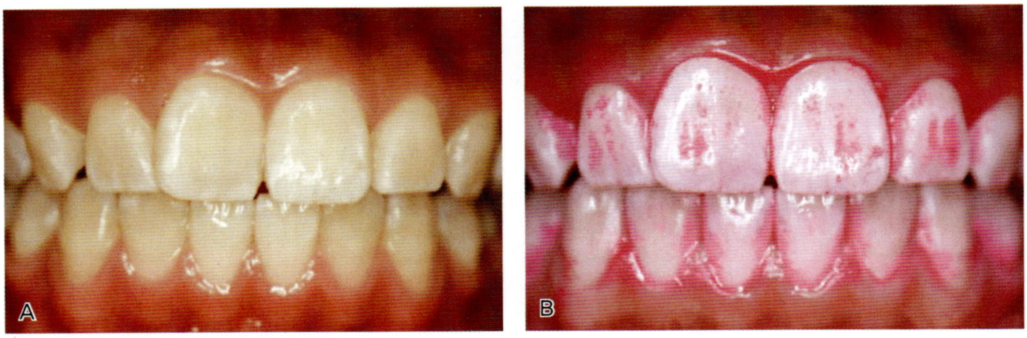

그림 1-17 **치면세균막**

A : 치면세균막 B : 치면 착색제 검사

(2) 치면세균막의 성숙

치아 표면에 형성된 치면세균막(그림 1-17)은 시간이 경과함에 따라 성숙해져 균막을 구성하는 세균 수가 증가할 뿐 아니라 그 종류도 변한다. 즉, 치면세균막의 형성 초기에는 그람양성의 통성 혐기성균이 많지만, 시간이 지나면서 세균 수가 증가하여 치면세균막 속 산소농도가 저하되면 미호기성균의 증식을 거쳐 편성 혐기성균이 중심을 이루는 균막으로 변한다(그림 1-18).

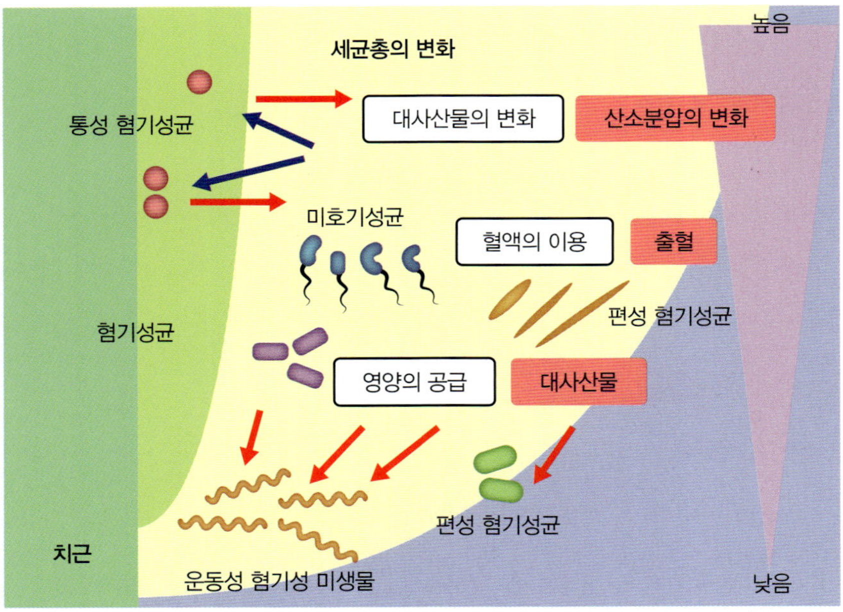

그림 1-18 **시간 경과에 따른 세균총의 변화**

또한 치주질환의 진행에 따라 치근면 국소 치면세균막의 세균 구성도 변하며, 치은연상의 치아 표면과 치주낭 내에서는 환경이 크게 달라진다(표 1-3). 또 치주낭 내에서는 내독소를 가진 그람음성의 편성 혐기성균인 소간균이나 스피로헤타가 생식하기 쉬운 환경이 된다.

표 1-3 부위에 따른 구강환경의 차이

	치아 표면	치주낭
산소분압	높다	낮다
영양	타액, 음식물	치은열구삼출액, 혈액
숙주의 방어	타액 속 IgA항체, 항균물질	치은열구삼출액 속 IgA항체, 호중구
숙주의 전신상태가 미치는 영향	작다	크다
칫솔질의 영향	크다	작다

3 감염

병원미생물이 숙주 내로 침입하거나 점막 표면에 부착하여 증식하는 것을 감염(infection)이라고 한다. 감염은 감염경로와 감염성 여부에 따라 여러 가지로 분류된다.

1) 감염의 생성과정

감염은 병원체(세균, 바이러스, 진균, 기생충)가 수용체(병원소; 인간, 동물, 토양, 물, 공기 등)에 들어 있다가 탈출해서 전파하여 새로운 숙주에 침입함으로써 발생한다. 즉, 감염의 생성과정은 병원체, 수용체(병원소), 병원체의 탈출, 전파, 새로운 숙주 내 침입, 숙주의 6단계로 이루어진다(그림 1-19).

(1) 병원체

병원체에는 세균, 바이러스, 진균, 원충 등이 있다.

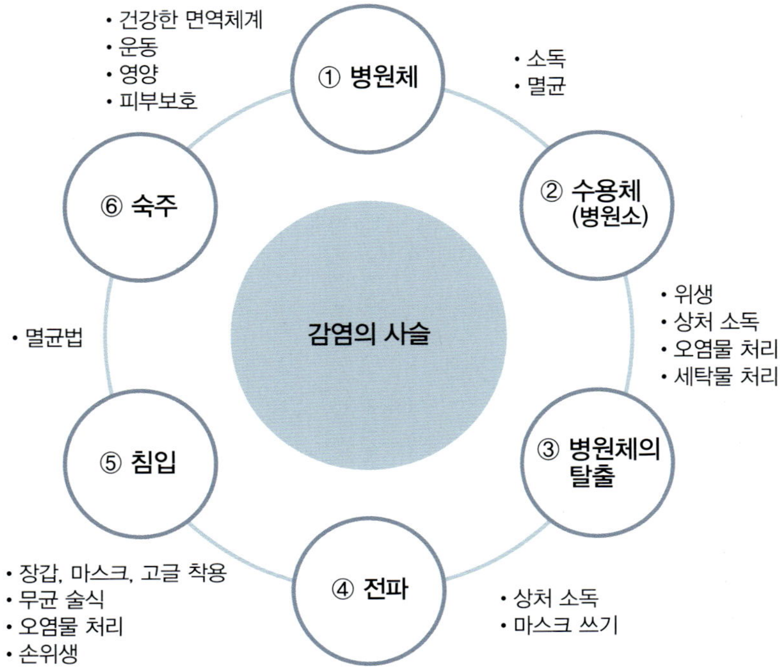

그림 1-19 감염의 사슬

(2) 수용체

수용체는 병원체가 생존, 증식하면서 숙주에 전파될 수 있는 기회를 제공하는 것으로 사람(환자), 동물, 식물, 곤충, 흙 등이 있으며 크게 사람 수용체와 동물 수용체로 나누어진다.

① 사람 수용체

병원체에 감염되어 질병이 발생한 환자, 증상은 없지만 병원체를 가지고 있는 보균자 등이 있다. 특히 과거에 감염되었지만 증상이 뚜렷하지 않았거나 아주 없기 때문에 감염되었는지조차 모르는 경우를 건강 보균자(healthy carrier)라고 하며, 질병에서 회복된 후에 보균자가 된 경우를 회복기 보균자(convalescent carrier), 잠복기간 중에 병원체를 배출하는 감염자를 잠복기 보균자(incubatory carrier)라고 한다. 이러한 경우는 혈액이나 분비물이 지속적으로 감염성 미생물의 저장고 역할을 한다.

② 동물 수용체

주로 동물들이 감염되지만 인간에게도 감염될 수 있는 인수공통감염병이 있다.

(3) 병원체의 탈출

병원체가 수용체로부터 탈출하는 것으로 그 경로는 호흡기, 소화기, 비뇨생식기, 개방된 상처, 태반으로부터의 탈출 등이 있다.

(4) 전파

① **직접전파** : 수용체와 새로운 숙주가 매우 밀접한 상태에서 병원체가 전파되는 것으로 신체적 접촉에 의한 전파나 모체에서 태아에게로의 전파 등이 있다.
② **간접전파** : 병원체가 공기나 매개체를 통해 전파되는 경우이다.

(5) 침입

병원체가 새로운 숙주로 침입하는 과정은 병원체가 수용체로부터 탈출하는 과정과 같은 경우가 많다. 즉 호흡기, 소화기, 비뇨생식기, 개방된 상처 등을 통해 침입한다.

(6) 숙주

병원체가 숙주에 침입하면 병원체나 숙주의 감수성에 따라 감염 여부나 증상의 정도가 달라진다. 숙주의 감수성은 숙주의 정신적 · 육체적 건강상태, 생활환경, 병원체의 감염력 · 병원성 · 독성에 따라 달라진다.

병원체가 숙주에 감염병을 유발시키는 능력을 병원성(pathogenicity)이라고 한다. 병원체는 독성인자들이 병원성을 결정하는데 세균의 독성인자에는 독소, 효소 및 표면 구조물이 있다.

① 독소(toxin)

세균이 생산하는 독소에는 균체 바깥으로 분비되는 외독소(exotoxin)와 내독소(endotoxin)가 있는데 일반적으로 외독소는 강력하여 치명적인 작용을 하는 것이 많다(표 1-4).

표 1-4 독소의 종류

	외독소	내독소
균종	특정 균종에만 있음 (그람양성, 음성의 구별이 없음)	그람음성균에만 있음
성분	단백질(polypeptide)	지질다당류(lipopolysaccharide, LPS)
항원성	항체 생성을 유도하는 성질이 강함	항체 생성을 유도하는 성질이 약함
안정성	불안정(60℃ 이상에서 가열하면 변성)	안정(60℃ 이상에서 몇 시간 동안 견딜 수 있음)
열 유발	약간이거나 전혀 없음	고열을 유발함
독성	강함	약함
작용	균종에 따라 다양함	균종과 상관없이 비슷함
생산과 분비	균체 내에서 합성되어 균체 밖으로 분비	그람음성균 외막의 구성성분으로, 주로 균체가 파괴되었을 때 방출
증상	디프테리아, 파상풍, 가스괴저, 보툴리눔, 포도구균에 의한 식중독, 콜레라	저혈압, 혈관내응고

② 효소(enzyme)

병원성 세균은 숙주에 침입하여 숙주가 가지고 있는 면역방어를 피해 증식해서 퍼져 나가려고 다양한 효소를 생산한다. 효소에는 히알루론산분해효소(hyaluronate lyase), 활성효소(catalase), 혈장응고효소(coagulase)가 있다. 이들은 숙주의 상피조직과 결합조직을 분해하여 조직 내부로의 침입을 돕고, 숙주의 조직을 파괴하고 분해하여 세균의 증식에 필요한 영양을 공급하며, 또한 숙주의 주위 조직을 파괴하고 분해하여 세균이 퍼져 나가는 것을 돕는다.

③ 표면 구조물

a. 협막(capsule)

병원성 세균의 협막은 숙주 포식세포(phagocyte)의 식균작용을 피할 수 있으므로 협막을 가지고 있는 균체는 병원성이 강하다.

b. 섬모(pili)

섬모(두께 3~8nm의 가느다란 섬유)를 가진 병원성 세균은 숙주의 점막에 쉽게 부착할 수 있어 감염력이 강하다.

c. **편모(flagellum)**

병원성 세균은 편모(두께 20nm)를 이용해 운동성을 가지는데, 이것은 감염에 매우 중요한 역할을 한다.

2) 감염의 분류

(1) 현성 감염과 불현성 감염

숙주가 병원미생물에 감염된 후 징후가 나타나는 경우를 현성 감염(apparent infection)이라고 하고, 징후가 나타나지 않는 경우를 불현성 감염(inapparent infection)이라고 한다. 불현성 감염이 장기간 계속되어 병원미생물과 숙주가 서로 평형관계를 유지하는 상태를 잠복감염이라고 하는데, 구강점막의 단순포진(herpes simplex)을 대표적인 예로 들 수 있다.

(2) 내인성 감염과 외인성 감염

원래 숙주가 가지고 있던 미생물이 원인이 되는 경우를 내인성 감염(endogenous infection), 외부에서 침입한 병원미생물이 원인이 되는 경우를 외인성 감염(exogenous infection)이라고 한다. 불결한 구강위생이나 정상세균총의 균형 상실로 인해 발병하는 치아우식증과 치주질환은 내인성 감염의 대표적인 예이다.

(3) 직접감염과 간접감염

직접감염(direct infection)은 감염원이 되는 병원미생물을 가진 사람으로부터 직접적으로 감염되는 것을 말하고, 간접감염(indirect infection)은 감염원인 병원미생물이 음식물, 기구, 의류 등을 통해 간접적으로 감염되거나 동물, 어패류, 모기, 진드기 등의 생물을 통해 감염되는 경우이다(그림 1-20).

(4) 급성 감염과 만성 감염

숙주가 병원미생물에 감염된 후 발병하기까지의 시간적 경과에 따라 급성 감염(acute infection)과 만성 감염(chronic infection)으로 분류된다. 급성 감염은 감염된 후 발병하기까지 걸리는 시간이 짧고, 만성 감염은 병원미생물이 숙주에 감염하여 장기적으로 숙주에 남아 있는 경우로 오랜 기간 다양한 증상과 결과를 보인다. 치과영역에서는 급성 치근단치주염, 급성 치근단농양 등이 급성 감염에 해당되고 만성 치주염이 만성 감염에 해당된다.

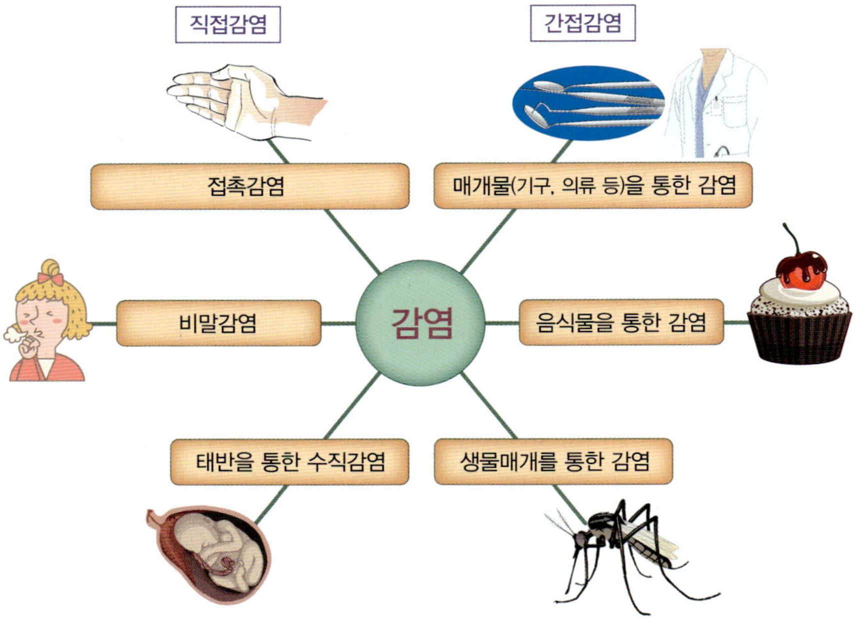

그림 1-20 **직접감염과 간접감염의 감염경로**

(5) 수평감염과 수직감염

수평감염(horizontal infection)은 보균자에게서 타인으로 감염이 전해지는 것을 말하며, 인플루엔자, 홍역, 그리고 수두 등이 여기에 속한다. 수직감염(vertical infection)은 모체에게서 태아 또는 신생아로 감염이 전해지는 것을 말하며 매독, B형 간염, AIDS, 단순포진, 풍진 그리고 성인T세포백혈병 등이 여기에 속한다. 수평감염은 다시 직접감염과 간접감염으로 나눌 수 있다.

(6) 원내감염

원내감염(hospital infection)은 병원이나 진료소 등의 의료시설에서 진료용 물품이나 의료인을 통해 병원미생물에 감염된 경우이다. 병원 내에는 화학요법제에 대해 내성이 생긴 균이 많은데, 저항력이 약해진 환자가 이 세균에 감염되면 치료가 어려워지기도 한다. 주의해야 하는 미생물에는 녹농균(*Pseudomonas aeruginosa*), 캔디다알비칸스(*Candida albicans*), 메티실린 내성 포도구균(methicillin resistant *Staphylococcus aureus*, MRSA), 세라티아균(*Serratia marcescens*) 그리고 호흡계 감염을 일으키는 각종 바이러스 등이 있으며, 최근에는 결핵균(*Mycobacterium tuberculosis*)도 지적되고 있다.

치과에서도 원내감염을 예방하는 것이 중요하다. 구강점막이나 혈액, 타액 속에 존재하는 미생물에 오염될 가능성이 높기 때문에 다른 과 영역과 공통된 감염방지대책뿐만 아니라 치과영역의 특수성을 고려한 대책을 마련해야 한다(표 1–5).

(7) 기회감염

건강한 사람은 감염력이 약한 병원미생물에 감염되지 않지만 면역력이 저하되어 있는 사람은 감염되는데 이것을 기회감염(opportunistic infection)이라고 한다. 고령자 또는 암, 백혈병, 당뇨병, AIDS 등의 질병을 앓고 있는 환자나 면역억제제를 투여받고 있는 환자는 면역력이 저하되어 있으므로 기회감염에 쉽게 노출된다.

4 면역체계

면역(immunity)이란 이물질이나 병원체로부터 몸을 지키는 가장 중요한 생체방어시스템으로, 질병 특히 감염병에 대한 저항력을 의미한다. 면역에는 많은 세포와 조직, 물질 등이 관여하는데, 이를 면역계라고 하며 이들 세포와 물질에 의한 반응을 면역반응이라 한다. 면역은 크게 선천면역과 획득면역으로 구분되는데, 이 두 가지가 서로 협조함으로써 미생물이나 암세포로부터 신체를 보호해 준다. 그러나 과민반응, 이식거부반응, 자가면역질환을 일으켜 해로울 수도 있다(그림 1–21).

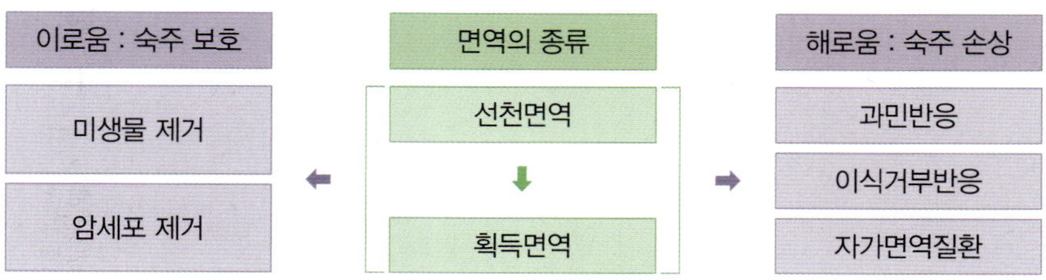

그림 1–21 면역의 개념

1) 선천면역(innate immunity)

선천면역이란 개체가 태어날 때부터 가지고 있는 면역기전으로, 감염에 대한 저항력을 말한다. 즉, 병원체 등의 이물질이 침입했을 때 발생하는 생체의 비특이적 방어반응이다.

선천면역에 관여하는 세포 및 물질로는 상피, 포식세포, 자연살해세포, 보체, 인터페론 등이 있다. 선천면역은 미생물의 조직 침투 전과 후, 즉 감염 전과 감염 후의 두 가지 방어기전으로 이루어진다.

① 선천면역의 1단계 – 외적 방어

미생물이 조직에 침투(감염)하기 전의 물리적 장벽에는 정상적인 조직 구조의 피부, 상피 등을 들 수 있다. 일반적으로 정상적인 조직 구조를 가진 피부라면 미생물이 침입할 수 없다. 피부나 위장관, 기도는 대표적인 장벽으로, 상피가 빈틈없이 깔려 있어 미생물의 출입을 물리적으로 방어할 수 있다.

② 선천면역의 2단계 – 내적 방어

미생물이 조직에 침투(감염)한 후에는 침입 미생물을 제거하기 위해 포식세포(호중구, 단핵세포, 대식세포), 보체, 인터페론 등이 작용하여 조직의 방어반응으로 염증이 일어나고 포식세포에 의한 포식작용(그림 1–22), 보체의 활성화에 의한 염증반응(그림 1–23), 식균작용이 촉진되고 미생물 용해를 유도한다.

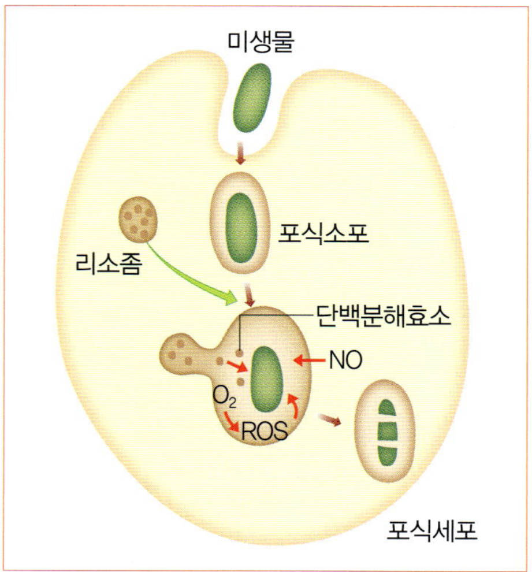

그림 1–22 포식세포의 포식작용

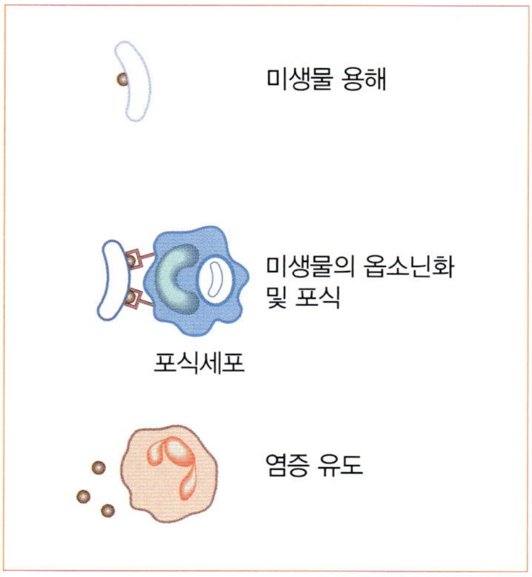

그림 1–23 활성화 보체의 기능

2) 획득면역(acquired immunity)

획득면역은 선천면역으로 제거되지 않은 미생물을 제거하기 위해 작용하는 면역으로 선천면역보다 느리게 작동하지만 목적으로 하는 병원체에만 특이적으로 작용하므로 림프구나 항체가 미생물을 제거하기 위해 림프구가 활성화되고 항체가 만들어질 때까지 시간은 걸리지만 감염방어에 매우 효과적이다.

특정 미생물 항원에 대해 특이적으로 반응하여 기억하는 특징이 있으므로 특정 항원에 한번 노출되면 평생 면역성을 얻을 수 있다. 림프구(B세포, T세포)가 획득면역의 기점이 되는데 B세포는 항체를 생성하고, T세포는 염증반응을 유도하고 비정상 세포의 세포자멸사를 일으킨다.

MEMO

● **항원(antigen, Ag)**

생체 속에 침입하여 항체를 형성하게 하는 단백성 물질로 세균이나 독소 등이 있다. 항원에는 항체 또는 림프구의 항원수용기가 결합한다.

● **항체(antibody, Ab)**

항원에 의해 유도된 단백질로 면역글로불린이라고도 한다.

■ **항체의 종류**

IgA, IgD, IgE, IgG, IgM

■ **항체의 기능**

- 숙주세포에 미생물이나 독소의 부착 억제
- 포식세포의 포식작용 촉진
- 자연살해세포의 활성화를 통해 비정상세포 살해
- 보체의 활성화 및 보체에 의한 염증반응, 포식작용 촉진

(1) 체액성 면역과 세포매개성 면역

① 체액성 면역(humoral immunity)

체액성 면역은 B세포에 의해 분비된 항체가 면역반응의 중심이 되는 면역이다. 항체는 세포 속에 들어갈 수 없으므로 세포 내에 있는 미생물에는 효과가 없고 세포 외에서 증식하는 미생물이나 독소 등에 효과를 발휘한다.

② **세포매개성 면역**(cell-mediated immunity)

세포매개성 면역은 T세포가 주도하는 면역반응으로 세포 내 미생물을 제거하는 작용을 한다. 선천면역의 방어기전을 무사히 통과한 미생물(세균이나 원생동물) 은 포식세포의 소포 안이나 감염세포의 세포질 안에서 생존할 수 있고 증식도 할 수 있는데 이러한 미생물 제거에 효과를 발휘한다. 즉 보조T세포가 대식세포와 호중구를 활성화시켜 미생물을 죽이는 것과 세포독성 T세포가 비정상세포를 세포자멸사로 죽이는 면역이다.

(2) 능동면역과 수동면역

① **능동면역**(active immunity)

외부에서 몸 속으로 들어온 세균 등에 의해 스스로 항체를 만들어내서 생긴 면역을 말한다.

즉, 감염이나 백신접종과 같은 뚜렷한 항원자극에 의해 스스로 항체를 만들어내서 얻어지는 획득면역으로 기억세포를 형성하기 때문에 수년간 또는 평생 면역이 지속된다. 능동면역은 각종 질병에 걸린 후 형성되는 자연능동면역과 인위적으로 체내에 항원을 투입하여 항체를 생성시킨 인공능동면역으로 구분된다.

② **수동면역**(passive immunity)

수동면역은 다른 생체에서 생긴 면역체를 자기 체내에 받아들임으로써 획득한 면역이다.

즉, 항원이 아닌 림프구나 항체를 전달받아 형성된 면역이기 때문에 림프구가 죽고 항체가 수주에서 수개월에 걸쳐 분해되면 면역력은 사라진다.

수동면역에는 태아가 태반을 통해 모체로부터 면역체를 받는 자연수동면역과 어떤 질환(예 : 백일해)에 걸렸다가 회복된 사람의 혈청을 주사하는 인공수동면역이 있다.

요점정리

◈ 사람이나 동물에게 질병을 일으키는 병원미생물의 종류에는 세균, 바이러스, 진균, 원충 등이 있다.

◈ 세균은 육안으로 보기 힘든 원핵생물이며, 형태에 따라 구균, 간균, 나선균 등으로 분류되고, 염색되는 상태에 따라 그람양성균, 그람음성균으로 분류되며 증식에 산소의 필요 여부에 따라 편성호기성균, 편성혐기성균 등으로 분류된다.

◈ 바이러스는 생물과 무생물의 중간으로 분류되며 세균보다 크기가 훨씬 작고 자가증식을 하지 못하며 살아있는 숙주세포 내에서만 증식이 가능하다.

◈ 구강 내 타액의 분비량이 감소하면 치아우식증이나 치주질환에 이환되기 쉬워진다.

◈ 치면세균막은 치아 또는 보철물 표면에 형성되는 세균성 침착물로 70% 이상의 세균, 세균 생산물, 음식물찌꺼기 외에 치은의 상피세포나 호중구 등으로 구성된다.

◈ 감염은 병원체, 수용체, 병원체의 탈출, 전파, 새로운 숙주 내 침입, 숙주의 6단계로 이루어진다.

◈ 숙주가 병원미생물에 감염된 후 징후가 나타나는 것을 현성 감염, 징후가 나타나지 않는 것을 불현성 감염이라고 한다.

◈ 숙주가 가지고 있던 미생물이 원인으로 발생하는 감염을 내인성 감염, 외부에서 침입한 병원미생물이 원인으로 발생하는 감염을 외인성 감염이라고 한다.

◈ 감염원이 되는 병원미생물을 가진 사람으로부터 직접적으로 감염되는 것을 직접감염, 병원미생물이 음식물, 기구, 의류 등을 통해 간접적으로 감염되는 것을 간접감염이라고 한다.

◈ 보균자에게서 타인으로 감염이 전해지는 것을 수평감염, 모체에서 태아 또는 신생아로 감염이 전해지는 것을 수직감염이라고 한다.

◈ 병원이나 진료소 등의 진료용 물품이나 의료인을 통해 병원미생물에 감염되는 것을 원내감염이라고 한다.

◈ 면역이란 미생물 감염으로부터 생명을 지키는 것을 말하며, 인간의 면역계는 크게 선천면역과 획득면역으로 구분된다.

◈ 선천면역이란 태어날 때부터 가지고 있는 면역기전이며 획득면역이란 선천면역으로 제거되지 않은 미생물을 제거하기 위해 작용하는 면역기전이다.

Review test

1. 세균과 바이러스의 차이점으로 옳은 것은?

① 바이러스는 스스로 에너지를 생산할 수 있다.
② 세균은 DNA나 RNA 둘 중 하나를 가지고 있다.
③ 세균은 반드시 숙주가 있어야 생존할 수 있다.
④ 세균은 이분열로 증식한다.
⑤ 바이러스는 생물에 속한다.

2. 구강환경의 특징에 대한 설명으로 옳은 것은?

① 구강 연조직에는 혐기성 미생물이 생존하기 어렵다.
② 타액은 면역성분이 있어 미생물이 영양을 얻기 어렵다.
③ 치은열구액이 들어 있어 미생물 발육에 중요한 영양원이 된다.
④ 타액의 pH는 대략 4~5로 유지되어 약산성을 띈다.
⑤ 타액이 감소하면 면역력이 감소하여 구강질환에 이환되기 쉽다.

3. 감염의 생성과정의 순서로 옳은 것을 고르시오.

① 수용체 – 병원체 – 병원체의 탈출 – 숙주 – 침입 – 전파
② 병원체 – 수용체 – 수용체의 탈출 – 전파 – 침입 – 숙주
③ 병원체 – 수용체 – 병원체의 탈출 – 전파 – 침입 – 숙주
④ 병원체 – 수용체 – 병원체의 전파 – 침입 – 탈출 – 숙주
⑤ 병원체 – 병원체의 탈출 – 수용체 – 전파 – 침입 – 숙주

정답

1. ④ 2. ⑤ 3. ③

Chapter 02 감염성 질환

학습목표

1. 치과에서 접할 수 있는 감염성 질환과 감염예방대책에 대해 설명할 수 있다.
2. 구강 내에서 발생하는 감염성 질환과 감염예방대책에 대해 설명할 수 있다.
3. 구강병변을 동반하는 전신질환의 종류와 특징을 설명할 수 있다.

02 감염성 질환

치료 현장에서 감염 및 감염성 질환을 철저하게 관리하지 않으면 치료 중인 의료진과 환자 간에 교차감염(cross infection)의 위험이 생기고 더 나아가 감염성 질환의 종류에 따라서는 가족이나 지역사회로 감염이 전파될 가능성도 배제할 수 없다. 따라서 이러한 감염성 질환의 종류와 특성을 파악하여 사전에 대비해야 한다(표 2-1).

표 2-1 치과에서 접할 수 있는 감염성 질환

감염원	질환명	감염경로	잠복기	감염 가능 기간	백신 유무
HBV (hepatitis B virus)	B형 간염	• 혈액 • 타액 및 체액 • 성접촉 • 주산기	2~6개월 (평균 2~3개월)	증상 발현 이전부터 이후까지 보균자는 무기한	○
HCV (hepatitis C virus)	C형 간염	• 피부 경유 • 혈액 • 주삿바늘	2주~6개월 (평균 6~9주)	증상 발현 1주 전부터 이후까지 보균자는 무기한	×
HAV (hepatitis A virus)	A형 간염	• 분변-경구 • 음식, 물, 조개류	15~50일 (평균 1개월)	증상 발현 2~3주 전부터 8일 후까지	○
Influenza viruses (A, B, C)	인플루엔자	• 콧물 • 호흡기 비말	1~3일	증상 발현 후 3~5일	○
Candida albicans	캔디다증	• 분비물 (입, 피부, 질)	다양	병소가 존재하는 동안	×
HSV (Herpes simplex virus-1, 2)	• 급성 포진성 치은구내염 • 구순포진 • 눈 감염 • 헤르페스 생인손 (손끝염)	• 타액 • 직접접촉 • 간접접촉 • 성접촉	2~12일	• 구순염 : 증상 발현 1일 전부터 딱지가 생길 때까지 • 급성 포진성 치은구내염 : 회복 후 7주까지	×

표 2-1 치과에서 접할 수 있는 감염성 질환 (계속)

감염원	질환명	감염경로	잠복기	감염 가능 기간	백신 유무
VZV (Varicella-zoster virus)	• 수두 • 대상포진	• 직접접촉 • 간접접촉 • 공기 중 비말	2~3주	발진이 생기기 5일 전부터 딱지가 생길 때까지	○
HIV (human immunodeficiency virus)	AIDS (후천면역결핍증후군)	• 혈액 • 성접촉 • 태반 및 주산기	• 항체 양성 1~3개월 • 질환 진단 1~15년 이상	무증상기~평생	× (개발 중)
Mycobacterium tuberculosis	결핵	• 비말핵 • 가래 • 타액	2~10주	가래에서 균이 보이는 동안 계속	○
Treponema pallidum	• 매독 • 선천성 매독	• 직접접촉 • 태반	10일~3개월	무기한 또는 2~4년간	×
Neisseria gonorrhoeae	• 임질 • 임균성 인두염	• 직접접촉 • 간접접촉	2~7일	• 잠복기 • 치료되지 않은 경우 수년간	×
Mumps virus (paramyxo virus)	• 유행성이하선염(볼거리)	• 직접접촉 • 공기 중 비말	12~25일	• 노출 12~25일 후 • 증상발현 6~7일 이전부터 이하선 부종 9일 후까지	○

1 바이러스 감염병

치과의료 종사자에게 직무상 혈액이나 체액을 통해서 감염될 위험이 있는 중요한 감염병에는 B형 간염, C형 간염, 후천면역결핍증(AIDS)이다. 혈액, 체액의 노출로부터 자신을 지키기 위해서는 바늘찔림 사고의 방지 및 B형 간염 백신을 접종하고 표준예방지침을 철저하게 지켜야 한다.

1) 간염

(1) B형 간염(hepatitis B)

B형 간염바이러스(hepatitis B virus, HBV)(그림 2-1)의 감염에 의해 발생하며 국내에 발생하는 간염 중 가장 많은 비중을 차지한다. 전체 인구의 3% 정도가 B형 간염바이러스를 보유하고 있으며, 매년 약 2만 여명이 간질환으로 사망하는데 그중 절반 이상이 만성 B형 간염이 원인이다. B형 간염은 급성과 만성이 있는데 급성이 만성으로 진행되는 경우는 10% 정도이며, 만성 간염 환자는 간암으로 진행될 확률이 일반인에 비해 200~300배 높다.

① 감염경로

B형 간염은 HBV에 감염된 체액이나 혈액을 통해서 감염되는데 성적인 접촉이나 수혈, 오염된 주사기의 재사용이나 바늘찔림 사고 또는 오염된 혈액에 접촉한 의료기구 등을 통해서 감염된다. 또한 B형 간염이 있는 모체에서 태어나는 아기가 감염되는 수직감염에 의해 감염된다.

잠복기는 1~6개월이며, 감염력은 급성 간염 시 증상을 보일 때뿐만 아니라 만성 간염 상태에서도 지속되며 건강보균자도 감염력이 있다.

② 증상

식욕부진, 복부불편감, 오심과 구토, 심한 피로감 등의 증상으로 시작되어 황달도 나타나는데, 거의 증상이 없는 사람에서부터 치사율이 높은 감염성 간염 환자에 이르기까지 임상증상이 다양하다.

임상증상 및 간기능 검사에서 이상이 6개월 이상 지속되고 HBsAg 양성을 보이는 경우 만성 간염으로 진행된다. 일부 환자의 경우 오랜 기간 만성 간염을 거쳐 간경변이나 간암으로 진행된다.

③ 치료

충분한 휴식과 고단백 식이요법 등을 시행하면 특별한 치료 없이도 저절로 회복된다. 경우에 따라서는 항바이러스제나 인터페론의 사용이 필요할 수 있다. 급성 간염인 경우 보통 2~4개월 이내에 치유된다.

감염예방대책

- 바늘찔림 사고를 예방하고 표준예방지침을 철저하게 지킨다.
- B형 간염백신을 접종한다. 치과의료 종사자는 일반인에 비해 B형 간염의 감염 확률이 2~5배 이상 높으므로 반드시 백신을 접종하여 항체를 형성해야 한다.

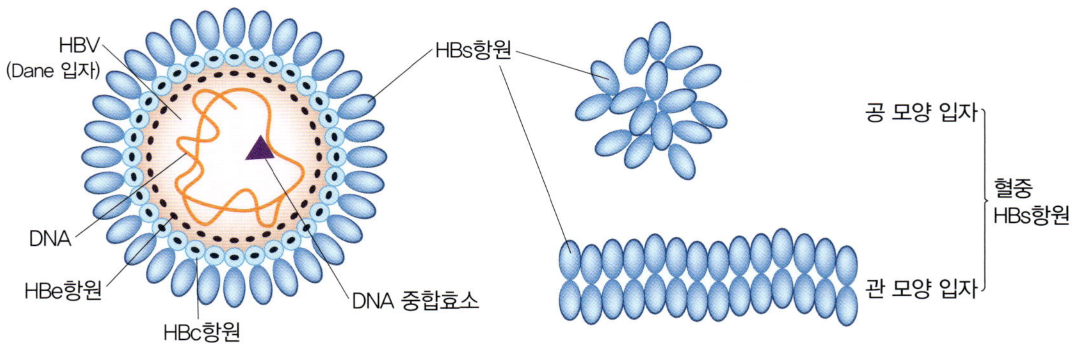

그림 2-1 B형 간염바이러스의 구조

표 2-2 B형 간염 판정을 위한 혈청학적 표지자

혈청학적 표시자	정의
HBs항원	● B형 간염에 대한 일반적인 표지자 ● 급성 간염에서 가장 먼저 출현 ● 6개월 이상 지속되는 경우 만성 B형 간염을 의미함
IgM-항HBc항체	● 급성 B형 간염의 진단 표지자 ● 6개월 이내 사라짐 ● 만성 B형 간염이 급성 악화되면 낮은 역가로 검출됨
항ABs항체	● B형 간염이 회복되었거나 백신에 의한 면역 형성 ● 예방접종으로 면역 형성 이후 유일하게 검출
HBe항원	● B형 간염바이러스의 활발한 증식과 높은 전파 위험
항HBe항체	● B형 간염 전파가 낮아진 상태
IgG-항HBc항체	● B형 간염의 과거 감염력 확인

(2) C형 간염(hepatitis C)

C형 간염은 C형 간염바이러스(HCV)의 감염에 의해 발생하며, 혈액이나 체액이 주된 감염경로이다(표 2-2). 의료현장에서 바늘찔림 사고 등에 의한 혈액노출 시 감염된다.

C형 간염바이러스에 감염되면 약 70% 정도의 사람이 C형 간염바이러스 보균자가 되는데, 이러한 경우 적절한 치료를 하지 않고 방치하면 높은 비율로 간경변이나 간암으로 진행된다. C형 간염은 B형 간염보다 만성 간염으로 진행되는 비율이 높다.

또 C형 간염바이러스는 간 외에 구강 내에도 감염하여 구강점막의 편평태선 등을 발생시키기도 한다.

① 증상

쉽게 피로해지고 식욕감퇴, 구역, 구토, 미열, 근육통 등이 나타나며 소변색이 진해지고 황달이 나타나기도 하며 심한 경우에는 사망에 이를 수도 있다.

② 치료

경구용 항바이러스제를 이용해서 치료한다. 항바이러스 치료를 끝낸 대부분의 환자에서 C형 간염바이러스가 완전히 제거되었다고 보고되어 있다. C형 간염은 백신이 개발되어 있지 않으므로 예방이 가장 중요하다. 체액이나 혈액을 통해 C형 간염바이러스가 전파되지 않도록 바늘찔림 사고 등에 주의해야 한다.

감염예방대책

- 바늘찔림 사고를 예방하고 표준예방지침을 철저하게 지킨다.
- C형 간염백신은 아직 없으나 적절한 치료를 받으면 병의 진행이 정지되고 개선되거나 지연된다.

(3) A형 간염(hepatitis A)

A형 간염은 A형 간염바이러스(HAV)에 오염된 생수나 식품을 섭취함으로써 발생한다(표 2-3). 위생환경에 영향을 받기 때문에 가끔 집단 발병하기도 한다. 식품을 충분히 가열해서 조리하고 손위생을 잘 시행하면 감염을 예방할 수 있으며 비위생적인 환경에 있거나 감염 기회가 예상되는 경우에는 백신을 접종함으로써 감염을 예방할 수 있다.

① 증상

A형 간염바이러스에 감염되면 30일 정도의 잠복기 후에 피로감, 메스꺼움, 구토, 식욕부진, 발열, 우측 상복부의 통증 등 전신증상이 나타나고, 그 후 일주일 이내에 황달징후가 나타나는데 탈색된 대변, 콜라색 소변 및 전신 가려움증이 2주 정도 지속된다.

② 치료

아직 A형 간염을 치료하는 약은 개발되지 않았다. 증상을 완화시키기 위한 대증요법이 주된 치료법이며 고단백 식이요법 및 간을 쉬게 하는 것이 좋다. 심한 경우는 입원 치료한다.

감염예방대책

A형 간염백신을 접종하고 표준예방지침을 철저하게 지킨다.

(4) D형 간염(hepatitis D)

D형 간염은 D형 간염바이러스(HDV)의 감염에 의해 발생하는데, D형 간염바이러스 단독으로는 증식할 수 없기 때문에 B형 간염바이러스 보균자에 감염하거나 B형 간염바이러스와 동시에 감염된 경우에 감염이 성립된다. B형 간염에 비해 D형 간염은 간염의 중증화, 극증화를 초래하기 쉽다.

① 증상

무증상에서 전격성 간염 증상에 이르기까지 다양하게 나타난다. 초기 증상으로는 쉽게 피로해지고 식욕부진, 메스꺼움, 구토, 근육통, 두통 등이 나타나며 소변색이 진해지고 대변색이 탈색되어 나타나기도 한다. 1~2주 후에는 황달, 체중감소, 복부불쾌감 및 간비대, 비장비대 등이 나타나기도 한다. B형 간염이 있는 상태에서 D형 간염이 중복 감염된 경우에는 심한 급성 간염이 발생할 수 있다.

② 치료

백신은 아직 개발되어 있지 않으며 일반적으로 증상을 완화시키기 위한 대증요법이 주된 치료법이며 인터페론 요법을 이용하기도 하지만 그 효과는 명확하지 않다. B형 간염바이러스의 감염을 방지함으로써 D형 간염바이러스의 감염을 동시에 예방할 수 있으므로 B형 간염바이러스 보균자에 대해서는 D형 간염바이러스의 감염경로(수혈, 성행위)에 주의해야 한다.

감염예방대책

B형 간염백신을 접종하고 표준예방지침을 철저하게 지킨다.

(5) E형 간염(hepatitis E)

E형 간염은 E형 간염바이러스(HEV)의 감염에 의해 발생한다(표 2-3). 경구적으로 감염되며 대부분 일과성 감염이고 만성화되는 경우는 없는데 드물게 전격간염으로 진행되기도 한다. 대부분 오염된 음식이나 물을 섭취함으로써 감염된다.

① 증상

발열, 피로감, 식욕감퇴, 메스거움, 구토, 복통 및 황달 등이 나타나는데 무증상인 경우도 있다.

② 치료

백신이나 항바이러스제는 없으며 대부분 안정을 취하는 등 대증요법으로 회복된다. 전격간염으로 진행되는 경우에는 입원 치료한다.

감염예방대책

표준예방지침을 철저하게 지킨다.

(6) G형 간염(hepatitis G)

G형 간염은 G형 간염바이러스(Hepatitis G Virus, HGV)의 감염에 의해 발생한다. 혈액을 통해 감염되므로 G형 간염바이러스에 오염된 혈액을 수혈받거나 이 혈액으로 혈액투석을 받았을 때 발생할 수 있다. 또 모자 사이에 수직감염이 되기도 한다.

감염경로는 B형 간염바이러스나 C형 간염바이러스와 같기 때문에 B형이나 C형 간염바이러스에 중복 감염되는 경우가 많다.

① 증상

특별한 자각증상이 나타나지 않고 만성화되지 않으며 간 손상도 미미하다.

② 치료

아직 치료제는 없으며 인터페론 치료가 일시적인 효과가 있는 것으로 알려져 있다. 적당한 휴식과 균형있는 식생활을 통해 예방하는 것이 좋다.

감염예방대책

바늘찔림 사고를 예방하고 표준예방지침을 철저하게 지킨다.

표 2-3 각 바이러스성 간염의 특징

	B형 간염	C형 간염	A형 간염	D형 간염	E형 간염	G형 간염
원인 바이러스	HBV	HCV	HAV	HDV	HEV	HGV
DNA or RNA 바이러스	DNA	RNA	RNA	DNA	DNA	RNA
감염경로	혈액, 체액	혈액, 체액	경구	혈액, 체액	경구	혈액
잠복기간	1~6개월	2주~6개월	2~6주	1~6개월	2~9주 (평균 6주)	
급성 or 만성	급성/만성	만성화되기 쉬움	급성	급성/만성	급성	급성
백신	○	×	○	×	×	×
발암과의 관련성	있음	있음	없음	불명확	없음	없음

MEMO

바이러스성 간염의 구강합병증

심각한 간손상이 동반된 경우 구강 내에 점상출혈, 혈종 형성, 치은출혈 등의 출혈양상을 나타낸다. 구강점막에서 황달이 나타나며 구강캔디다증, 위축성 설염 등을 보이기도 한다.

2) 후천성 면역결핍증후군(AIDS)

후천성 면역결핍증후군(AIDS)은 1981년 미국에서 처음 보고되었다. 젊은 남성 동성애자 집단에게서 발생한 폐포자충폐렴이나 카포시육종, 갑작스런 체중감소, 림프절종창, 그리고 전체적인 면역기능 저하 같은 난해한 증후군이 나타나 후천성 면역결핍증후군(AIDS)이라고 불리게 되었다.

1984년경에는 AIDS가 바이러스에 의해 발생하는 감염병이라고 인식하게 되었고 마침내 AIDS 환자로부터 사람면역결핍바이러스(HIV)를 분리하는 데 성공하였다(그림 2-2).

HIV는 주로 혈액, 정액, 질분비액, 모유 등을 통해, 면역의 사령탑 역할을 하는 세포(CD4 양성림프구)에 주로 감염하여 그 세포 내에서 증식하기 때문에 세포성 면역기능을 저하시킨다. 그 결과 세균이나 바이러스를 공격하는 세포에 대한 지령이 불충분해지고,

건강할 때는 억제되어 있던 세균이나 바이러스가 감염병으로서 나타나는 등 다양한 감염병을 일으키기 쉬워진다(기회감염).

의료현장에서는 혈액이나 체액을 통한 감염이 발생할 수 있으므로 HIV 감염 환자에게서 바늘찔림 사고가 발생하지 않도록 주의한다. HIV 감염에서 AIDS로 진행되는 기간은 대략 10년으로 50%의 환자에게서 나타나며, 치료를 하지 않으면 AIDS 진단을 받은 후 약 2년이면 대부분 죽음에 이른다.

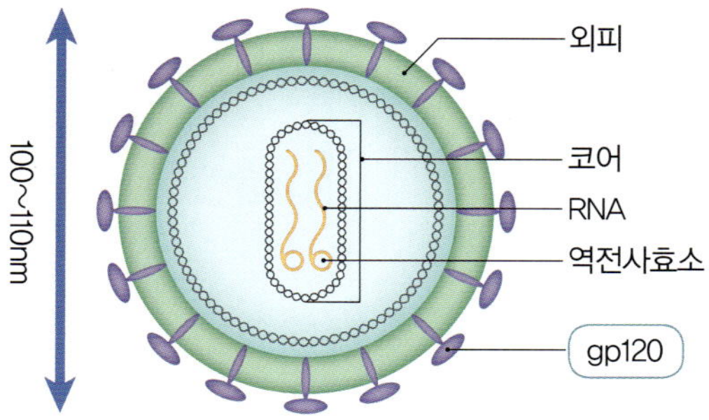

그림 2-2 HIV의 구조

(1) 초기

HIV에 감염된 사람의 약 절반 정도에서 독감과 유사한 증상이 2~6주 이내에 나타나는데, 증상으로 열, 림프절병증(lymphadenopathy), 인두염, 피로, 근육통, 피부발진, 바이러스혈증(viremia) 등이 나타날 수 있다.

(2) 중기

피부 및 구강 내 병소가 흔히 나타나는데, 재발성 단순포진, 대상포진, 캔디다증(그림 2-3) 등이 나타난다.

전신 증상으로는 열, 체중감소, 피로, 편두통, 두통 등이 나타난다. 구강이나 질의 캔디다증은 폐포자충폐렴(pneumocystis carinii pneumonia) 가능성을 예측하는 변수가 된다.

(3) 말기

면역반응의 저하와 반복되는 기회감염으로 소모성 병증이 지속된다. 장기간 발열이 지속되고 심한 체중감소, 빈혈, 만성 설사, 쇠약 등의 증상이 나타난다. 말기 후천성 면역결핍증후군 환자는 치매와 같은 정신적 질환도 보이며 카포시육종(Kaposi's sarcoma)

(그림 2-4), B세포림프종, 비호지킨림프종(non-Hodgkin's lymphoma)과 같은 종양도 발생한다.

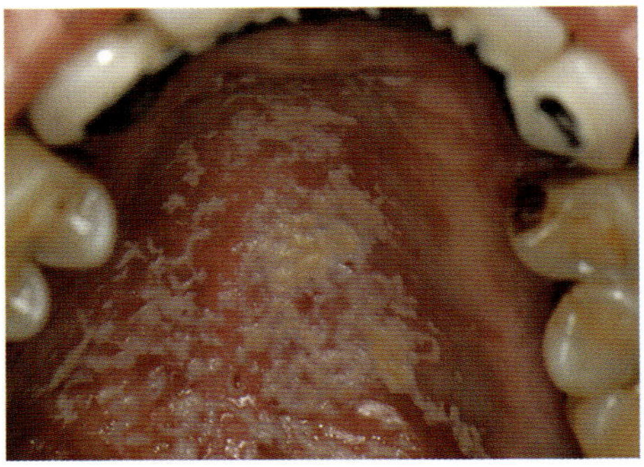

그림 2-3 구개의 위막성 캔디다증

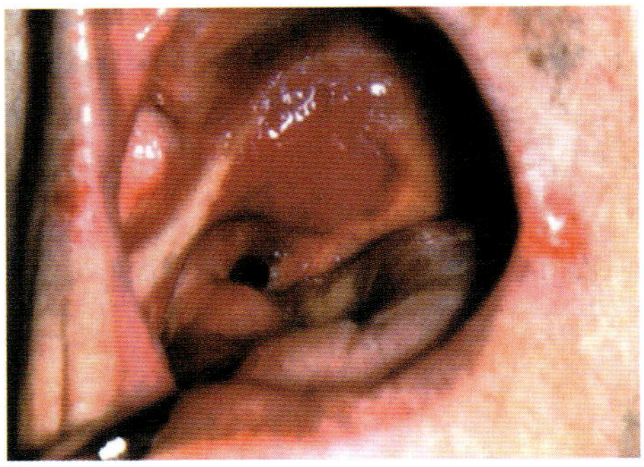

그림 2-4 카포시육종

감염예방대책

- AIDS 병력이 확인되거나 구강 내에 AIDS를 의심할 만한 증상이 있는 경우 치료 전 내과의에게 자문을 구한다.
- 교차감염 및 환자의 기회감염을 방지하기 위해 철저한 무균적 술식이 이루어져야 하며 이에 대한 대비가 불가능한 경우에는 통증 완화를 위한 응급처치만 시행한다.

MEMO

HIV 감염을 예방하기 위한 사전검사

HIV 감염자를 조기에 발견하여 감염에 노출되는 것을 사전에 예방하려면 다음과 같은 환자가 내원하는 경우 가능하면 HIV 항체검사를 시행한다.

① 중증 감염 환자
② 원인불명열이 있는 환자
③ 비전형적인 피부질환자
④ 원인불명의 전신성 림프절종창 환자
⑤ 수술 예정자
⑥ 침습성 시술이 필요한 환자
⑦ 혈액투석 환자
⑧ 과거병력에서 HIV에 노출된 것으로 의심되는 환자

2 호흡기 질환

호흡기를 통해 감염되는 세균이나 바이러스는 비말, 공기, 접촉 등의 경로를 통해 감염된다(그림 2-6). 특히 폐는 외호흡을 하는 장기로 외부 공기에 노출되어 있고 병원미생물을 비롯해 외부의 다양한 유해물질과 접하게 되어 감염증, 면역알레르기질환, 종양 등 다양한 질환이 발생한다.

1) 전파경로에 따른 호흡기 감염

(1) 비말감염(droplet transmission)

비말(droplet)이란 '튀어서 흩어지는 물방울'이란 뜻으로 크기는 5~10㎛이며, 크기가 5㎛ 이하이면 비말핵(droplet nuclei)이라고 한다.

감염자가 기침이나 재채기를 할 때 침 등의 작은 물방울(비말)에 바이러스나 세균이 섞여 나와 타인의 입이나 코로 들어가 감염되는 것을 말한다.

일반적으로 기침을 한 번 하면 약 3,000개의 비말이 전방 2m 내로 분사된다. 비말 내의 미생물 생존 시간은 미생물의 종류에 따라 다른데 코로나바이러스는 비말 내에서 3시간, 코로나바이러스의 변종바이러스는 24시간까지 생존이 가능한 것으로 알려져 있다(그림 2-5).

(2) 에어로졸감염(aerosol transmission)

에어로졸(aerosol)은 공기 중에 부유하는 작은 고체와 액체 입자로 배출원으로부터 직접 배출되기도 하고 기체들이 공기 중에서 입자상 물질로 변환되어 생성되기도 한다. 비말보다 작고 가벼워서 전파되는 범위가 더 넓어 7~8m 가량 이동할 수 있다고 알려져 있다.

치과임상 현장에서는 핸드피스, 초음파스케일러, 초음파세척기, 3-way syringe 등을 사용할 때 발생한다.

(3) 공기감염(airborne transmission)

기침이나 재채기 등으로 튀어나온 비말이 시간이 지남에 따라 수분이 증발되면서 바이러스나 세균이 공기 중에 떠다니다가 공기를 흡입할 때 호흡기로 감염되는 것을 말하는데 균이나 바이러스 입자가 5㎛보다 작을 때 가능하며 전염력이 커서 최대 40~50m 떨어진 사람에게도 감염이 가능하다.

(4) 접촉감염(contact transmission)

감염자의 호흡기에서 튀어나온 바이러스나 세균 입자는 물체의 표면에 내려앉는데 그 표면을 접촉함으로써 감염되는 경우로, 접촉한 손으로 눈이나 코, 입 등을 만져서 감염되는 경우이다.

코로나19 바이러스는 판지 같은 표면에서는 최대 24시간, 플라스틱이나 강철판에서는 2~3일 동안 생존할 수 있다.

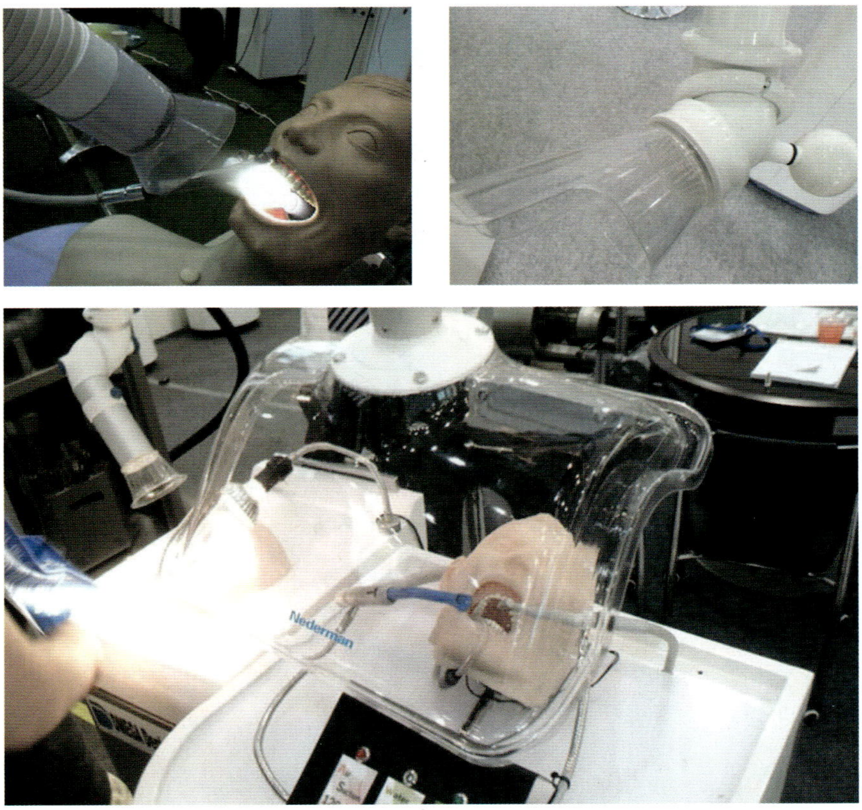

그림 2-5 비말감염을 방지하기 위한 장비

MEMO

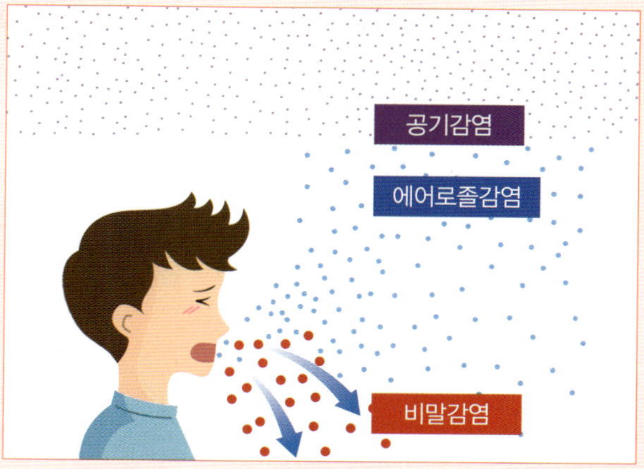

그림 2-6 **전파경로에 따른 호흡기 감염**

공기감염과 에어로졸감염의 구분은 모호한 점이 있으나 에어로졸감염은 폐쇄된 실내의 공기 중 감염이라는 점이 다르다.

	비말감염	에어로졸감염	공기감염
입자크기	5~10㎛(수분 함유)	0.01~5㎛(수분 함유)	5㎛ 이하
낙하속도	초당 30~80cm	공기 중에 3시간 이상 부유 가능	초당 0.06~1.5cm
전파	기침, 재채기, 대화 등 보통 2m 이내에서 전파 가능	폐쇄적이며 환기가 잘 되지 않는 실내공간에서 7~8m 전파 가능	공기의 흐름 타고 광범위하게 40~50m 전파 가능
병원체	디프테리아, 페스트 등 각종 바이러스나 세균	각종 바이러스나 세균	홍역, 결핵, 수두 바이러스 등

2) 호흡기 질환의 종류

(1) 결핵(tuberculosis)

결핵은 보균자의 기침과 함께 나오는 비말 속의 결핵균이 사람에게서 사람으로 감염을 일으켜 발병하는 전염성 질환이다. 대부분 기침을 통해서 감염이 일어나지만 재채기나 대화 중에도 감염이 일어날 수 있다. 결핵균(*Mycobacterium tuberculosis*)은 산소가 많은 곳에서 생존력이 강하므로 폐에서 감염이 가장 많이 일어나는데, 이것을 폐결핵이라고 한다.

결핵균에 감염된 후 발병으로 진행될 위험성은 개개인의 선천면역과 비면역적 방어 기전, 그리고 세포매개성 면역과 같은 내인성 인자에 달려 있다.

결핵 감염자의 90% 이상은 잠복감염(latent infection) 상태이며 나머지가 활동성 결핵(active infection)으로 발병한다. 잠복감염 상태란 몸 안에 결핵균이 있으나 면역체계에 의해 결핵균이 억제되어 증상이나 전염성을 나타내지 않는 상태를 말한다.

결핵의 진단방법으로는 객담도말검사, 객담배양검사, X선검사, 투베르쿨린검사 등이 이용된다.

① 증상

초기에는 보통 증상이 없지만, 일단 증상이 나타나면 기침이 2주 이상 지속된다.
대개 비특이적으로 나른함, 불쾌감, 식욕감퇴, 체중감소 그리고 발열이 나타난다.
그러나 결핵이 진행되면서 체중감소, 지속적인 기침, 가슴통증, 객혈, 호흡곤란 등이 나타난다.
구강조직이 결핵균에 감염되면 설배면에 깊고 불규칙한 궤양이 생기고, 경부림프절과 악하림프절이 비대해지고 통증이 나타나며 농양이 형성된다(그림 2-7).

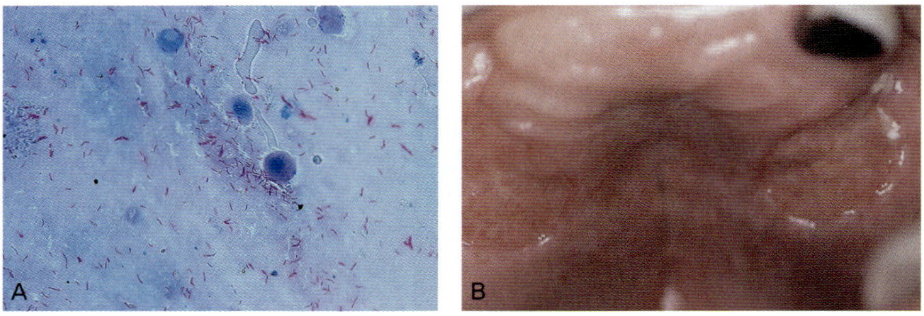

그림 2-7 결핵
A : 결핵 환자 가래의 칠-넬센염색상 B : 결핵 환자의 구강

② 치료

폐결핵 또는 구강 결핵은 이소니아지드(isoniazid)와 리팜핀(rifampin)을 포함한 3~4종의 항생제를 혼합 투여하여 치료한다. 결핵균은 성장속도가 느리며 육아종성 병소에 둘러싸여 있어

약제의 전달효율이 떨어지기 때문에 항생제를 6개월 이상 투여해야 한다. 환자가 항생제 투여를 임의로 중단하는 경우, 항생제에 내성을 보이는 결핵균이 출현할 가능성이 높아지므로 환자가 치료를 끝까지 이행하도록 하는 환자관리가 매우 중요하다.

③ 예방접종

- BCG(Bacillus Calmett–Guérin) 백신의 접종으로 결핵을 예방할 수 있다.
- BCG 접종을 하면 발병률이 1/5로 줄어들며 그 효과는 10~20년 지속된다.

감염예방대책

▶ 활동성 결핵 환자

- 치료 전에 반드시 내과의의 자문을 구해 비활동성이 되거나 감염 위험이 없어질 때까지 치료를 연기한다.
- 응급치료만 하고 적절하게 격리한다. 멸균(장갑, 마스크, 가운), 특수 환기장치와 여과필터가 갖춰진 병원 환경에서만 핸드피스를 이용한 치료를 한다.
- 결핵균에 유효한 소독제에는 소독용 에탄올, 포비돈요오드, 알킬디아미노에틸글리신염산염 등이 있다.
- 치과의료 종사자는 N95 마스크를 사용해야 한다.

▶ 결핵 과거력이 있는 환자

- 결핵 과거력이 있는 환자는 치과치료를 하기 전에 세밀한 검사를 통해 감염 상태를 조사해서 환자에게 임상적으로 활동성 질환이 없다면 정상 환자처럼 치료가 가능하다.

MEMO

투베르쿨린 피부검사(tuberculin skin test, TST)

결핵균 감염 여부를 확인하기 위한 검사방법으로, 투베르쿨린 용액을 피내에 주사한 뒤 48~72시간 이후 주사 부위의 부어오른 정도를 측정하는 방법이다. 일반적으로 반응 부위가 10mm 이상이면 양성, 9mm 이하이면 음성으로 판정한다(그림 2-8).

[판정기준]

음성		발적의 긴지름이 9mm 이하
양성		발적의 긴지름이 10mm 이상
	약양성	발적만 있음
	중등도 양성	발적과 함께 경결이 있음
	강양성	이중발적과 수포 형성

MEMO

투베르쿨린 피부검사(tuberculin skin test, TST) (계속)

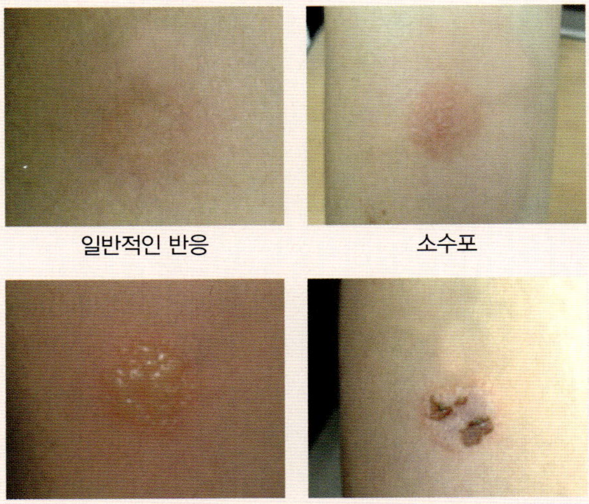

그림 2-8 투베르쿨린반응

(2) 폐렴(pneumonia)

세균, 바이러스, 진균 등의 미생물(그림 2-9)로 인한 감염으로 발생하는 폐의 염증을 말한다. 가장 흔한 원인은 세균과 바이러스이고, 드물게 진균에 의해 감염되기도 하며 때에 따라서는 바이러스와 세균이 혼합감염을 일으키기도 하는데 이 경우 매우 위험하다. 이외에도 화학물질이나 구토물과 같은 이물질의 흡인 등에 의해 비감염성 폐렴이 발생할 수도 있다.

① 증상

처음에는 감기 정도의 가벼운 증상을 보이지만, 급속히 진행되면서 고열, 기침, 흉통, 호흡곤란을 일으키며, 녹색의 농성 가래 등이 배출된다.

소아나 고령자는 기관지폐렴에 걸리면 호흡곤란이나 청색증 등 심한 경과를 보일 수 있으므로 초기에 치료해야 한다.

② 치료

세균이 원인으로 발생한 폐렴의 경우 원인균에 따른 치료를 하며, 항생제를 이용하여 치료한다. 독감과 같은 바이러스성 폐렴은 증상 발생 초기에는 항바이러스제의 효과가 있으나 시일이 경과한 경우에는 항바이러스제의 효과가 뚜렷하지 않다.

면역성이 떨어지는 소아나 노인 환자, 중증 질환을 앓고 있는 환자의 경우는 입원 치료가 권장된다. 중증이 아닌 경우 보통 10~14일간 치료로 회복된다.

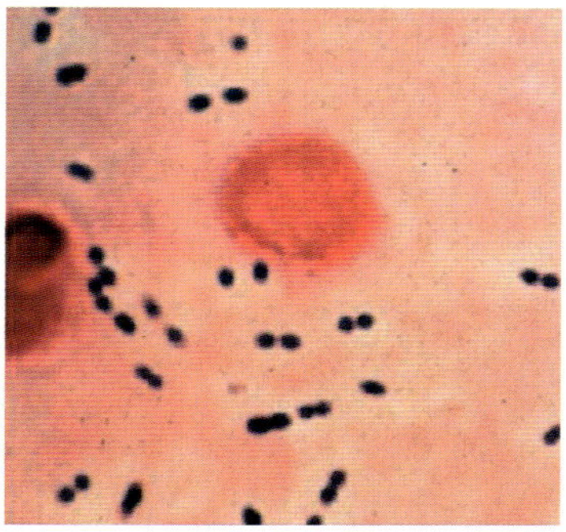

그림 2-9 폐렴구균의 그람염색상

감염예방대책

바이러스성 폐렴이나 폐렴구균에 의한 폐렴은 백신을 접종함으로써 예방할 수 있다. 폐렴을 완전히 방어해주지는 못하지만 증상을 경감시키는 효과가 있으므로 백신 접종의 대상이 되는 경우에는 접종을 하는 것이 좋다.

(3) 인플루엔자(influenza virus infection)

인플루엔자 바이러스에 의해 발생하는 호흡기 질환으로, 흔히 독감이라고 하는데 주로 겨울에 유행하고 갑작스런 고열로 발병하는 경우가 많다(그림 2-10). 잠복기는 보통 1~3일이지만 발병 1일 전부터 감염성이 있기 때문에 주의가 필요하다.

인플루엔자는 비말감염으로 전염되기 때문에 비말감염을 예방하기 위한 대책이 필요하다.

① 증상

두통, 발열, 오한, 근육통과 같은 전신증상이 갑자기 발생하면서 후두통, 쉰목소리, 기침, 가래 등의 증상이 나타나며 특히 소아에서는 구토, 설사 등의 소화기 증상을 일으키는 경우도 많다. 또한 감기와 비슷하게 발열이 없는 호흡기 증상만 나타나는 경우도 있고, 전형적으로 고열과 호흡기 증상을 동반하는 경우도 있다.

예후는 양호하여 보통 1주일 전후로 좋아진다.

② 치료

인플루엔자는 유행이 시작되면 단기간에 많은 사람들이 이환되고 고령자의 경우 사망률이 높다. 따라서 만성 폐질환의 고위험 환자, 의료종사자, 65세 이상의 고령자 등은 매년 1회의 예방접종이 권장되고 있다.

타미플루나 페라미플루 등의 항바이러스제 치료를 시행한다. 항바이러스 치료는 증상 발생 48시간 이내에 시작해야 그 효과가 가장 좋다.

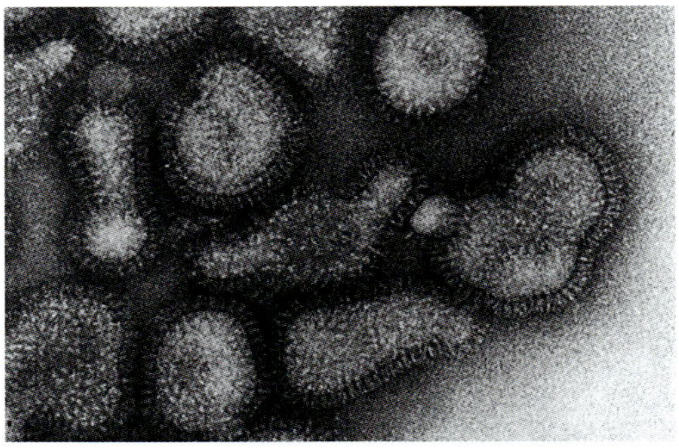

그림 2-10 **인플루엔자바이러스의 전자현미경상**

감염예방대책

백신에 의해 예방이 가능하며 70~80%의 유효율을 나타낸다. 인플루엔자바이러스는 감염력이 매우 강하기 때문에 환자 및 의료종사자는 감염에 특히 주의해야 한다.

(4) 인두염

인두는 목의 일부분으로 비강의 뒷벽에서 후두개의 뒷벽, 식도의 바로 윗부분까지를 일컫는 부위이며, 그 주위에는 편도와 아데노이드라는 면역기관이 위치하고 있는데 공기와 음식물이 통과하는 통로이므로 감염성 질환이 빈번하게 발생한다.

바이러스성 인두염과 세균성 인두염으로 분류되는데 증상이 비슷해 구분하기가 쉽지 않다.

① 증상

바이러스성 인두염은 세균성에 비해 서서히 진행되며 대개 콧물, 코막힘 등의 비염 증상이 먼저 발생하고 발열, 권태감, 식욕부진이 나타난다. 세균성 인두염은 선행 감기 증상 없이도 일어날 수 있는 점이 바이러스 감염과는 차이가 있다. 주로 목이 아프고 고열이 나며 비교적 빠르게 진행하고 두통과 소화기계 증상도 흔히 나타난다.

② 치료

충분한 휴식과 수분 섭취 등이 치료에 도움이 되며 필요할 경우 구강 내 세척액이나 진통제를 투여한다. 자연적으로 치유되는 경우가 많은데 염증이 지속되거나 세균 감염에 의한 경우에는 항생제를 투여한다.

감염예방대책

- 상기도 감염이므로 손위생, 구강세척(가글링), 양치질 등 개인위생관리를 철저하게 한다.
- 과로를 피하여 면역력을 유지한다.
- 실내 습도를 적절하게 유지한다(40~50%).

(5) 중증 급성호흡기증후군(SARS)

중증 급성호흡기증후군은 사스-코로나바이러스(SARS coronavirus, SARS-CoV)가 사람의 호흡기를 침범하여 발생하는 질병이다.

원인 바이러스가 전파되는 경로는 아직 완전히 밝혀지지 않았지만 대기 중에 떠다니는 고체나 액체의 미세한 입자에 의해 전파되는 것으로 추측되고 있다.

38℃ 이상의 발열 증상이 있거나 최근 10일 이내에 SARS로 진단받은 사람과 접촉한 적이 있거나 또는 SARS가 발생한 국가로 여행을 다녀온 경우에는 의심해 보아야 한다.

① 증상

사스-코로나바이러스에 노출된 후 2~7일 정도의 잠복기를 거쳐 발열, 무력감, 두통, 근육통 등 신체 전반에 걸친 증상이 나타난다. 이후 기침과 호흡곤란 증상이 발생하고 25%의 환자에게서 설사가 동반된다. 심한 경우에는 증상이 2주 이상 지속되는데 호흡기능이 크게 나빠져 급성 호흡곤란증후군 및 다발성 장기부전으로 진행된다.

② **치료**

특이적인 치료법은 없으며, 호흡곤란, 저산소증 등의 증상을 완화하기 위한 치료를 시행한다.

감염예방대책

SARS에 효과가 있는 백신은 개발되어 있지 않다. SARS가 유행할 때에는 유행지역에 가지 말아야 하며, 호흡기를 통해 감염되므로 SARS 유행 시에는 사람이 많이 모이는 곳에 가지 않도록 한다. 자주 손을 씻는 습관이 중요하다.

(6) 코로나바이러스감염증-19(COVID-19, corona virus disease 19)

2019년 12월 중국 우한에서 처음 발생한 이후 중국 전역과 전 세계로 확산된 새로운 유형의 코로나바이러스(SARS-CoV-2)에 의한 호흡기 감염 질환이다(그림 2-11). 2021년 현재도 전세계적으로 유행(pandemic) 중인 COVID-19는 호흡기나 눈, 코, 입의 점막을 통해 감염자의 비말이 침투될 때 감염된다. 오염된 표면을 만진 후 점막을 통한 감염도 가능하다.

① **증상**

약 2~14일(추정)의 잠복기를 거친 뒤 발열(37.5℃) 및 기침이나 호흡곤란 등의 호흡기 증상, 폐렴이 주증상으로 나타나지만 그 밖에 두통, 객혈과 오심, 설사 등도 나타날 수 있다. 무증상 감염 사례 빈도도 높게 나오고 있다. 고령자나 면역기능이 저하되었거나 기저질환을 가진 사람이 감염되면 주로 중증화되며 사망을 초래한다.

② **치료**

아직 치료제는 개발 중에 있으며, 백신 투여가 시작된 국가가 늘어나고 있다. 표준예방지침, 비말감염예방책, 접촉감염예방책을 준수하면서 환자의 증상에 따른 대증요법을 중심으로 치료한다.

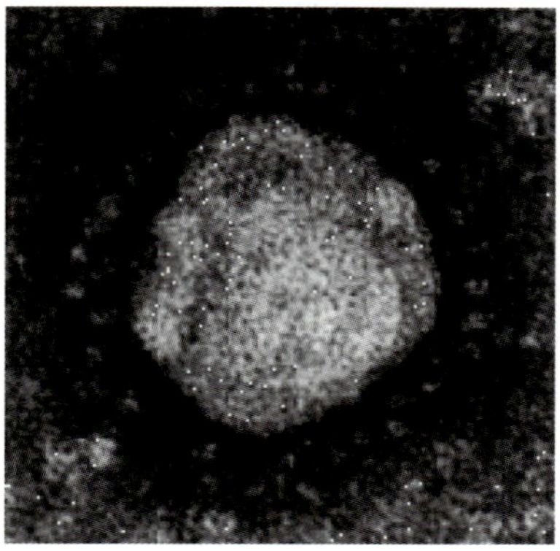

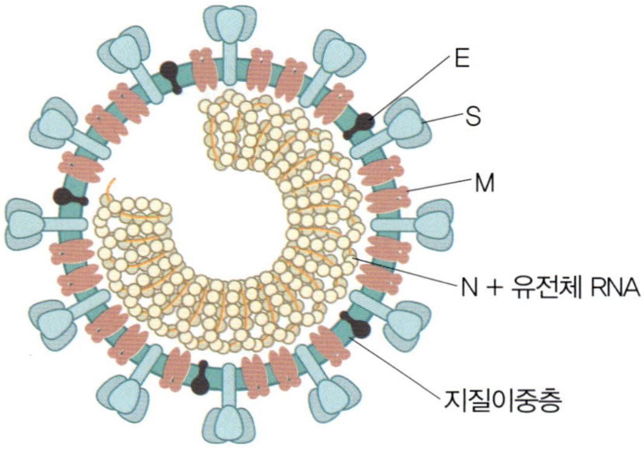

그림 2-11 **코로나바이러스의 전자현미경상과 구조**
바이러스 표면에 화분 모양으로 보이는 돌기(S)단백질이 코로나바이러스의 특징이다.

감염예방대책

- 철저한 개인위생관리
  - 비누로 30초 이상 꼼꼼하게 손씻기
  - 기침할 땐 옷소매로 입과 코 가리기
  - 마스크 상시 착용하기
- 발열, 호흡기 증상 시 선별진료소 방문 또는 관할 보건소에 상담
- 사람 많은 곳 방문 자제
- 거리두기 지키기

3 구강질환

구강에는 수많은 미생물이 존재하며 이들은 정상적인 구강미생물총을 형성하고 있다. 그러나 타액감소, 항생제 투여 등으로 인해 면역체계에 변화가 생기면 미생물총이 영향을 받아 질병을 일으키기도 한다.

구강에 감염성 질환을 일으키는 병원미생물에는 세균, 진균, 바이러스 등이 있으며, 이들 병원미생물은 혈류를 타고 구강에 병소를 형성하거나 폐에 감염을 유발하여 가래를 통해 구강에 전파되어 병소를 형성하기도 한다. 따라서 구강은 감염성 질환의 원발부위일 수도 있고 전신감염의 파급에 의해 이차적으로 변화가 나타나는 속발부위이기도 하다. 가장 흔히 발생하며 특징적인 구강병소를 일으키는 감염성 질환에 대해 살펴보기로 한다.

1) 단순포진바이러스(herpes simplex virus) 감염병

단순포진바이러스에는 제1형 단순포진바이러스(herpes simplex virus type 1, HSV-1)와 제2형 단순포진바이러스(herpes simplex virus type 2, HSV-2)가 있는데, 제1형 단순포진바이러스는 허리 위쪽에서 감염병을 일으키고 제2형 단순포진바이러스는 허리 아래쪽에서 감염병을 일으킨다.

(1) 제1형 단순포진바이러스(herpes simplex virus type 1, HSV-1)

구순 주위에 작은 수포를 형성하고 수일 후 가피를 만들었다가 반흔을 남기지 않고 치유된다(그림 2-12). 그후 삼차신경절에 잠복했다가 스트레스, 감기, 생리 때 재활성화해서 증상이 나타난다.

① 증상

제1형 단순포진바이러스가 구강점막을 침범하면 포진성 치은구내염(herpetic gingivostomatitis)이 발생하는데 대부분 무증상이며 두통, 근육통, 오심, 식욕부진, 발열 등의 전구증상이 1~3일간 나타난다. 구강 내에서는 거의 모든 점막 및 구순에 수포가 발생하며 궤양과 미란(erosion)이 형성된다.

② 치료

일반적으로 항바이러스제인 아시클로버(acyclovir)를 국소적으로 도포하거나 경구복용 또는 정맥주사로 치료한다. 대개 10~14일 내에 치유된다(그림 2-12).

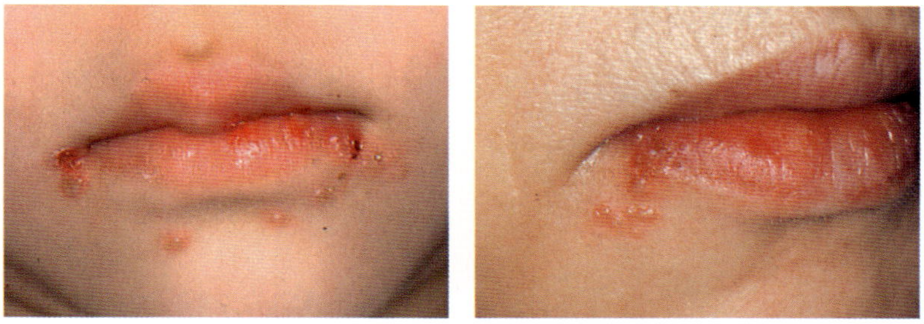

그림 2-12 HSV-1에 감염된 환자의 구순포진

(2) 제2형 단순포진바이러스(herpes simplex virus type 2, HSV-2)

성감염병을 일으키는 대표적인 바이러스로 성기에 발병하며 재발성이다.

① 증상

성기나 항문 주위, 또는 그 내부에 1~2mm 정도의 작은 수포들이 발생하고 궤양화된다.

② 치료

일반적으로 항바이러스제인 아시클로버(acyclovir)를 국소적으로 도포하거나 경구복용 또는 정맥주사로 치료한다. 대개 2~4주 내에 치유된다.

감염예방대책

타액 중에는 바이러스가 존재하기 때문에 손씻기와 함께 표준예방지침을 시행한다.

2) 구강캔디다증(oral candidiasis)

구강 내 상재균으로 진균의 일종인 캔디다 알비칸스(*Candida albicans*)에 의한 구강점막의 표층성 감염을 말한다. 장기간 광범위 항생제요법, 유년기, 임신, 타액분비 감소, 의치, 관리되지 않은 당뇨병, 스트레스로 인한 쇠약, 영양 불균형, 잠재성 악성종양, HIV 감염에 의한 면역억제 등으로 신체의 면역력이 감소된 상황에서 구강 내 세균이 감소하거나 숙주의 저항성이 떨어졌을 때 발생한다.

(1) 급성 위막성 캔디다증 (그림 2-13)

① 증상

크림과 같은 형태의 백태가 확인되며 문지르면 쉽게 떨어진다. 긁어내면 충혈된 점막이 드러나며 피가 나기도 한다. 주로 연구개, 구인두, 혀, 볼점막, 치은 등에 생기며 보통 통증은 없다.

② 치료

항진균제로 치료한다.

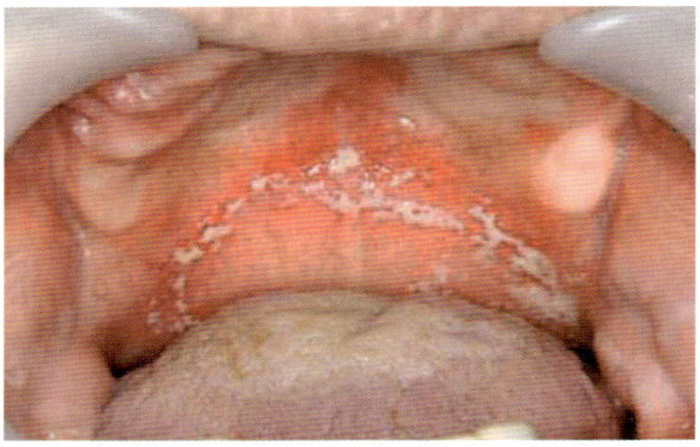

그림 2-13 **급성 위막성 캔디다증**

(2) 급성 위축성 캔디다증

① 증상

점막이 위축되어 붉게 변하고 작열감(화끈거리거나 쓰라린 통증)이 나타난다.

② 치료

항진균제로 치료한다.

(3) 만성 증식성 캔디다증 (그림 2-14)

① 증상

병소는 무증상이지만 만성에서 악성으로 진행되어 구강암이 합병되기도 한다. 점막상피층의 비후와 각화가 항진되어 백반증과 비슷한 박리되지 않은 백색 병변이 관찰된다.

② **치료**

항진균제를 복용하는 방법이 있지만, 항진균제 투여만으로는 완전히 치료되지 않는 경우가 많다.

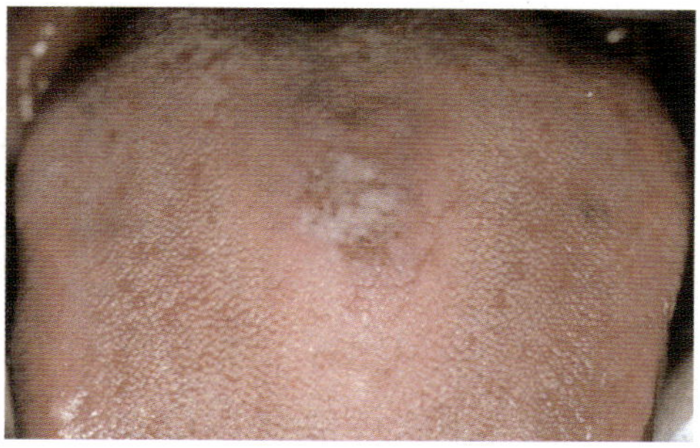

그림 2-14 만성 증식성 캔디다증

(4) 만성 위축성 캔디다증

의치가 잘 맞지 않거나 의치를 계속 착용하고 있는 경우에 많이 발생한다.

① **증상**

구개 및 혀의 점막이 얇아지며 붉고 매끄럽게 변한다.

② **치료**

의치의 조직면에 항진균제를 바르고 잘 때는 의치를 빼며, 매일 의치를 세척하고 잘 맞지 않는 의치는 수리하거나 다시 제작한다.

감염예방대책

치과의료 종사자의 면역력이 현저하게 저하되어 있지 않다면 감염되지 않는다.

3) 구각구순염(angular cheilitis)

주름진 구각 부위가 캔디다알비칸스(*Candida albicans*)에 감염되거나 경우에 따라 기타 세균과의 혼합감염이 원인이 되어 발생한다(그림 2-15). 발병요인으로는 의치에 의한 상하악의 수직고경 감소, 영양결핍(비타민 B 결핍), 철결핍성 빈혈 등이 있다.

① 증상

구각 부위가 주름지고 붉게 갈라지며 가피가 형성된다.

② 치료

구강에 증상이 없더라도 캔디다 감염이 있을 수 있으므로, 항진균제로 치료할 경우 질환 부위와 구강 부위를 동시에 치료해야 한다.

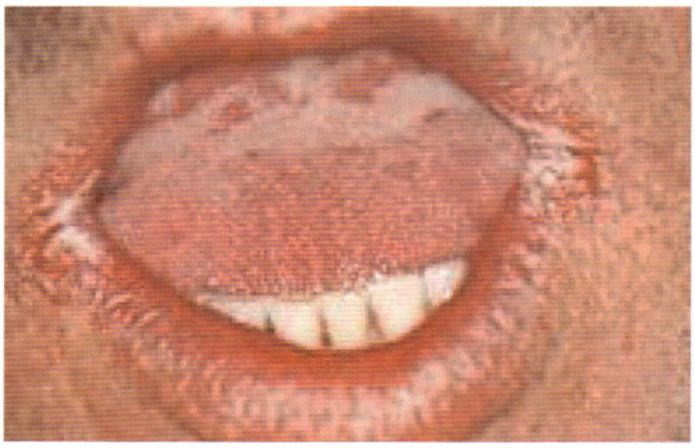

그림 2-15 구각구순염

4) 유행성 이하선염(mumps, epidemic parotitis)

파라믹소바이러스(paramyxovirus)에 의해 비말감염으로 발생하며 일차적으로 타액선을 침범하나 성선과 중추신경계도 침범한다. 5~9세에 50% 정도, 14세 이전에 90%가 발병한다. 계절적으로 봄, 겨울에 많이 발생한다.

① 증상

잠복기간은 2~3주로 발열이나 전신권태감 및 저작 시 이하선 부위의 통증이 발생한다. 급성 이하선염으로 발병하는 경우가 많지만 악하선(submandibular gland)에 발생하는 경우도 있다.

② 치료

특별한 치료요법은 없으며 대개 몇 일 만에 자연 치유되고 후유증을 남기지 않는다. 병의 경과는 개인의 면역력이나 전신상태 바이러스 자체에 달려 있으며 대개는 일주일 이내에 자연 치유된다.

대증요법으로 열이 있는 동안 안정을 취하고 동통이 심할 때 해열진통제를 사용하며 부어 있는 귀밑에 냉습포나 온습포를 한다.

감염예방대책

- 기도분비물을 통해 감염되는데, 코와 입으로 침입하기 때문에 마스크를 착용해서 비말을 방어한다. 감마글로불린에 의한 예방효과는 없다.
- 환자 접촉 후의 백신접종은 효과가 없기 때문에 과거력이 없거나 확실하지 않은 경우는 미리 약독성 백신을 접종한다.

5) 수족구병(hand-foot-mouth disease)

콕사키바이러스 A군이나 엔테로바이러스 등에 의한 소아의 발진성 질환이다. 바이러스는 전염성이 강하기 때문에 비말, 경구를 통해 감염되고 같은 시설 안이나 여름철 수영장에서 유행하는 경우가 많다.

① 증상

구강점막이나 손과 발(손바닥, 손등, 발바닥)에 다발성 반점(붉은 색의 고리)을 동반하는 2~3mm의 작은 수포를 형성하고 약간의 압통을 동반하기도 한다. 수포는 터지지 않고 며칠이면 소실된다(그림 2-16).

② 치료

수분보충이나 증상에 대한 대증요법 외에 특별한 치료는 하지 않는다.

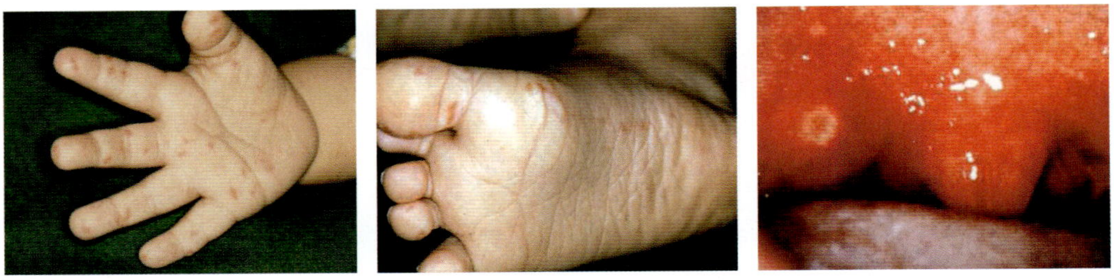

그림 2-16 수족구병

6) 포진성 구협염(herpangina)

콕사키바이러스 A군의 10종류 중 어느 하나의 항원을 가진 바이러스가 분리되는 경우가 많다. 여름감기와 같은 증상을 보이고 소아에게 많이 발생한다.

① 증상

비말 및 직접적인 접촉감염으로 수일 동안 잠복한 후 구강과 인두 뒤쪽에 경계가 뚜렷한 작은 수포가 형성되고 인후통이나 연하통이 발생하며 전신적으로 발열이 나타난다(그림 2-17).

② 치료

수분보충이나 증상에 대한 대증요법 외에 특별한 치료는 하지 않는다.

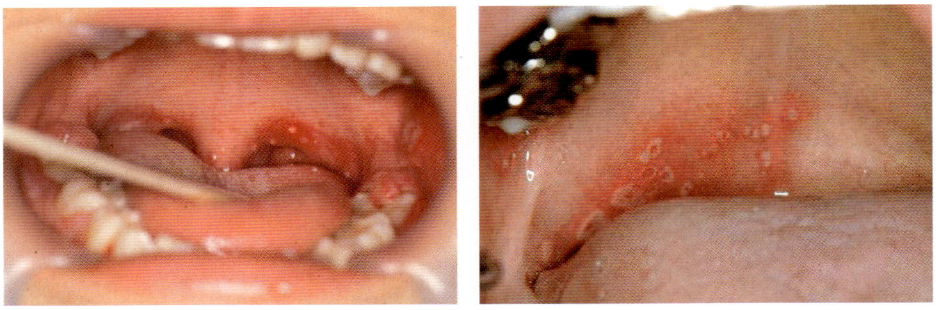

그림 2-17 포진성 구협염

4 구강병변을 동반하는 전신질환

1) 수두(varicella)

수두대상포진바이러스(varicella–zoster virus, VZV)의 일차감염으로 발생한다. 주로 2~6세 소아에게서 많이 발생하며 공기로 감염된다.

① 증상

보통 12~21일의 잠복기를 거친 후 전신에 수포가 형성되는데, 수포가 형성되었을 때 긁지 않도록 하며 충분한 휴식과 수분 섭취가 필요하다.

구강점막에 수포를 형성한 이후에 홍반성의 편평하고 피막으로 덮인 궤양이 형성되는데, 반흔 없이 치유된다(그림 2–18).

② 치료

수두는 대부분의 경우 병이 진행되면서 증상이 자연적으로 좋아지기 때문에 특별한 치료는 필요 없다.

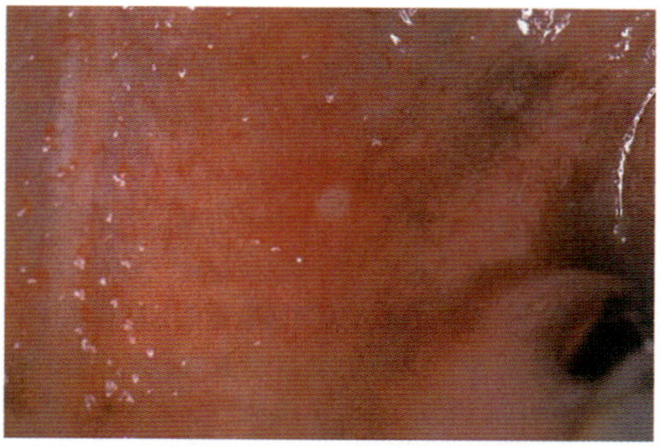

그림 2–18 수두 환자의 협점막에 발생한 궤양

감염예방대책

수두는 전염성이 강하며 공기나 피부 병소를 통해 감염될 수 있으므로, 마스크 착용 및 표준예방지침을 시행한다.

2) 대상포진(herpes zoster)

피부와 신경절에 수두대상포진바이러스(VZV)가 잠복해 있다가 재활성화되어 대상포진을 유발한다. 대상포진 발생률은 나이와 면역억제 정도에 따라 증가한다.

고령자, 항암치료 중인 환자, 장기이식 등으로 장기간 면역억제제를 복용 중인 환자, AIDS 환자에게서 대상포진이 흔하게 나타날 수 있다.

① 증상

피부의 대상포진은 쑤시고 타는 듯한 통증이 전구증상으로서 나타나며, 2~4일 이내에 수포가 발생한다. 보통 열이나 림프절병증은 거의 없다. 지배영역을 따라 수포, 궤양, 가피(eschar)가 편측성 및 군집성으로 분포한다. 병소는 2~4주 이내에 치료되고 종종 흉터와 색소침착을 남긴다.

구강점막의 병소는 초기에 감각이상, 지각과민, 타는 듯한 압통 등이 나타나다가 점막에 검은 홍반 및 수포가 형성된 후 궤양이 나타난다(그림 2-19). 궤양은 종종 융합되어 조개껍질 모양의 큰 궤양을 형성한다. 궤양은 뚜렷한 편측성 병소로 나타나며 극심한 통증을 수반한다.

② 치료

항바이러스제를 사용하여 치료하며 조기에 항바이러스제를 투약하는 것이 효과가 좋다. 또한 대상포진으로 인한 통증을 조절하기 위해 진통제를 복용한다. 보통 10~14일 내에 치유된다.

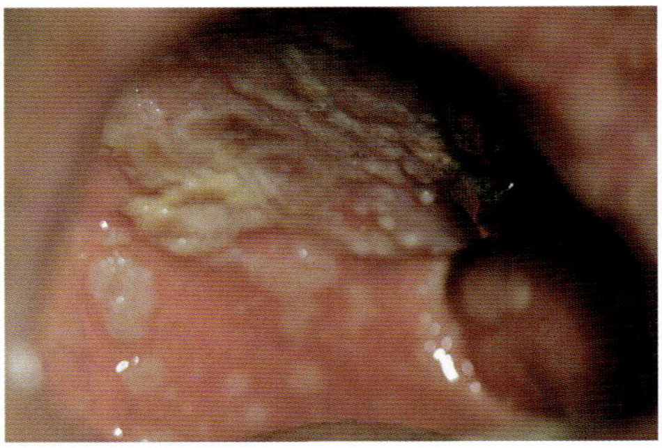

그림 2-19 대상포진 환자의 구강점막에서 관찰되는 괴사성 위막

감염예방대책

- 마스크 착용 및 표준예방지침을 시행하여 접촉감염, 공기감염에 대비한다.
- 수두 과거력이 없거나 수두에 감수성이 있는 의료종사자는 약독성 수두백신을 접종하거나 접촉 후 3일 이내에 생백신을 접종하면 발병을 예방하거나 증상을 경감시킬 수 있다.

3) 전염성 단핵구증

엡스타인-바 바이러스(Epstein-Barr virus, EB바이러스)에 의해 발생하는 질환으로 주로 타액을 통해 감염된다. EB바이러스는 3세까지 약 80%에서 첫감염을 일으키지만 무증상으로 끝나는 경우가 많으며, 사춘기 이후 첫감염을 일으키는 경우 전염성 단핵구증이 발생하기 쉽다.

① 증상

주로 10~20대의 젊은층에서 호발한다. 38℃ 이상의 이장열(오르내림열), 전신림프절 종대(특히 목부분), 안검부종, 편도염, 인두통, 피부나 입천장의 홍반, 간 · 비장 비대가 나타난다.

② 치료

합병증이 없으면 대증요법을 위주로 하고 안정을 취한다.

감염예방대책

- 마스크 착용 및 표준예방지침을 실시하여 타액에 의한 감염을 예방한다.
- 감염된 환자의 타액과의 접촉을 피한다(기침, 재채기, 타액이 묻은 물체와의 접촉 등).

5 수인성 질환

1) 레지오넬라증(legionellosis)

레지오넬라균종(Legionella species)에 의해 발생하는 감염증으로, 가장 대표적인 감염증은 레지오넬라 균종 중 레지오넬라 뉴모필리아(Legionella pneumophila)라는 균에 의한 폐렴이 있다. 이 질환은 1976년 미국 필라델피아에서 열린 미국 재향군인회에서 집단 발생한 폐렴에서 레지오넬라균이 처음으로 분리되어 재향군인병이라고도 불린다.

레지오넬라균은 하천이나 토양에 상재하며 수냉식 에어컨의 냉각수 속에서 증식하여 공기 중으로 퍼지면서 집단 발생한다. 면역기능이 저하된 사람에게서 더 발생하기 쉬우며 사람과 사람 간의 감염은 확인되지 않았다. 여름철에 주로 발생하며, 여성보다는 남성의 발병률이 높다.

① 증상

발열, 기침, 서맥, 근육통, 전신권태감, 의식장애, 설사, 저나트륨혈증 등의 다양한 전신증상이 나타난다.

② 치료

약 14일 정도 항생제 치료를 시행하며 면역저하 환자의 경우에는 더 길게 약 21일 정도 투약한다. 퀴놀론계, 마크롤라이드계 항생제가 가장 효과가 좋으며, 테트라사이클린 등의 항생제도 효과가 있다.

감염예방대책

- 냉각탑, 저수탱크, 에어컨 필터, 물받이 등의 청소와 소독을 철저히 해야 한다.
- 가습기 내부의 청결을 유지해야 하고, 깨끗한 물을 사용해야 한다.
- 병원 내 레지오넬라증 예방을 위해서는 호흡기에 사용하는 기구나 물은 멸균수를 사용하거나 소독하여 사용한다. 또한 원내에 사용되는 물은 주기적으로 감시 배양하여 오염 여부를 측정한다.

2) 녹농균 감염증

녹농균은 널리 자연환경에 분포하고 있으며, 물이 있는 도처에서 서식한다. 정상인의 약 5%에서 장관 내에 존재하고, 입원 환자의 경우 30% 정도 존재한다. 대부분 피오시아닌 색소를 내어 녹색고름으로 보여져 녹농균이라고 불린다. 병원 내에서는 의료종사자의 손이나 수도꼭지 등을 통한 감염이 발생하기 쉽다. 녹농균은 알코올에 약한 균이므로 알코올 손세정제를 사용하면 감염 예방에 도움이 될 수 있다.

① 증상

주요 의료관련 감염 원인균으로 흔히 요로감염증, 호흡기감염증, 피부감염증 등 감염부위에 따라 다양한 증상이 나타난다. 면역기능이 저하된 환자에게서 폐렴, 패혈증을 일으키기 쉽다.

② 치료

항생제 감수성 시험에 근거하여 감수성 있는 항생제로 치료한다.

감염예방대책

- 감염된 환자, 감염원과 접촉한 사람의 손 또는 의료기구 등을 통해서 전파 가능하므로 철저한 손위생과 의료기구의 소독 · 멸균을 철저히 시행하고 침습적인 시술 시 무균술을 지키며 환경표면의 청소와 소독을 철저히 한다.

요점정리

- 치과의료 종사자에게 혈액이나 체액을 통해서 감염될 위험이 있는 바이러스 감염병에는 B형 간염, C형 간염, 후천면역결핍증(AIDS) 등이 있으며, 바늘찔림 사고 등에 주의하고 백신을 접종하여 감염예방 대책을 시행한다.
- 후천성 면역결핍증이 확인되거나 의심이 되는 경우는 치료 전 내과의에게 자문을 구하며, 교차감염 및 기회감염을 방지하기 위해 철저한 무균적 술식을 시행해야 한다.
- 호흡기 질환은 결핵, 폐렴, 인플루엔자, 인두염, 중증급성호흡기증후군(SARS), 코로나바이러스감염증-19(COVID-19) 등이 있으며 사람에게서 사람으로 감염되는 감염성 질환이다.
- 구강에 감염성 질환을 일으키는 병원미생물에는 세균, 진균, 바이러스 등이 있으며, 혈류를 타고 구강에 병소를 형성하거나, 폐에 감염을 일으켜 가래를 통해 구강에 전파되어 병소를 형성한다.
- 흔히 발생하는 구강 감염성 질환으로는 단순포진바이러스 감염병, 구강캔디다증, 구각구순염, 유행성 이하선염. 수족구병, 포진성 구협염 등이 있다.
- 구강병변을 동반하는 전신질환으로는 수두, 대상포진이 있으며, 공기나 피부병소를 통해 감염될 수 있으므로 마스크 착용 및 표준예방지침을 시행한다.

Review test

1. 다음 설명에서 옳은 것을 고르시오.

① B형간염은 사람의 혈액이나 체액을 통해 감염된다.
② D형간염 바이러스는 편평태선을 발생시키기도 한다.
③ A형, B형, E형 간염은 전파력이 높으므로 백신으로 예방한다.
④ D형, G형 간염은 C형간염에 중복 감염되는 경우가 있다.
⑤ B형간염은 세균성 질환으로 B형간균이 원인이다.

2. 다음 중 후천성면역결핍증에 관한 내용으로 옳은 것은?

① 세균에 의해 감염되며 세포를 파괴하고 세포성 면역기능을 저하시킨다.
② 감염 초기에 반복되는 기회감염으로 소모성 병증이 지속된다.
③ 구강내 다수의 혈종이 발견된다.
④ 치료를 하지 않아도 면역력에 따라 자연치유된다.
⑤ 바늘찔림 사고로 인한 감염이 발생할 수 있으므로 주의가 필요하다.

3. 결핵에 관한 설명 중 옳지 않은 것을 고르시오.

① 결핵은 보균자의 기침과 함께 나오는 비말 속의 결핵균이 원인이다.
② 결핵 감염자의 90% 이상은 잠복감염상태이다.
③ 결핵은 BCG접종으로 예방가능하다.
④ 결핵 비활동성 환자는 응급처치만 실시한다.
⑤ 결핵균은 산소가 많은 신체부위인 폐에서 감염이 가장 많이 일어난다.

정답

1. ① 2. ⑤ 3. ④

Chapter 03 감염관리의 목적과 근거

학습목표

1. 치과에서 감염관리를 해야 하는 목적과 근거에 대해 설명할 수 있다.
2. 교차감염의 발생경로에 대해 설명할 수 있다.
3. 교차감염의 감염경로에 따른 감염관리대책을 설명할 수 있다.

03 감염관리의 목적과 근거

I 감염관리의 목적

1) 감염관리의 중요성

의료 관련 감염은 인구의 고령화와 면역저하 환자의 증가에 동반해서 지속적으로 증가하고 있어 감염관리에 대한 중요성이 더욱 부각되고 있다.

환자의 입장에서는 질병 발생 증가에 따른 치료 기간이 증가하고 신체적, 정신적 후유증이 발생할 수 있으며 심하면 사망에 이를 수 있다. 의료기관의 입장에서는 법적인 의료분쟁이 발생할 수 있고 병원 이미지 손실과 비용이 증가될 수 있다. 사회적 측면에서도 의료비용의 손실에 따른 경제적인 손실이 발생할 수 있다.

2) 감염관리의 목적

감염관리를 하는 궁극적인 목적은 첫째, 의료 관련 감염이 발생하는 것을 최소화시키기 위함이다. 이를 통해 감염으로부터 환자를 보호하여 감염 발생률을 낮추고 생존율을 증가시키며, 유병률을 감소시켜 의료 관련 감염으로 인한 비용 증가 등 경제적 악영향도 감소시킬 수 있다.

그 다음으로 중요한 목적은 환자와 의료종사자 간의 감염 전파를 예방하기 위함이다. 의료종사자들은 항상 감염에 노출되어 있으므로 자신을 보호해야 하며 또한 감염된 의료종사자들이 환자에게 감염을 전파하고 또 환자가 다른 의료종사자에게 감염을 전파하는 교차감염을 예방하는 것이 중요하다. 또 방문객을 통한 지역사회 감염이 병원 내로 유입되어 확산되거나 병원 내 감염(원내감염)이 지역사회로 확산되지 않도록 예방해야 한다.

3) 감염관리의 목표

① 진료 시 환자와 의료종사자들이 감염되지 않도록 한다.
② 진료를 하는 동안 병원성 미생물 수를 최대한 낮은 수준으로 줄인다.
③ 감염이 전파되지 않도록 모든 환자를 치료할 때 감염관리를 높은 수준으로 시행한다.
④ 감염관리술식을 간소화해서 실천을 용이하게 한다.

4) 감염방지의 실천방법

(1) 손위생

쉽게 이용할 수 있는 손위생 시설이 제공되어야 한다. 비누와 물을 이용한 손위생과 함께 멸균 수건이나 손 세척액 및 종이타월이 필요하다. 장갑이나 기타 개인보호구를 사용한 후에는 가능한 한 빨리 손을 씻도록 권고해야 한다. 손과 피부의 일부분 또는 혈액이나 타액과 접촉된 신체 일부분의 점막은 가능한 한 빨리 물로 씻어내야 한다(p.85 참고).

(2) 오염된 일회용 기구의 관리

오염된 바늘 등의 관리는 적절한 관리도구나 한손만 사용하는 기법을 사용해야 한다. 즉, 구부리거나 뚜껑을 다시 끼우거나 제거해서는 안 되며, 오염된 바늘을 자르거나 부수는 행동은 금해야 한다.

(3) 재처리할 수 있는 오염된 기구의 관리

적절하게 재처리할 수 있는 오염된 날카로운 기구는 사용 후 최대한 재빨리 적절하게 재처리할 때까지 구멍이 잘 뚫리지 않고, 새지 않도록 라벨을 붙이거나 색으로 분류된 용기 안에 보관해야 한다.

(4) 작업장에서의 금지 행동

먹고 마시거나 흡연이나 화장을 하거나 렌즈를 착용하는 일은 작업노출이 발생할 수 있는 진료실에서는 금지된다. 식품이나 음료는 혈액이나 기타 잠재적 감염물질이 존재하는 냉장고, 냉동실, 장식장 등의 내부나 선반, 작업대 등에 방치해서는 안 된다.

(5) 분무 현상의 최소화

혈액이나 타액의 발생이 동반되는 모든 술식은 튀거나 퍼지거나 하는 등의 분무 현상과 에어로졸 생성을 최소화할 수 있는 방법으로 진행해야 한다. 치과진료실에서는 혈액이나 타액 입자의 분무나 에어로졸 생성을 최소화하기 위해 러버댐이나 강력 흡입기를 사용하거나 진료 전에 구강 세척을 하는 것이 좋다(그림 3-1).

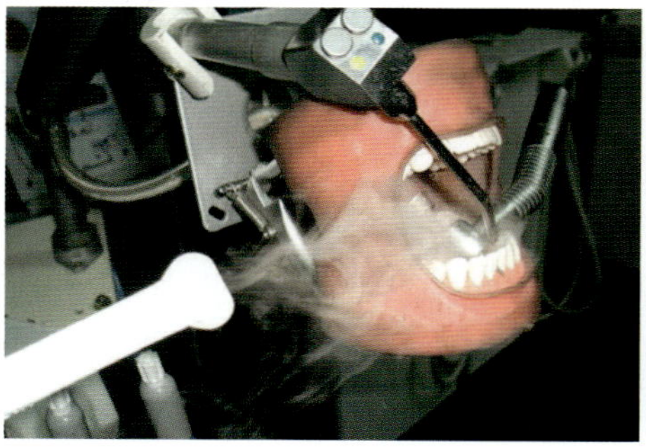
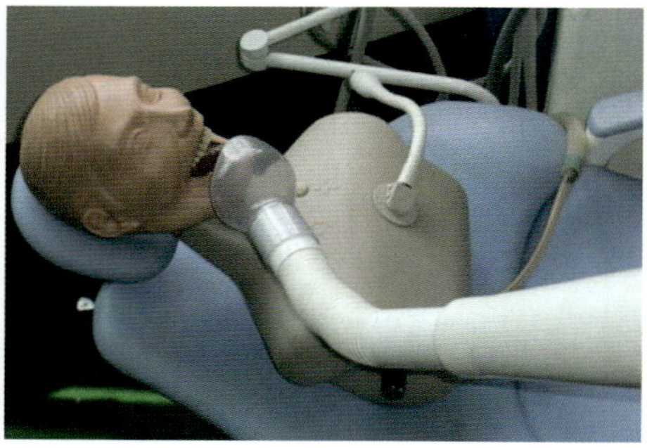

그림 3-1 **에어로졸 감소 대책**

(6) 감염성 폐기물의 처리

혈액이나 타액 또는 기타 잠재적 감염물질 등은 수집, 관리, 저장 또는 운반과정이 진행되는 동안 틈이 생기지 않는 용기에 담아야 한다. 첫 번째 용기는 저장, 운반 또는 선적을 위한 생물학적 위해 표시와 함께 색 표시와 라벨이 붙은 상태로 밀봉된다. 똑같은 방식으로 두 번째 용기를 준비하는데, 첫 번째 용기가 외부에서 오염되었을 경우를 대비해서 사용된다. 만약 날카로운 감염성 폐기물이 첫 번째 용기를 손상시켜 사고가 생기면 날카로운 물체에 파손되지 않는 두 번째 용기에 의해 보호된다. 오염된 폐기물은 폐기물관리법에 의거하여 관리한다.

MEMO

치과감염방지의 기본원칙

- 모든 환자를 선별해야 한다.
- 치과의료종사자는 예방접종, 손위생, 개인위생관리를 통해 감염을 방지해야 한다.
- 장갑, 마스크, 보안경, 진료복 등 개인보호구를 착용한다.
- 혈액과 타액이 확산되는 것을 제한하면서 주의 깊은 무균술식을 시행한다.
- 치과진료에 사용한 모든 기구를 세척하고 멸균한다.
- 치과장비의 표면은 세척 및 소독하거나 덮는 방법을 활용하여 오염으로부터 보호한다.
- 오염된 폐기물은 폐기물관리법에 의거하여 처리한다.

2 감염관리의 근거

치과 진료실에서 감염의 위험을 최소한으로 줄이고 예방하려면 감염경로의 파악과 감염관리 프로그램의 구성이 먼저 갖추어져야 한다.

1) 치과진료의 특성

치과진료는 감염관리의 측면에서 다음과 같은 특성을 지니고 있다.

① 진료 중 치과의료종사자의 손에는 환자의 타액, 체액, 혈액 등에 오염된 감염성 액체가 묻는다.

② 대부분의 진료에서는 출혈을 동반하며 이러한 혈액은 각종 치과기구를 오염시킨다.

③ 진료 중 환자의 구강에서 나온 혈액, 타액 등에 오염된 물이 튀어 진료실을 오염시킨다.

④ 핸드피스, 공기물사출기(3-way syringe) 등의 각종 수관 끝에서 물이 역류하여 수관 안에 미생물이 잠복할 수 있으며, 이러한 핸드피스 등의 수관에서 확산된 에어로졸은 미생물로 오염되어 진료실 전체의 공기와 각종 표면을 오염시킨다.

⑤ 진료기구의 종류와 재질이 다양하여 멸균과 소독을 효과적으로 하기 어렵다.
⑥ 폐기물은 혈액과 타액 등에 쉽게 오염되며 적절히 취급하기 어렵다.

2) 교차감염(cross infection)

교차감염은 진료환경에서 환자들과 의료종사자들 사이의 감염성 미생물 전파에 의해 발생하는 것으로 감염 전파 인자에는 다음과 같은 것이 있다.

(1) 교차감염 전파인자

① 감염원 : 감염된 환자나 치과의료종사자
② 감염원이 전파되는 매개체 : 혈액이나 타액 또는 조직 파편으로 오염된 기구
③ 감염원이 전파되는 경로 : 흡입, 섭취, 접촉
- 혈액, 체액, 환자의 오염물질과 직접적인 접촉
- 감염된 물체에 간접 접촉(예 : 오염된 기구나 장비, 환경 표면)
- 감염자의 체액(타액, 콧물)이 기침, 재채기, 대화 중 튀어나와 다른 사람의 결막, 코, 구강의 점막에 접촉하게 되는 경우
- 공기 중에 오랫동안 머무를 수 있는 미생물을 흡입한 경우

(2) 교차감염 경로

치과병 · 의원에서 감염성 질환의 발생을 예방하기 위해서는 감염경로를 파악하여 감염관리대책을 세우는 것이 우선되어야 한다.

① 환자에게서 치과의료종사자로의 감염

치과의료종사자는 환자의 혈액이나 구강 및 호흡기 분비물에 의해 다양한 미생물에 노출되어 감염될 기회가 매우 많고 질병 발생 가능성 또한 높다. 환자와 치과의료종사자의 직접접촉에 의한 감염은 환자의 혈액, 타액, 기타 분비물 등이 치과의료종사자의 상처나 손상된 피부와 직접 접촉됨으로써 발생한다. 간접접촉에 의한 감염은 환자의 구강에서 확산된 에어로졸이 눈, 코, 구강을 통해 호흡계통, 손상된 피부와 접촉됨으로써 발생한다.

② 치과의료종사자에게서 환자로의 감염

치과의료종사자에게서 환자로 감염이 일어나는 일은 매우 드물지만, 적절한 치료 절차를 따르지 않으면 발생할 수도 있다. 만약 치과의료종사자의 손에 상처가 있거나 손상된 피부를 가지고 있을 경우, 또는 환자의 구강 내에서 손에 상처를 입은 경우 유출된 혈액 속의 병원균이 환자의 점막이나 개방된 조직을 통해 침입할 수도 있다.

③ 환자에게서 환자로의 감염

진료기구, 핸드피스, 교정장치, 시술대 표면, 손에 병원체가 부착되어 있는 경우 간접접촉에 의해 환자에게서 환자로 감염될 수 있다. 환자를 치료한 후의 오염된 기구나 표면으로부터 또 다른 환자에게 옮겨지는 질병의 교차감염은 보고되지 않았지만, 그 잠재성은 있는 것으로 보고되고 있다.

④ 치과에서 지역주민으로의 감염

치과에서 지역주민으로의 감염은 치과 진료실에서 미생물에 오염된 진료기구가 버려지거나 치과로부터 다른 곳으로 이동되는 과정에서 발생하는데 치과 진료실에서 나온 감염성 폐기물을 처리할 때 적절한 용기를 쓰지 않았거나 적절하게 운반되지 않았을 때 발생한다.

⑤ 지역주민에게서 환자로의 감염

지역주민에게서 환자로 감염이 전파되는 경로는 공기물사출기, 고속핸드피스, 초음파치석제거기 등과 같은 치과진료기구를 사용할 때 오염된 물의 공급과 관련되어 미생물이 확산될 수 있다.

(3) 교차감염경로에 따른 감염관리대책

교차감염 경로	감염방식	침투부위	감염관리대책
환자 → 치과의료종사자	직접접촉	치과의료종사자의 손상된 피부	• 장갑 사용, 손위생 • 보호복 사용
		치과의료종사자의 호흡기	• 마스크 사용 • 러버댐 사용 • 구강세척
	간접접촉	치과의료종사자의 베인 상처, 찔린 상처 또는 주사바늘	• 바늘의 안전성 검토와 폐기물 관리 • 두꺼운 장갑 사용 • 수동세척보다는 초음파세척
		치과의료종사자의 손상된 피부	• 두꺼운 장갑 사용 • 보호복 사용
	에어로졸	치과의료종사자의 점막	• 마스크 사용 • 보안경 사용 • 안면보호대 사용 • 러버댐 사용 • 구강세척
치과의료종사자 → 환자	직접접촉	환자의 점막	• 장갑 사용, 손위생 • 뾰족한 물품의 취급 주의
	간접접촉	치과진료 시 사용하는 기구	• 장갑 사용, 손위생 • 기구멸균 • 표면소독
	에어로졸	환자의 호흡기	• 마스크 사용 • 안면보호대 사용
		환자의 구강점막	• 마스크 사용 • 안면보호대 사용
환자 → 환자	간접접촉	환자의 구강점막 표면	• 기구와 핸드피스 멸균 • 표면소독 • 손위생, 장갑 사용 • 마스크 교환
치과 → 지역주민	간접접촉	베인 상처, 찔린 상처, 치과의료종사자의 손상된 피부, 폐기물 처리, 세탁	• 폐기물 관리 • 손위생 • 인상체와 기구소독, 멸균 • 오염된 보호복의 적절한 관리
지역주민 → 환자	직접접촉	환자의 구강	• 멸균된 물이나 경로가 다른 물 사용 • 치과 수관의 정기적 소독 • 공인된 항생제가 포함된 물의 사용

(4) 교차감염 방지를 위한 준수사항

① 접수실 입구에 환자 스스로가 질병의 이환 상태를 알리도록 안내문을 게시하고 접수 시 환자의 건강 상태를 정확히 파악한다.

② 표준예방지침에 입각해 내원 환자가 모두 감염 가능성이 있다고 생각해 개인보호구를 철저하게 착용한다(결핵이 의심되거나 확진 환자인 경우 N95 마스크를 착용한다).

③ 환자와 접촉 전 · 후, 무균 술식 시행 전, 체액에 대한 노출 위험 후, 환자의 주변 환경 접촉 후 손위생을 철저하게 한다.

④ 진료 시 사용하는 물품은 사용 시 환자 앞에서 개봉한다(사용된 물품과 혼동하지 않기 위함).

⑤ 환자와 접촉한 모든 진료용 기구는 세척, 소독, 멸균법을 준수하며 멸균 유효기간을 준수한다(일회용품은 한 번 사용 후 반드시 폐기한다).

⑥ 환자와 접촉한 주변 표면은 환자가 이동한 후에 낮은 수준의 소독제로 소독한다.

⑦ 감염 전파가 예상되는 환자가 긴급하게 치과치료를 받는 경우 다른 환자와 격리해야 한다.

⑧ 진료복은 진료실 내에서만 착용하며 오염된 경우에는 바로 교체한다.

⑨ 치과 내의 가정용 냉장고와 의료용 냉장고는 구분해서 사용한다.

⑩ 치과 내의 기구세척 개수대와 식기 세척용 개수대는 분리해서 사용한다.

⑪ 진료 중에 발생하는 폐기물은 잘 구분해서 폐기한다(일반 의료폐기물과 손상성 의료폐기물).

⑫ 치과의료종사자는 환자와 항상 접촉하기 때문에 주기적인 건강진단(예방접종)을 통해 건강을 유지해야 한다.

요점정리

- 치과에서 감염관리를 해야 하는 목적은 의료관련 감염을 최소화하여 감염으로부터 환자를 보호하여 생존율을 증가시키고 유병률을 감소시켜 감염으로 인한 경제적 악영향을 감소시키고 환자와 종사간의 감염 전파를 예방하기 위함이다.
- 감염방지 실천방법으로는 예방접종, 손위생, 오염된 일회용 기구의 관리, 재처리할 수 있는 오염된 기구의 관리, 작업장에서의 금지된 행동, 분무현상의 최소화, 폐기물관리법에 의한 감염성 폐기물 처리 등 기본원칙을 철저히 지키는 것이다.
- 치과 진료실에서 감염을 최소화하기 위해서는 감염경로 파악과 감염관리 프로그램의 구성이 갖추어져야 한다.
- 치과에서 발생하는 교차감염은 환자에서 치과의료종사자로, 치과의료종사자에서 환자로, 환자에서 환자로, 치과에서 지역주민으로, 지역주민에서 환자 등의 경로를 통해 발생한다.
- 환자에서 치과의료종사자로의 감염은 환자의 혈액, 타액, 기타 분비물 등의 직접접촉에 의해, 그리고 환자의 구강에서 확산된 에어로졸이 치과의료 종사자의 호흡계통, 손상된 피부에 접촉하는 간접접촉에 의해 발생한다.
- 치과의료종사자에서 환자로 감염되는 경우는 치과의료종사자의 손상된 피부가 환자의 점막 등에 접촉됨으로써 감염이 일어날 수 있다.
- 환자에서 환자로의 감염은 진료기구, 핸드피스, 교정장치, 시술대 표면 등에 병원체가 부착된 경우 직접접촉을 통해 감염될 수 있다.
- 치과에서 지역주민으로의 감염은 치과 진료실에서 나온 감염성 폐기물을 처리할 때 적절한 용기를 사용하지 않거나 적절하게 운반되지 않을 때 발생할 수 있다.
- 여러 가지 감염경로를 예방하기 위해서는 치과의료종사자는 손위생, 장갑, 마스크 사용으로 직접접촉을 피하고 보안경, 안면보호대 등을 착용함으로써 간접접촉에 따른 감염관리 대책을 세운다.

Review test

1. 감염방지 실천방법에 대한 내용 중 옳은 것은?

① 잠재적 감염물질이 있는 작업장에서는 밀폐용기에 음식을 넣어 보관한다.
② 러버댐은 혈액이나 타액 분무, 에어로졸 생성 최소화에 도움이 된다.
③ 오염된 날카로운 기구는 사용한 일반기구와 함께 보관한다.
④ 오염된 바늘은 반드시 뚜껑을 다시 끼워서 폐기한다.
⑤ 장갑이나 개인보호구 사용 시 손씻기는 하지 않아도 된다.

2. 다음 중 감염관리의 목표로 옳은 것은?

① 의료종사자가 감염을 전파하지 않는 것에 집중하여 관리한다.
② 진료를 하는 동안 병원성 미생물이 없는 상태로 유지해야 한다.
③ 감염력이 있는 환자 위주로 감염관리를 높은 수준으로 시행한다.
④ 감염관리술식은 다양하게 사용해서 관리한다.
⑤ 진료 시 환자와 의료종사자들이 감염되지 않도록 한다.

3. 교차감염 방지를 위한 준수사항으로 옳은 것은?

① 접수실에서는 감염이력이 있는 환자에 한해 건강상태를 파악한다.
② 진료 시 사용하는 물품은 진료 전 미리 개봉하여 준비한다.
③ 감염성이 있는 환자가 긴급 치과치료를 받는 경우 격리하여 치료한다.
④ 표준예방지침에 따라 감염성의 강도에 따라 개인보호구를 착용한다.
⑤ 환자와 접촉한 주변 표면은 강한 수준의 소독제로 소독한다.

정답

1. ② 2. ⑤ 3. ③

PART Ⅱ

치과감염관리의 실제

Chapter 04 개인보호

학습목표

1. 표준예방지침의 개념에 대해 설명할 수 있다.
2. 표준예방지침의 장점과 구체적인 대책에 대해 설명할 수 있다.
3. 손위생의 종류와 순서에 대해 설명할 수 있다.
4. 개인보호구의 종류와 사용법에 대해 설명할 수 있다.

04 개인보호

1 표준예방지침(standard precautions)

치과진료를 받기 위해 내원한 환자가 세균 감염자 또는 보균자인지를 판별하기란 거의 불가능하다. 따라서 모든 환자가 병원균을 보유하고 있다는 가정하에 환자의 혈액, 타액, 기타 분비물 등을 감염 가능성이 있다고 간주하여 대처하는 것이 표준예방지침(standard precaution)의 개념이다.

구체적으로는 치과진료에 관여하는 모든 치과의료종사자는 환자 진료 시 손위생과 개인보호구(장갑, 마스크, 보안경, 보호복 등)를 착용하고, 바늘찔림사고의 방지대책을 마련하며, 감염성 린넨류와 폐기물 등을 적절하게 취급해야 한다. 이처럼 손위생과 개인보호구를 착용함으로써 치과의료종사자의 피부, 눈과 코의 점막을 보호하여 혈액 또는 기타 잠재적인 감염 가능 물질에 노출되는 것을 줄일 수 있다.

표준예방지침의 장점과 그 구체적인 대책을 정리하면 표 4-1, 4-2와 같다.

표 4-1 표준예방지침의 장점

① 교차감염의 발생률을 저하시킴과 동시에 모든 환자가 그 진단과 관계없이 일정한 질의 치료를 받을 수 있다.
② 치과의료종사자를 확인되지 않은 병원체의 감염으로부터 보호할 수 있다.

표 4-2 표준예방지침의 구체적 대책

상황	대책
혈액, 타액, 기타 분비물 등에 접촉할 가능성이 있을 때	장갑을 착용했다가 벗은 후에는 즉시 손을 씻는다.
혈액, 타액, 기타 분비물 등이 흩날릴 가능성이 있을 때	장갑, 마스크, 보안경, 보호복을 착용한다.

표 4-2 **표준예방지침의 구체적 대책** (계속)

상황	대책
혈액, 타액, 기타 분비물 등이 바닥에 흘렀을 때	장갑, 보호복을 착용하고 차아염소산나트륨(sodium hypochlorite) 처리를 한다.
감염성 폐기물을 취급할 때	생물재해 마크를 붙여서 분리, 보관, 운반, 처리한다.
주사바늘을 사용했을 때 (바늘찔림사고 방지)	뚜껑을 다시 씌우지 않고 손상성 폐기물 박스에 바로 폐기한다.

2 손위생

손위생은 환자와 의료인이 감염될 위험을 감소시키는 가장 기본적이며 중요한 수단이다.

손위생의 목적은 의료종사자의 손을 통한 교차감염을 예방하고 병원체로부터 의료종사자를 보호하기 위함이다. 손위생에는 물과 비누를 이용한 손씻기, 물 없이 적용하는 손소독, 위생적 손씻기, 외과적 손위생이 있다.

1) 분류

(1) 일상적 손씻기(social hand washing)

손씻기는 손위생의 대표적인 방법으로 손의 상재균에 영향을 주지 않으면서 일시적인 오염균을 제거할 목적으로 일반 비누 또는 항균비누를 사용하여 물로 손을 씻는 것을 말한다.

① 방법

- 깨끗한 흐르는 물(미지근한 물)에 손을 적신 후 비누를 충분히 적용한다.
- 손의 모든 표면에 비누액이 접촉하도록 15초 이상 문지른다.
- 물로 헹군 후 손이 재오염되지 않도록 일회용 타월로 건조시킨다.
- 수도꼭지를 잠글 때는 사용한 타월을 이용하여 잠근다.
- 타월은 반복 사용하지 않으며 여러 사람이 공유하지 않는다.

② 필요한 시점

- 업무 시작 전과 종료 후
- 일상적인 진료 또는 보조 진료 전 · 후
- 장갑 착용 전 · 후
- 손에 눈에 보이는 오염이 있는 경우

(2) 물 없이 적용하는 손소독(antiseptic hand rubbing)

물을 사용하지 않고 피부소독제를 사용하여 손을 비비고 문지름으로써 미생물을 감소시키거나 성장을 억제하는 것을 말한다.

① 방법

- 손이 마른 상태에서 손소독제가 손의 모든 표면을 다 덮을 수 있도록 충분히 적용한다.
- 손의 모든 표면이 마를 때까지 문지른다.

② 필요한 시점

- 눈에 보이는 오염물질이 없는 경우

(3) 위생적 손씻기(hygienic handwashing)

손의 상재균을 감소시키고 일시적 오염균을 제거하기 위해 흐르는 물에 소독비누액(크레졸 비누액 등)으로 손을 씻는 방법이다.

① 방법

- 손씻기와 같은 방법으로 시행한다.

② 필요한 시점

- 주로 무균조작 시

(4) 외과적 손위생(surgical hand preparation)

수술이나 시술 전에 시행하는 손소독 방법으로 피부소독제를 이용한 손씻기, 또는 물없이 적용하는 손소독을 통해 손의 미생물과 오염물질을 제거하는 것을 말한다.

① 방법

- 손위생 전에 인공손톱, 반지, 시계, 장신구를 제거한다.
- 소독력이 있는 적절한 항균비누나 알코올 함유 손소독제를 이용한다.

- 아래팔과 손을 손소독제를 이용하여 외과적 손위생을 시행할 때 손씻기 시간은 소독제 제조회사의 권고사항에 따르는데 일반적으로 2~5분 정도가 추천된다.
- 알코올이 포함된 외과적 손위생 제품을 이용할 때는 제조사의 소독력 지속시간을 고려하여 사용하며 손이 건조한 상태에서 적용한다.
- 창상이 있을 때는 솔을 사용하지 않는다.

② 필요한 시점

- 주로 수술이나 시술 전

치과의료종사자의 손위생에 관한 지침

- 손위생이 용이하도록 적절한 시설과 설비를 구비하고 환자 접점 구역에 손소독제를 비치한다.
- 환자가 손소독 젤로 손소독을 하도록 독려한다.
- 손소독제는 눈으로 보이는 오염이 없을 때 사용한다.
- 표면 세정용으로 사용하는 알콜 함유 티슈는 손소독용으로는 사용하지 않는다.
- 육안으로 관찰되는 오염이 있는 경우에는 손씻기를 시행한다.
- 손씻기의 경우 일회용 종이타월을 사용하여 건조시킨다.
- 스크럽제나 손톱용 브러시는 사용하지 않는다.
- 손톱은 짧고 청결하게 유지하며 매니큐어 및 장식을 하지 않는다.
- 손에 베이거나 스친 상처가 있는 경우 방수용 반창고를 붙인다.

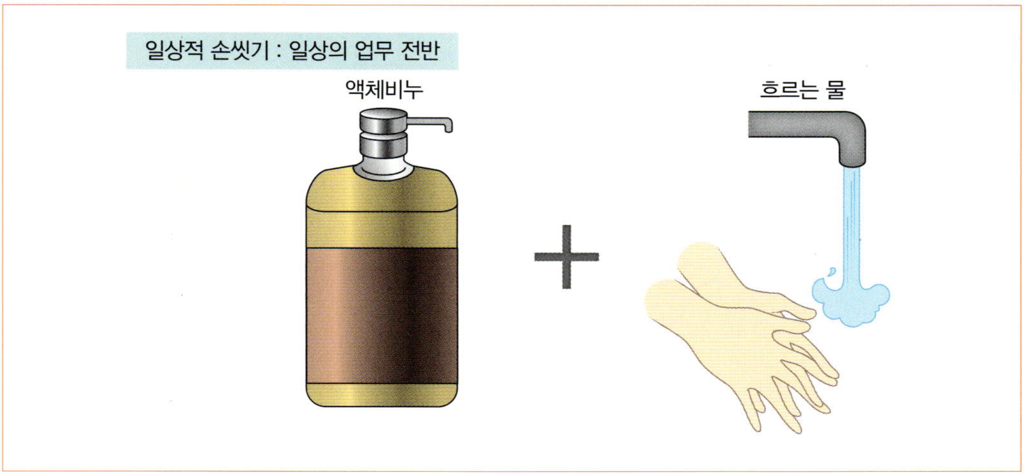

그림 4-1 손씻기의 분류

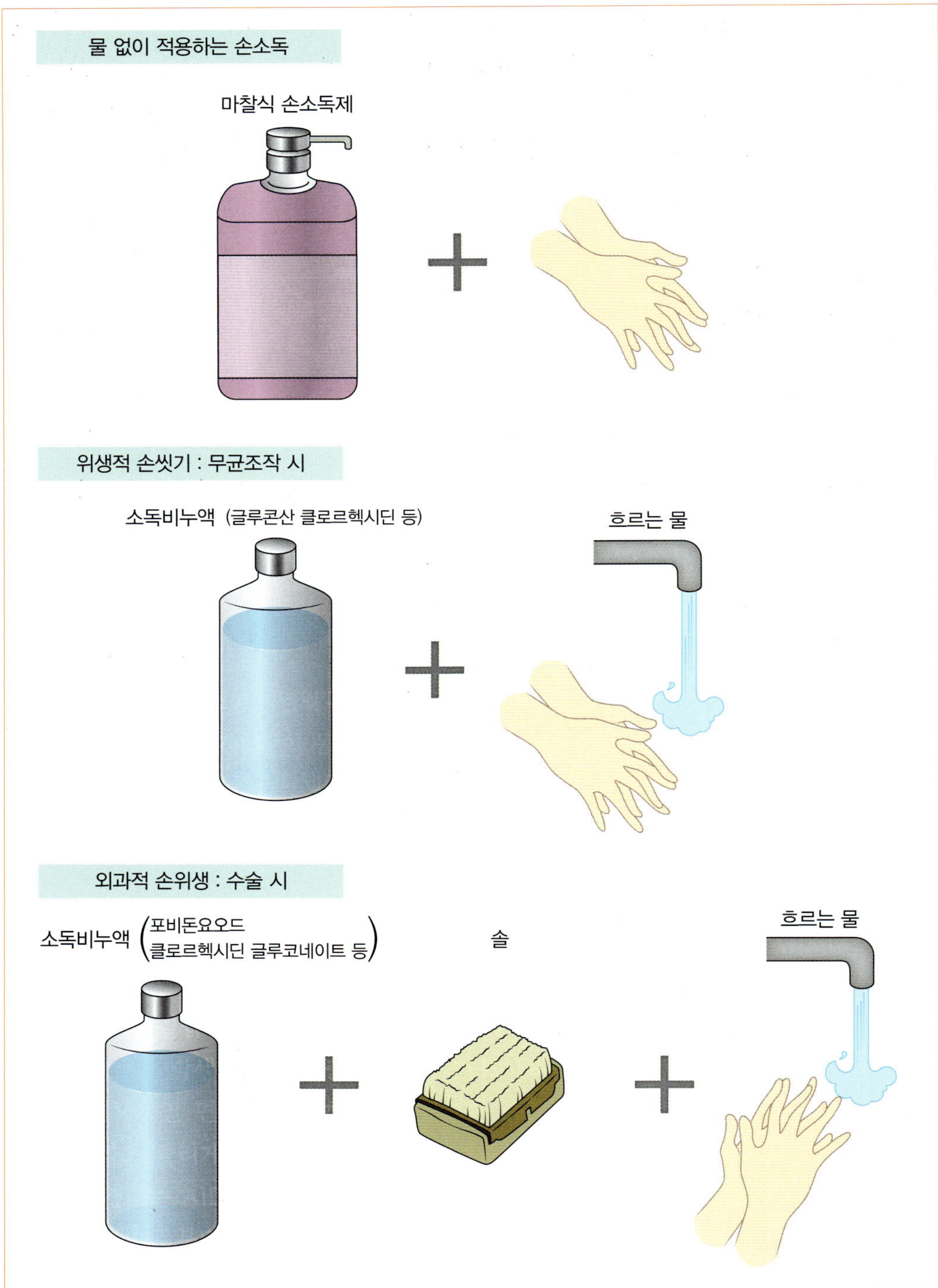

그림 4-1 손위생의 분류 (계속)

2) 순서 (그림 4-2)

'1 처치 1 손씻기'가 원칙이다. 처치 내용에 따라 일상적 손씻기만으로 충분한 경우도 있다. 또한 손씻기가 처치 전에 필요한 경우, 처치 후에 필요한 경우, 처치 전 · 후에 필요한 경우도 있다. 치과의료종사자는 손씻기를 하는 이유를 잘 고려해서 목적에 맞는 손씻기를 하도록 한다.

액체비누만으로 일상적 손씻기를 하거나 소독제를 사용하는 위생적 손씻기를 하는 경우에는 오염이나 비누, 소독제가 손에 남지 않도록 철저하게 손씻기를 하는 것이 중요하다.

❶ 일상적 손씻기

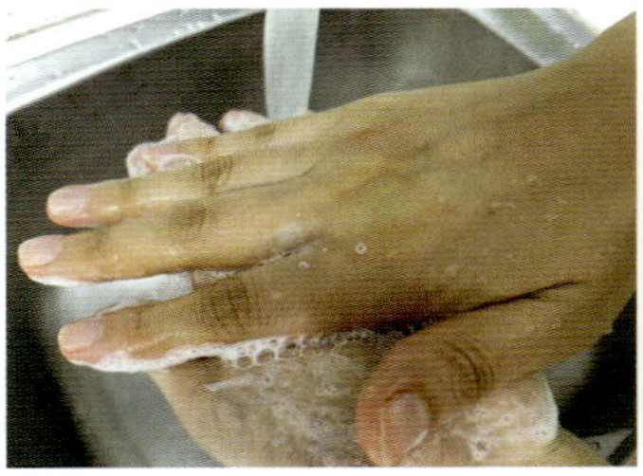

① 손바닥을 마주해서 잘 비빈다.

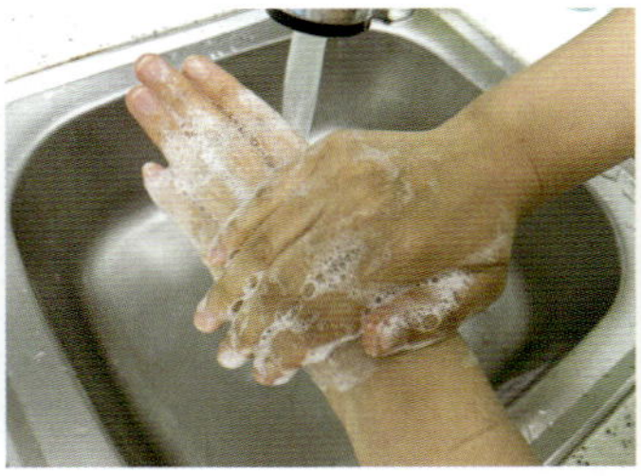

② 손등을 펴듯이 해서 잘 문지른다.

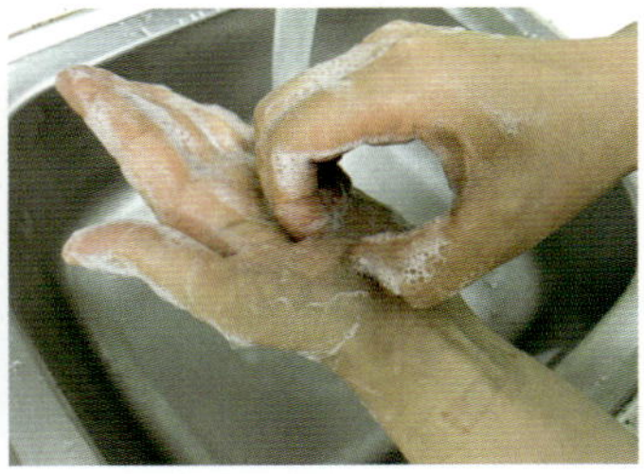

③ 손가락끝, 손톱 사이를 잘 문지른다.

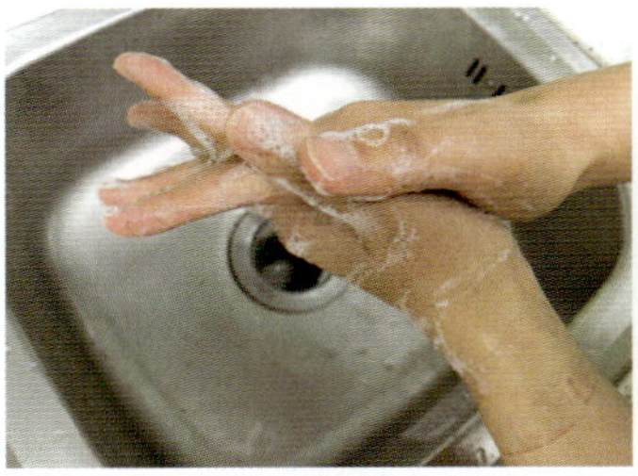

④ 손가락 사이를 충분히 씻는다.

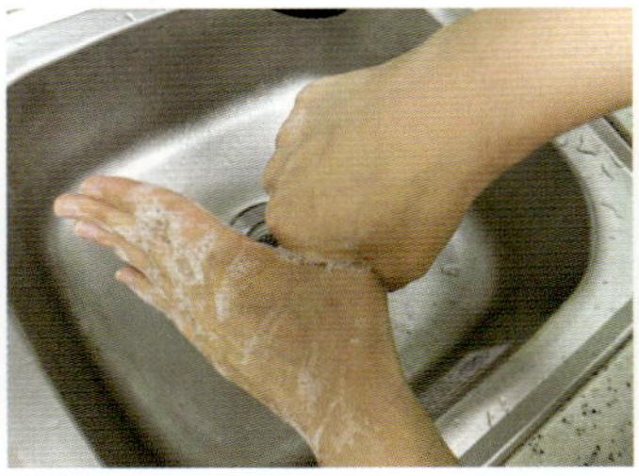

⑤ 엄지손가락과 손바닥을 비틀어 씻는다.

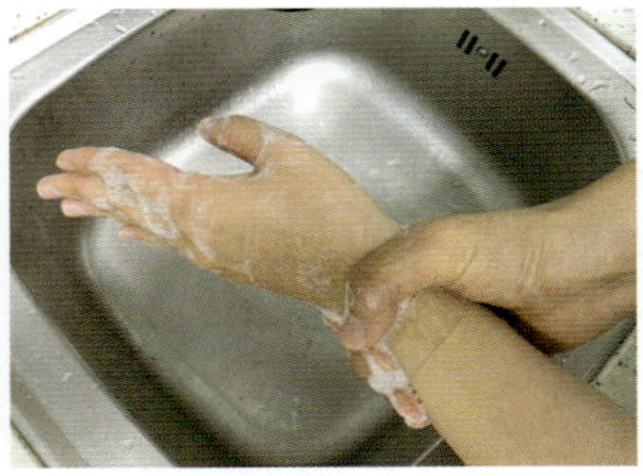

⑥ 손목도 잊지 않고 씻는다.

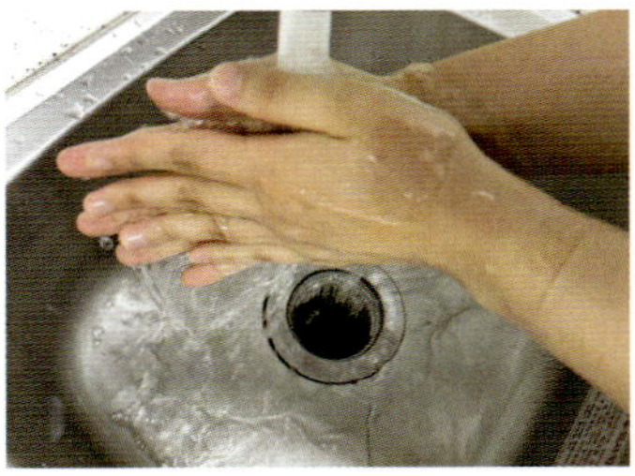

⑦ 흐르는 물로 깨끗하게 헹군다.

그림 4-2 손씻기의 순서

❷ 물 없이 적용하는 손소독

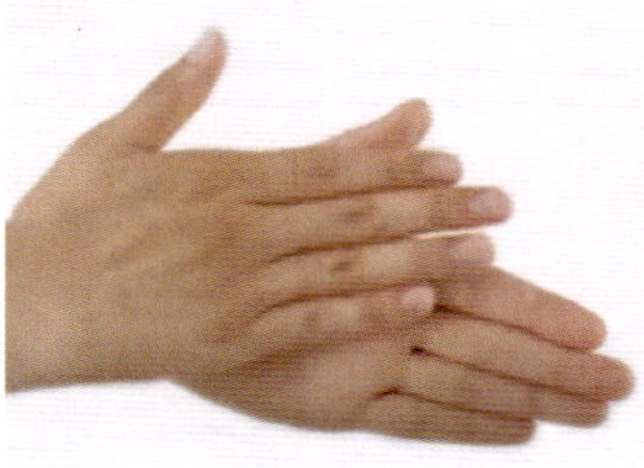

①

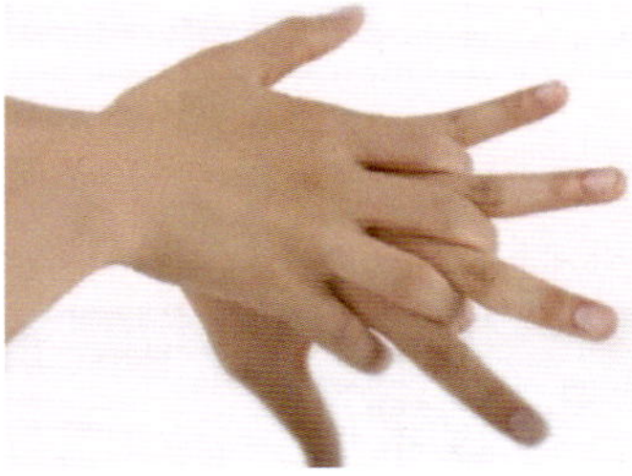

②

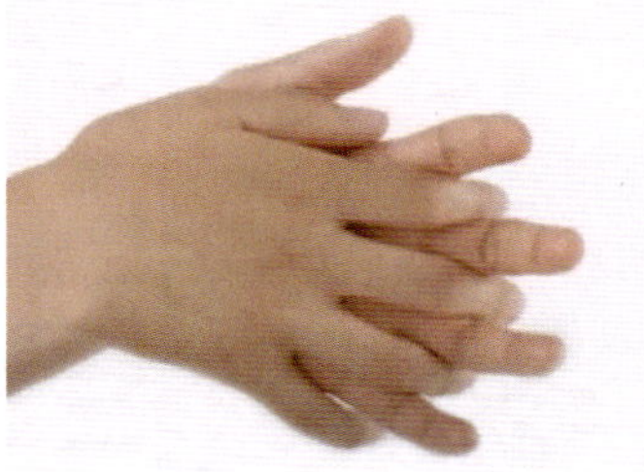

③

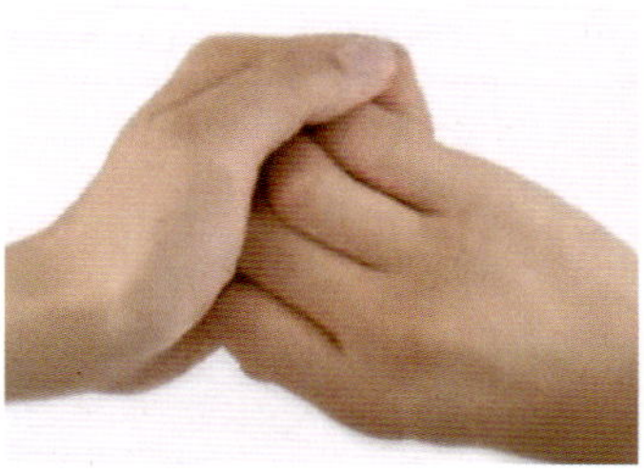

④

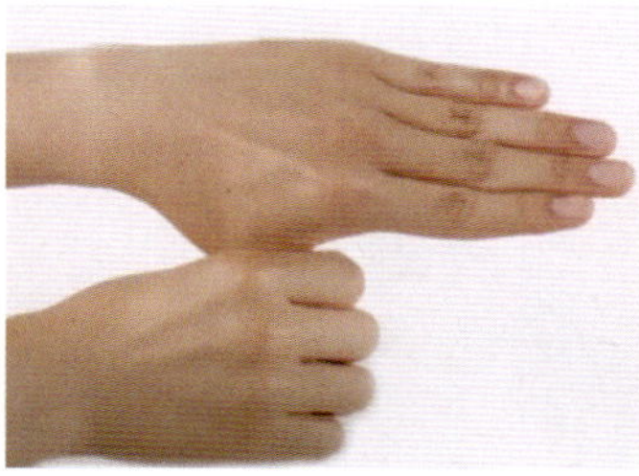

⑤

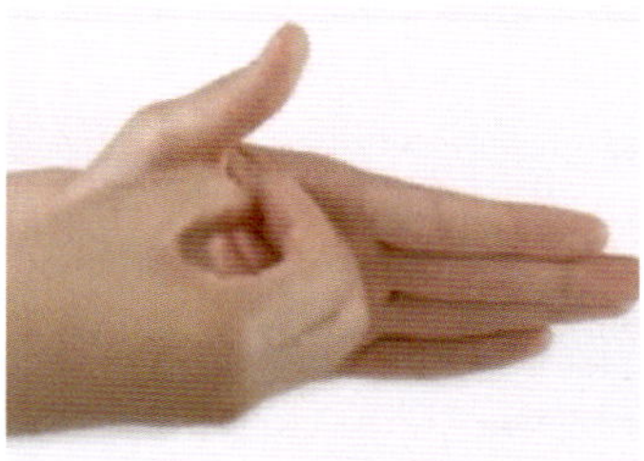

⑥

❸ 위생적 손씻기

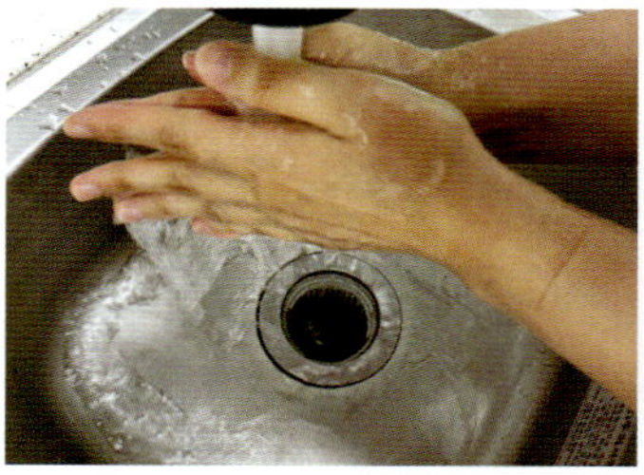

① 흐르는 물에 손을 씻는다.

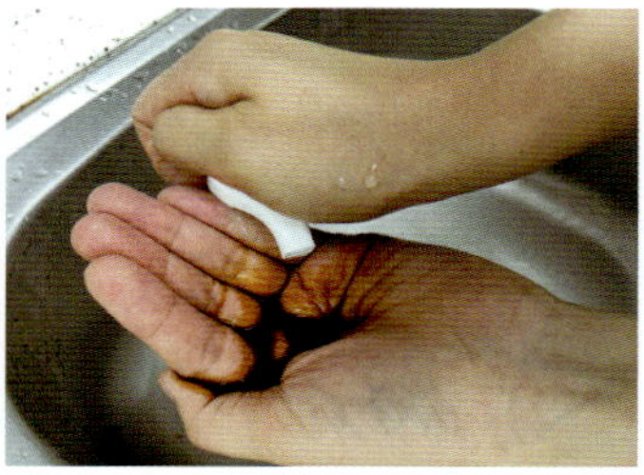

② 소독제를 손에 짠다.

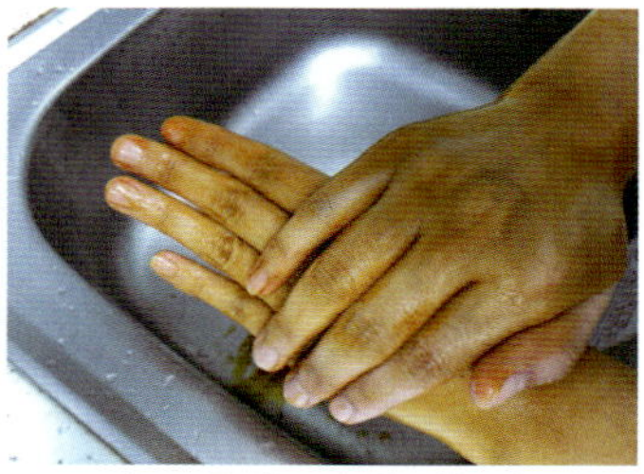

③ 소독제로 손을 씻는다.

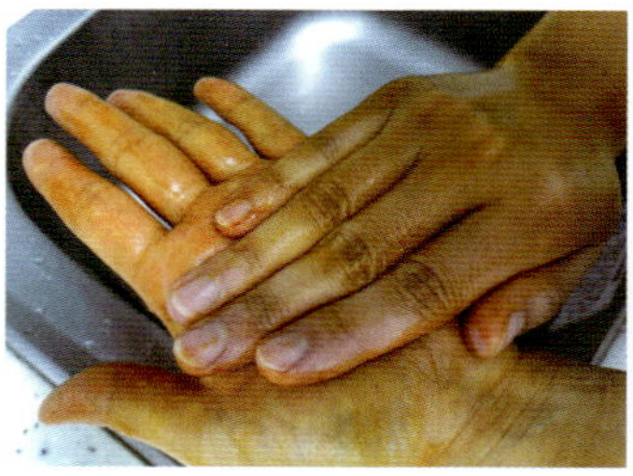

③ 소독제로 손을 씻는다.

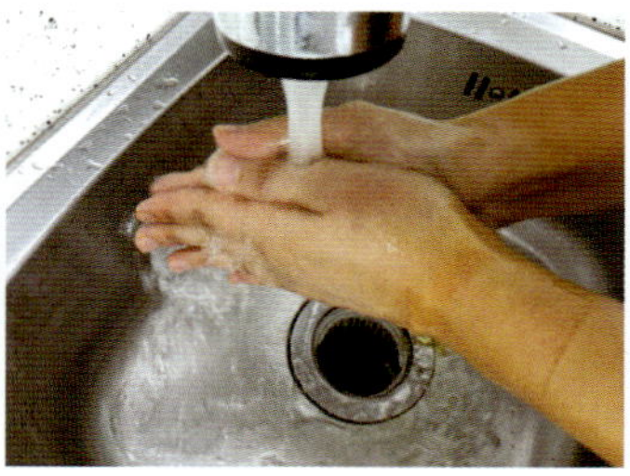

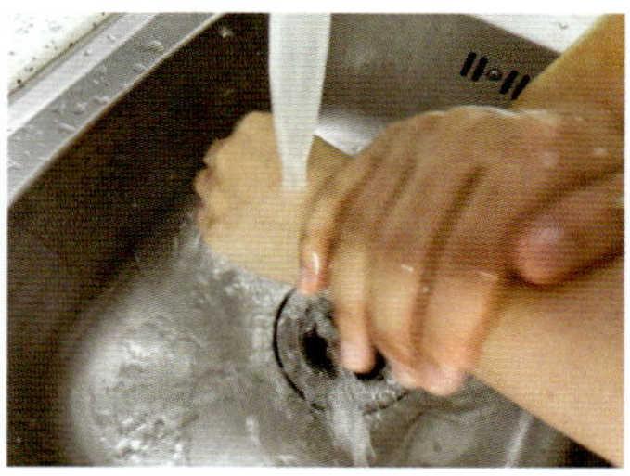

④ 흐르는 물에 씻어낸다.

그림 4-2 **손씻기의 순서** (계속)

❹ 외과적 손위생

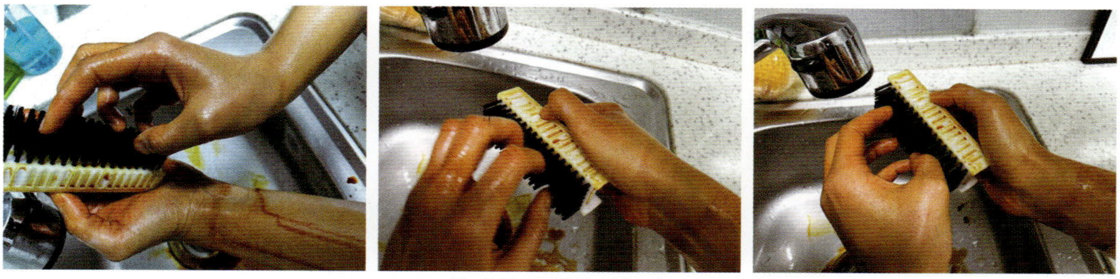

① 솔로 손끝을 닦는다.

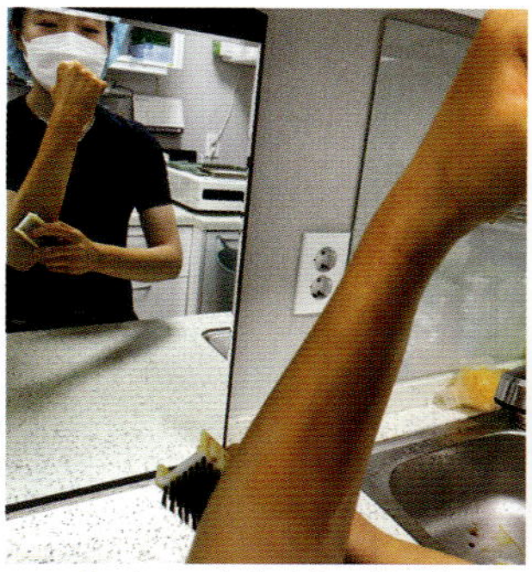

② 솔로 아래팔을 닦는다.

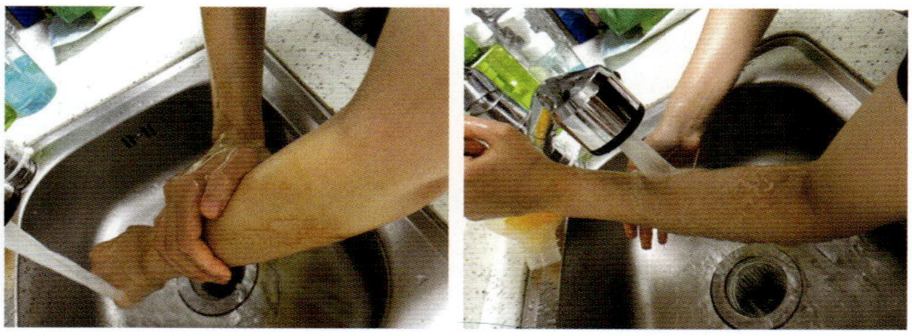

③ 손가락 → 아래팔 → 팔꿈치에 걸쳐 소독제를 씻어낸다.

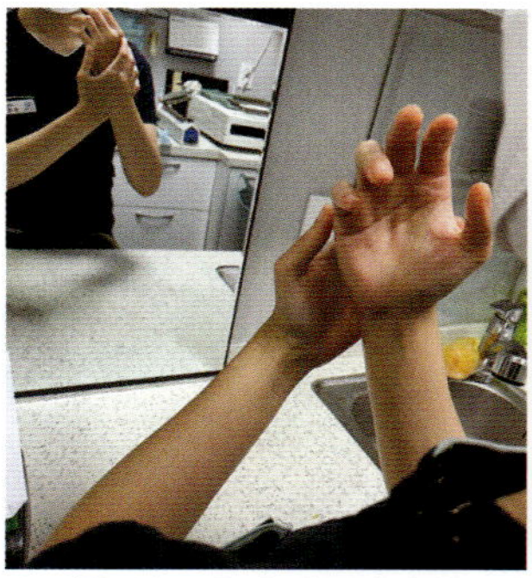

④ 팔을 위로 올려 팔꿈치에서 물이 떨어지게 한다.

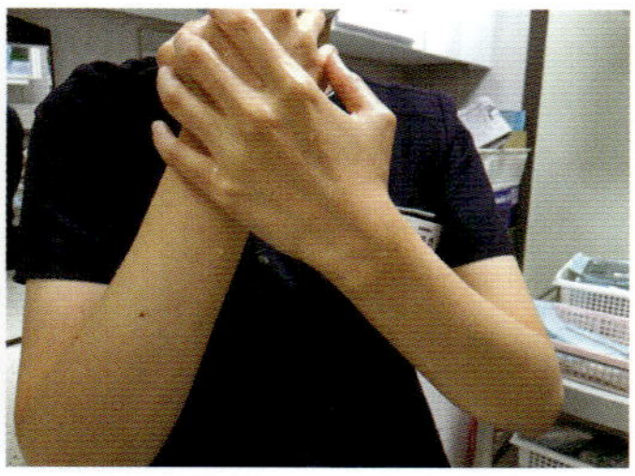

⑤ 손씻은 후에도 손목이 팔꿈치보다 위쪽이 되도록 유지한다.

그림 4-2 **손씻기의 순서** (계속)

MEMO

진료업무 외에 손위생이 필요한 시점

① 각 치료 활동의 전 · 후
② 진료실 내 컴퓨터 키보드, 선반, 이동형 물품 만지기 전 · 후
③ 증기 멸균된 기구 만지기 전
④ 장갑 착용 여부와 상관없이 환자의 침습적 치료에 사용한 기구를 취급하기 전
⑤ 투약과 음식 준비 전
⑥ 치과용 기구의 세척 후
⑦ 치과기구용 오염제거 장비의 세척과 유지관리 후
⑧ 화장실 이용한 후
⑨ 오염제거 작업 후
⑩ 세탁물 및 폐기물 취급 후

세계보건기구(WHO)의 손위생이 필요한 5가지 시점

① 환자와 접촉 전
② 무균작업 전
③ 체액에 대한 노출 위험 후
④ 환자 접촉 후
⑤ 환자의 주변환경에 접촉 후

MEMO

손씻기 시의 주의사항

① 손씻기 전용 세면대에서 반드시 흐르는 물에 씻는다. 받아놓은 물을 사용해서는 안 된다.
② 수돗물은 2~3초 흘려보낸 다음에 사용한다(수도꼭지의 세균을 제거하기 위해).
③ 손씻기에서 놓치기 쉬운 손가락끝, 손가락과 손가락 사이, 손목 및 엄지손가락의 연결부위에 주의해서 손가락 전체를 강하게 서로 비벼서 씻는다(그림 4-3).
④ 손의 높이는 팔보다 낮게 하여 손가락끝에서 물이 떨어지도록 헹군다(외과적 손씻기의 경우에는 팔꿈치에서 물이 떨어지도록 헹군다).
⑤ 옷이나 바닥에 물이 튀지 않도록 주의한다.
⑥ 손을 씻은 다음에는 종이타월로 충분히 손을 닦아서 건조시킨다.
⑦ 종이타월과 손의 건조 방식이 피부에 손상을 주지 않도록 한다.
⑧ 수도꼭지는 손목이나 팔꿈치 등을 사용해서 개폐할 수 있는 것이 좋다.

MEMO

손씻기 시의 주의사항 (계속)

⑨ 사용한 종이타월은 만지지 말고 발로 조절하거나 자동 센서로 조절되는 쓰레기통에 버린다.

⑩ 솔을 사용하는 경우에는 소독된 것을 준비하거나 일회용 제품을 사용한다.

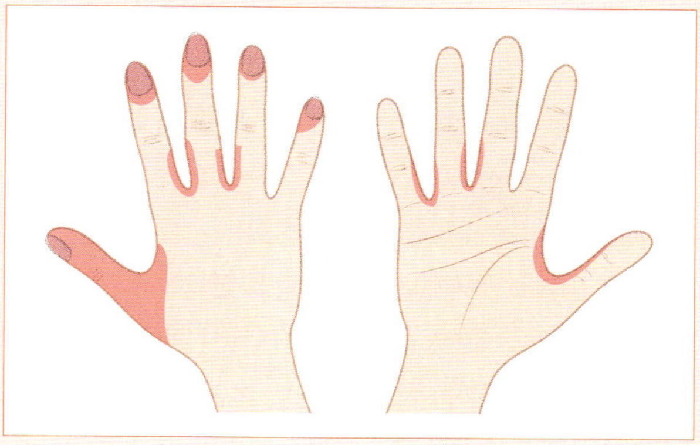

그림 4-3 손씻기에서 가장 주의해야 할 부위

3) 액체비누와 소독비누액

(1) 액체비누

액체비누를 사용한 일상적 손씻기는 일시적 오염균을 제거하는 것이 목적이다. 눈에 보이는 오염이나 유기물을 제거할 수 있기 때문에 통상적인 교차감염의 예방을 위해서는 일상적 손씻기가 충분히 이루어져야 한다.

액체비누는 리필이 불가능한 폐쇄구조의 액체비누를 사용하는 것이 바람직하다.

(2) 소독비누액

소독제가 든 비누액을 사용하는 경우는 다음과 같다.

① 환자와 밀접하게 접촉하는 진찰이나 처치 전후

② 구강외과 치료나 치주외과 등의 관혈적 치료, 근관치료 등의 관혈적 치료에 준하는 치료 등 무균조작 전후

③ 혈액, 타액, 기타 분비물 등에 오염된 기구와 기계를 다룬 후

④ 혈액, 타액, 기타 분비물 등에 오염된 린넨류를 다룬 후

⑤ 격리실(ICU, NICU 등) 입 · 퇴실 시 등

이때에도 오염 정도가 큰 경우에는 소독비누액을 사용하기 전 우선 흐르는 물에 액체비누로 오염을 충분히 제거하는 것이 원칙인데, 유기물(오염)이 부착된 상태에서 소독제를 사용하면 효과가 낮기 때문이다.

주로 사용되는 소독제의 종류별 특징과 장 · 단점은 **표 4-3**과 같다.

표 4-3 손 소독제의 종류별 특징과 장 · 단점

종류	특징	장점	단점
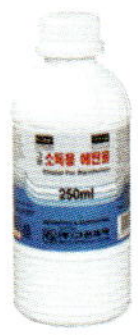 알코올	● 에틸알코올만 사용(메틸알코올은 살균작용이 약해 소독제로는 사용하지 않음) ● 70% 이상이 적정 농도	● 효과가 가장 빠름 ● 세균, 진균, 바이러스 등 다양한 미생물에 효과적 ● 씻어낼 필요가 없으며 빨리 마름	● 잔류 효과가 거의 없어서 지속성이 낮음 ● 상처부위 등에 자극적임
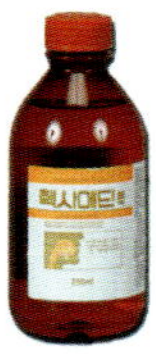 글루콘산 클로르헥시딘	● 0.5~4% 내외의 농도가 가장 많이 쓰임 ● 알코올과 함께 사용 시 소독력이 증강	● 소독력이 오래 유지됨(최소 6시간 지속) ● 자극이 거의 없음	● 농도가 짙을수록 끈적거림 ● 단일 성분 시 소독력이 낮고 내성균이 생길 가능성이 높음
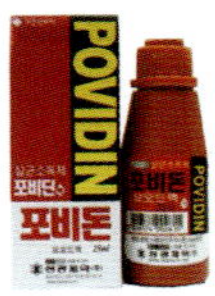 요오드 화합물	● 7.5%가 적정 농도 ● 외과적 손위생에 가장 많이 사용	● 알코올 다음으로 비교적 높은 소독력 ● 사용 후 손을 세정해야 하므로 유기물 제거에 효과적	● 피부에 잔류하여 자극을 줌 ● 세정이 번거롭고, 솔로 씻어내는 과정에서 손에 손상을 줌

4) 손 거칠어짐과 그 대책

손씻기 횟수가 증가하면 그에 따라 손의 피부손상, 즉 손이 거칠어지기 쉽다. 손이 거칠어지면 본인에게 고통스러울 뿐만 아니라 피부손상 부위에 세균(황색포도구균 등)의 오염이 발생하기 쉬워지기 때문에 감염방지대책이 필요해진다. 손 거칠어짐 방지대책으로 손을 씻은 후 종이타월 등으로 완전히 건조시킨 다음 핸드크림 등의 보습제를 손에 바른다. 핸드크림은 그 자체의 오염을 방지하기 위해서 개인 전용의 튜브식을 사용하는 것이 가장 좋다.

3 개인보호구

개인보호구는 표준예방지침에 따라 감염경로 차단을 위해 적절하게 사용해야 한다. 다양한 경로에서 발생하는 교차감염으로부터 보호효과가 있고 환자의 혈액이나 타액 또는 기타 잠재적 감염성 물질에 오염될 수 있는 의료 종사자의 의복과 피부를 효과적으로 덮을 수 있는 것을 사용한다.

1) 장갑

표준예방지침을 실천함에 있어 구체적 대책의 하나로 일회용 장갑의 착용을 들 수 있다. 장갑을 착용하는 목적은 첫째, 환자 간의 교차감염을 예방하고 둘째, 치과의료종사자를 보호하는 데 있다. 조작성을 고려해서 다양한 사이즈의 장갑을 준비하여 진료실 의자 가까이 오염되지 않은 장소에 설치하고, 그 밖에도 세면대, 방사선검사실, 기공실에도 항상 준비해두도록 한다.

(1) 장갑의 종류

치과진료실에서 사용하는 장갑의 종류에는 여러 가지가 있는데(표 4-4), 수술 시 등에는 멸균된 라텍스 장갑이 사용되지만 수술 이외에는 일반적으로 비멸균 상태의 검사용 장갑이 사용된다.

또한, 장갑의 재질에 따라 치과재료 본래의 성질이 영향을 받거나 반대로 치과재료에 의해 장갑이 영향을 받기 때문에 사용하는 치과재료에 맞추어 장갑을 선택할 필요가 있다(표 4-5).

표 4-4 치과진료실에서 사용되는 장갑의 종류

종류	특징
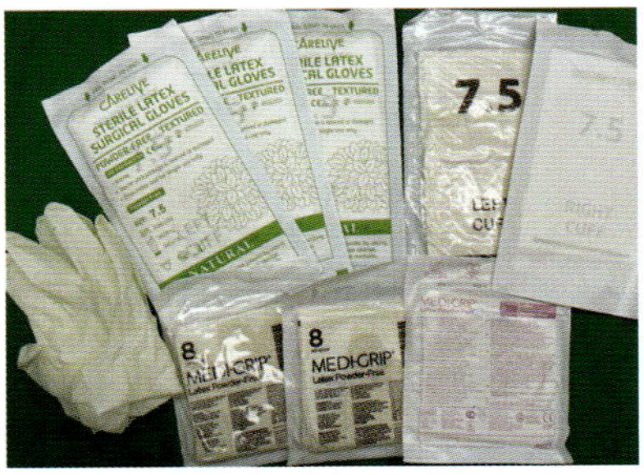 멸균된 라텍스 장갑	발치, 임플란트 수술, 치주수술 등 수술 시 착용한다. 멸균 장갑은 사용 전에 멸균상태를 유지하기 위하여 미리 포장된 단위로 공급된다.
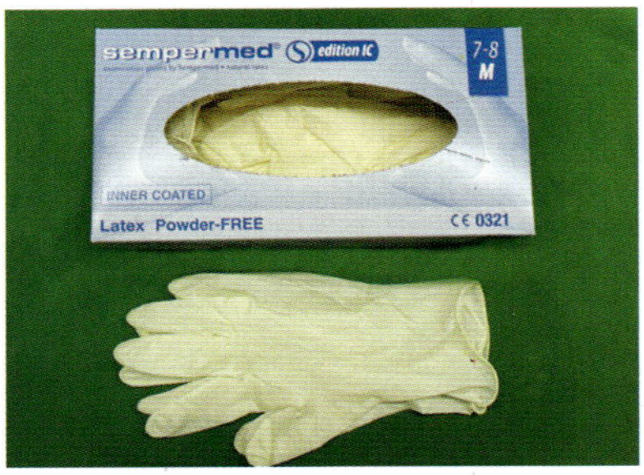 멸균되지 않는 검사용 장갑	구강검사, 스케일링, 방사선 촬영, 교정 등과 같이 진찰이나 일반 수복치료 시 착용한다.
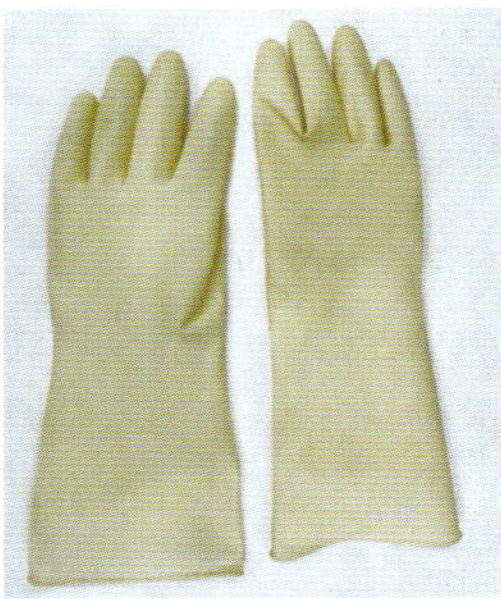 가사용 고무장갑	기구 세척, 진료실 청소, 표면 소독, 폐기물 처리 시 등에 착용한다.
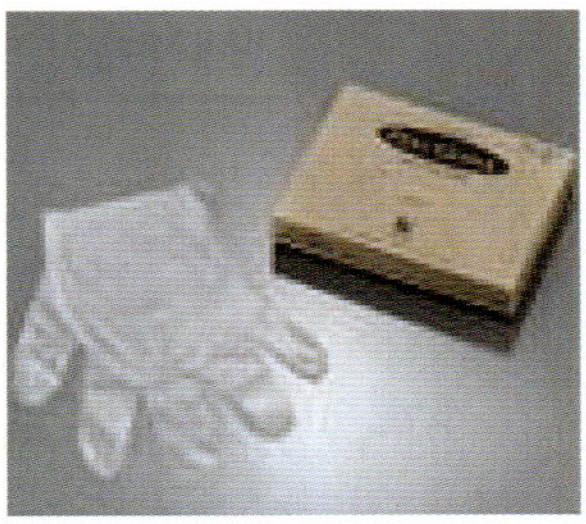 일회용 비닐장갑	일시적으로 진료영역을 벗어나야 할 경우 검사용 장갑 위에 덧장갑으로 착용하여 진료영역 밖의 작업을 한 후 벗어서 기존 진료를 계속하는 용도로 사용한다.

표 4-5 치과재료와 장갑의 선택

종류	재질	용도	특징
라텍스 장갑	• 라텍스(파우더) • 라텍스 (파우더 없는 것) • 탈단백라텍스	• 러버 베이스 인상재 • 실리콘 인상재에 연합인상으로서 사용되는 퍼티의 연화	• 품질이 우수한 방역 • 강력한 내구성 • 대부분의 부식제 및 세제로부터의 우수한 보호 • 알레르기 반응이나 라텍스에 민감한 사람에게는 권장하지 않음
염화비닐 장갑	• 플라스틱(파우더) • 플라스틱 (파우더 없는 것)	• 혈액, 체액 및 감염원에 대한 최소 노출 시 • 치과용 모노머에 침투성이 있는 경우에는 사용하지 못함	• 저항에 쉽게 구멍이 남 • 탄력이 없음 • 제조업체의 품질에 따라 차이가 있음
클로로프랜	• 합성 고무 • 합성 수지	• 용매와의 접촉에는 권장하지 않음	• 품질이 우수한 방역 • 강력한 내구성 • 편안한 착용감 • 부식제로부터 우수한 보호

※ 파우더의 대부분은 콘스타치, 산화아연이 사용되고 있다.

(2) 장갑의 사용기준 (표 4-6)

① 구강 내 검사 시

② 치료, 처치 시

③ 칫솔질 지도 시

④ 진료보조 시

⑤ 방사선사진 촬영 시

⑥ 주사 시(구강 내 마취 시 · 구강 내 출혈이 예상될 때 · 흡인 · 천자 시)

⑦ 용기 내의 배설물 청소 시

⑧ 오염된 린넨 등의 폐기 시

⑨ 환자의 혈액, 체액, 배설물 등의 취급 시

표 4-6 직종별 장갑의 사용기준

	직종별			교환기준
	치과의사	치과위생사	치과기공사	
진료	○	○	–	환자별
진료보조	○	○	–	환자별
방사선 촬영	○	–	–	환자별
현상	△	△	–	–
기구의 정리	○	○	–	오염 시
인상채득	○	○	–	환자별
석고주입	△	△	△	–
모형제작	△	–	△	–

※ 접수 시에는 반드시 장갑을 벗는다.
※ 치과기공사, 임상검사기사 등은 장갑을 낀 상태로 사용할 수 있는 전화기 등의 비품을 정해 둔다.

MEMO

장갑과 컴퓨터

진료기록의 전자화에 따라 진료 중에 컴퓨터를 조작하는 경우가 증가하고 있다. 교차감염을 예방하기 위한 기본은 컴퓨터를 조작할 때 장갑을 벗고 손을 씻어야 하지만, 어쩔 수 없이 장갑을 낀 상태로 조작해야 할 때는 모니터를 필름 등으로 씌운 다음 환자가 바뀔 때마다 필름을 바꾸어주는 방법도 있다(그림 4-4). 일반적으로는 장갑을 끼고 접촉하는 장소와 맨손으로 접촉하는 장소를 명확하게 구별해야 한다.

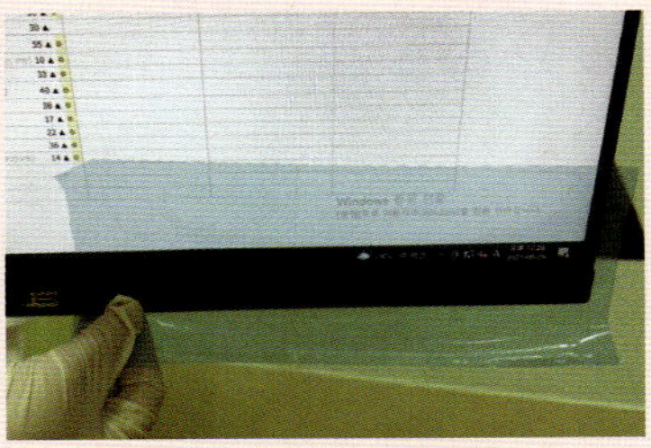

그림 4-4 모니터에 보호용 필름 부착

(3) 장갑의 사용지침

환자의 혈액, 타액, 점막에 접촉할 위험이 있을 때 장갑을 착용하여야 한다. 한 번 사용한 장갑은 바로 폐기해야 하는데, 이는 장갑을 세척해서 재사용할 경우 눈에 보이지 않는 구멍이 생길 수 있으며 이 구멍으로 액체가 침투할 수 있기 때문이다. 또 소독제, 기름, 로션, 소독 시의 열에 의해서도 장갑에 구멍이 생길 수 있다.

장갑 사용 시의 기본적인 원칙은 다음과 같다.

① 기구세척 시에는 반드시 두껍고 질긴 가사용 고무장갑을 착용한다.
② 손에 잘 맞는 크기를 선택해서 착용한다.
③ 다른 개인보호구와 함께 착용할 때, 장갑은 가장 마지막에 착용한다.
④ 장갑을 착용하기 전과 벗은 후에 반드시 손을 씻는다.
⑤ 장갑 밑에 장신구를 착용하지 않는다.
⑥ 장갑의 착탈법에 따라 순서를 지켜 사용한다(그림 4-5).
⑦ 매 환자마다 새 장갑을 착용하며, 한 번 사용한 것은 버린다.
⑧ 장시간 착용해서(1시간 이상) 손에 땀이 나면 바꾸어 착용한다.
⑨ 장갑이 손상되면 즉시 바꾸어 착용한다.
⑩ 그 외에 사용자가 필요하다고 판단될 때 바꾸어 착용한다.

착용 법

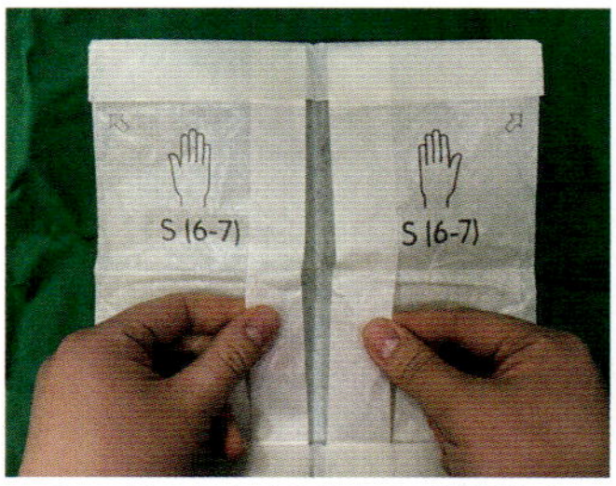

① 시술자가 속봉투를 개봉한다.

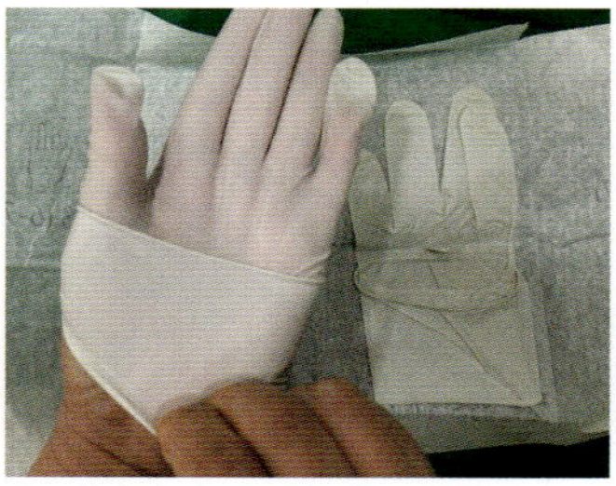

② 장갑의 손목 부분을 오른손으로 잡고

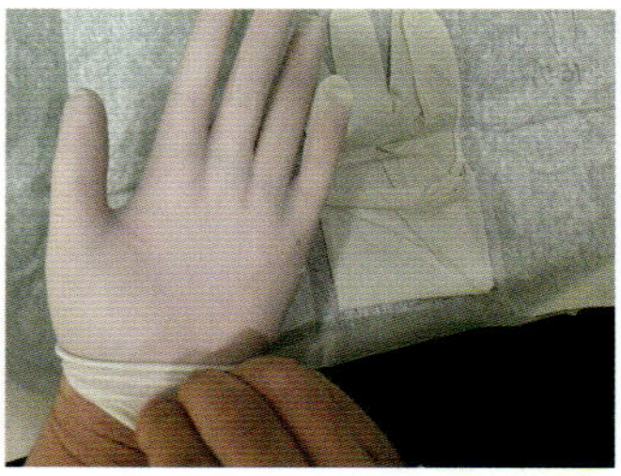

③ 왼손에 착용한다.

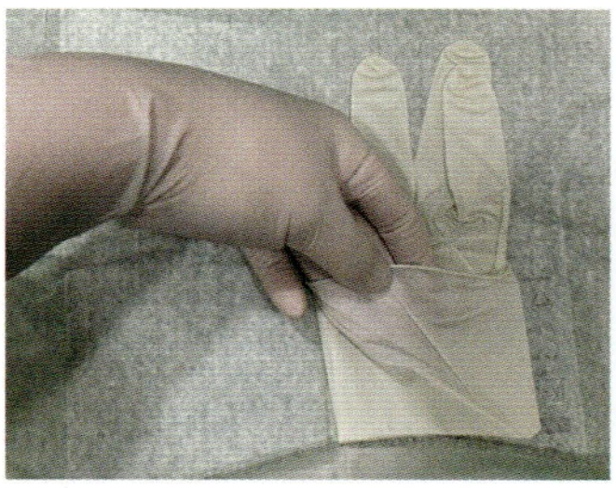

④ 착용한 손으로 오른쪽 장갑의 손목 부분을 잡는다.

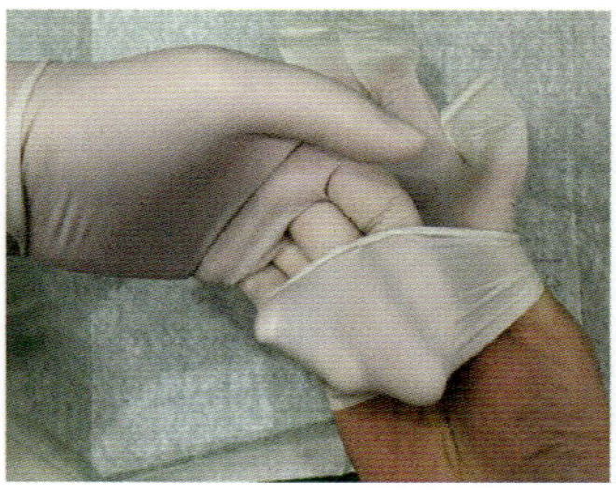

⑤ 오른손에 착용한다.

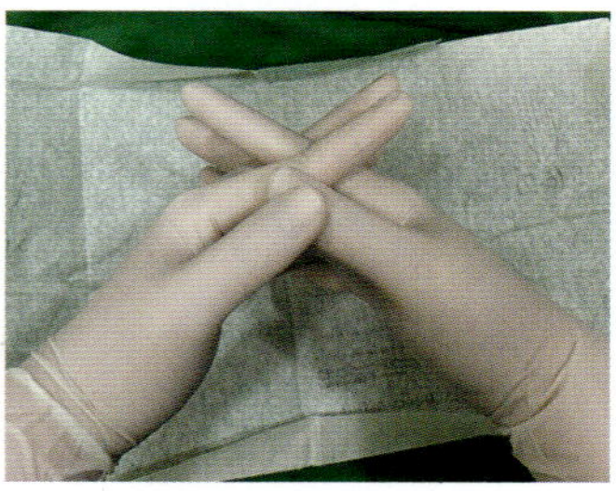

⑥ 주름이 생기지 않게 잡아당기고 양손을 깍지끼워 손가락 안쪽까지 매끈하게 착용한다.

그림 4-5 장갑의 착용 법과 벗는 법

벗는 법

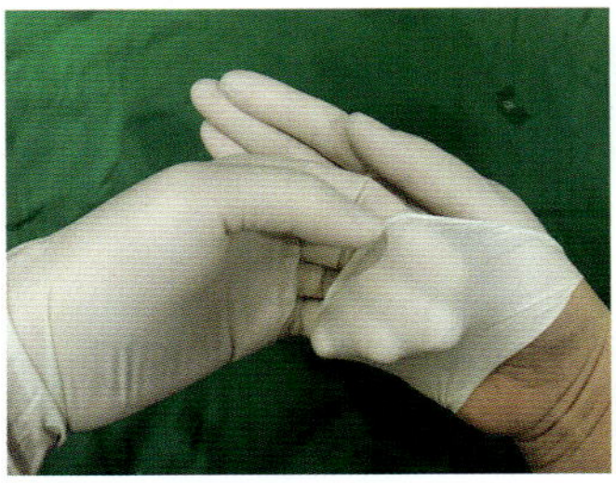

① 한쪽 손으로 반대쪽 장갑을 잡고

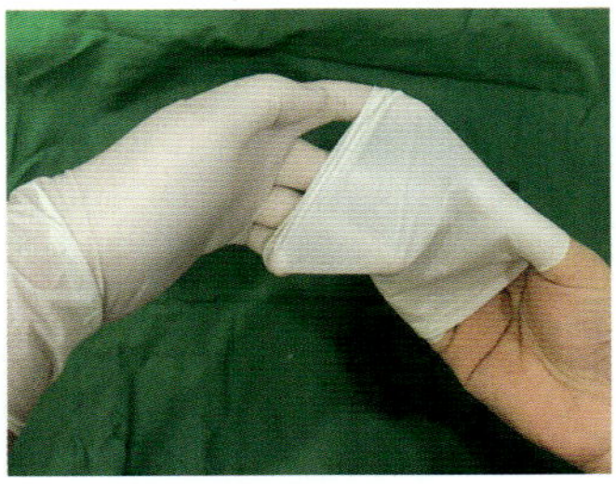

② 반대쪽 장갑을 벗긴다.

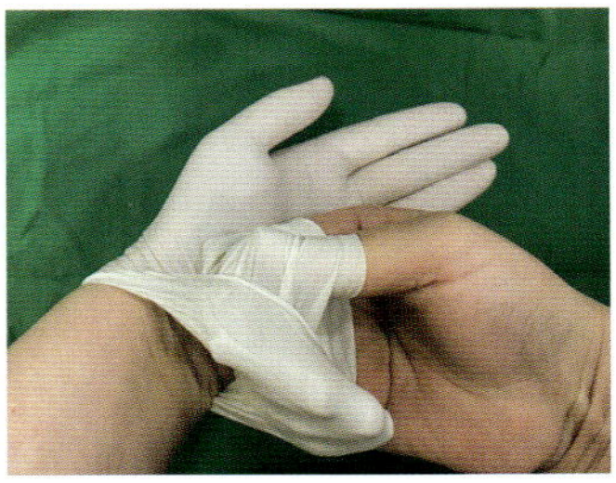

③ 벗은 장갑으로 다른 쪽의 장갑을 잡고

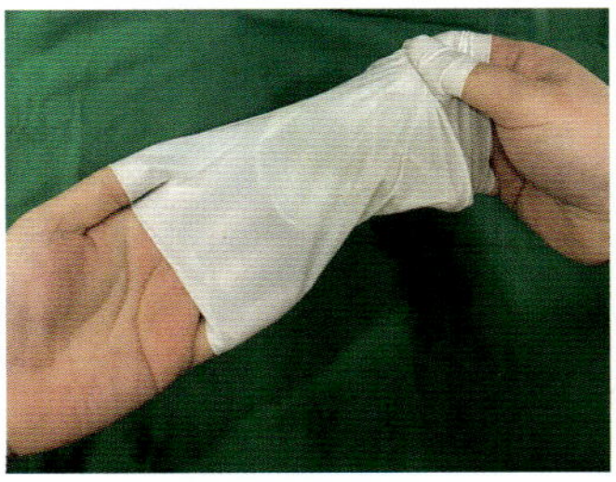

④ 벗기면서 오염된 면을 감싼다.

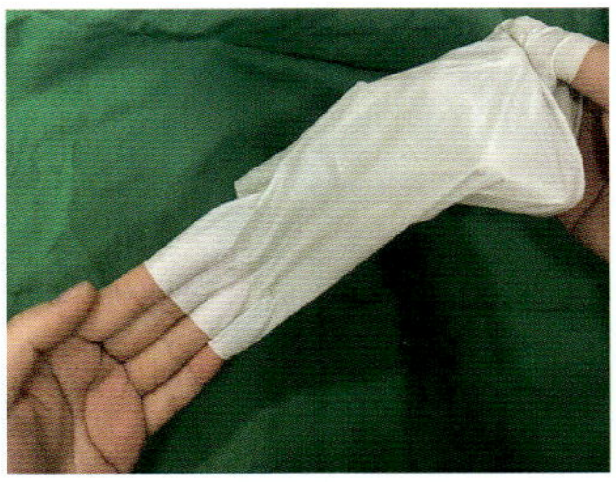

⑤ 오염되지 않은 면이 밖으로 나오면

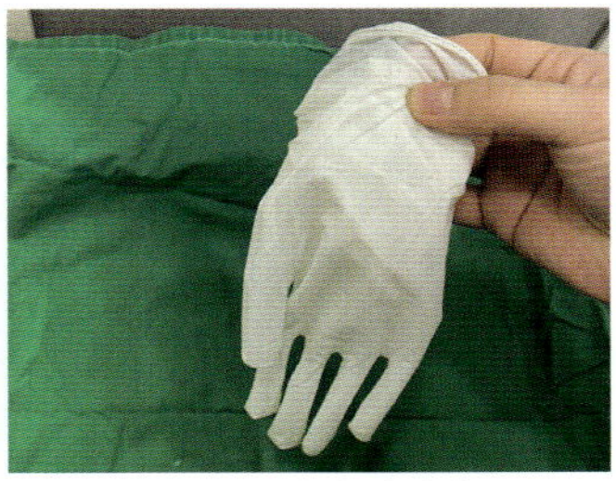

⑥ 돌돌 말아 버린다.

그림 4-5 장갑의 착용 법과 벗는 법 (계속)

> MEMO
>
> **장갑을 벗은 후 손을 씻는 이유**
>
> - 장갑 속에 땀이 나서 미생물이 증식할 우려가 있다.
> - 장갑에 미세한 구멍이 있을 가능성이 있다.
> - 장갑을 벗을 때 혈액, 타액, 기타 분비물 등이 손에 묻었을 가능성이 있다.

(4) 장갑의 유해반응

치과의료종사자는 장시간 장갑을 착용하는 경우가 많기 때문에 장갑에 대한 알레르기 증가가 문제가 되고 있다(그림 4-6). 알레르기의 원인이 되는 항원은 라텍스와 파우더에 있는데, 파우더가 없는 장갑도 있지만 대부분의 라텍스 장갑에는 파우더가 사용되고 있다.

손가락의 적합성 측면에서 현재 라텍스보다 더 우수한 재질은 없다. 라텍스 제품에 대해서는 예전부터 접촉피부염 등 지연성 알레르기를 유발한다는 보고가 있지만 그와는 다른 라텍스알레르기로 아나필락시스쇼크를 일으켜 죽음에 이르는 경우도 있다.

라텍스알레르기는 치과의료종사자뿐만 아니라 치료를 받는 환자에게도 주의가 필요한데, 러버댐시트를 사용함에 있어서도 장갑과 마찬가지로 주의가 필요하다.

라텍스알레르기의 원인 물질은 라텍스에 함유된 단백질이다. 천연고무제품의 제조 과정은 고무나무의 수액을 채취하는 것부터 시작되는데 수액 중에 포함된 고무 성분 이외의 식물에서 유래한 단백질(불순물)이 라텍스알레르기를 유발한다고 추정된다.

또한 음식알레르기와의 연관성도 있어 바나나, 키위, 아보카도, 헤즐넛(hazelnut; 개암) 등은 라텍스 항원과 교차항원성을 가지고 있다.

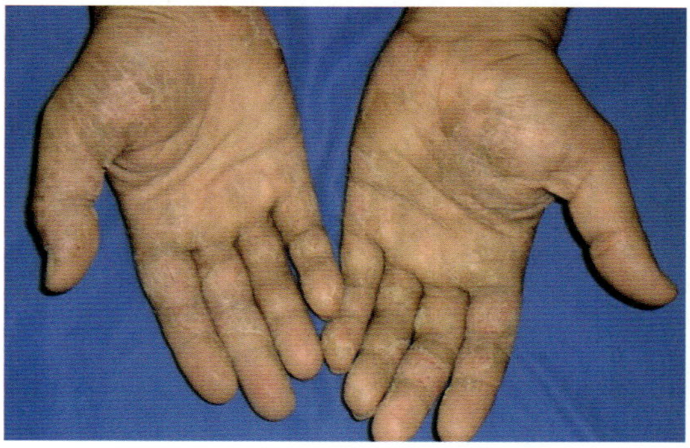

그림 4-6 **장갑 알레르기(라텍스)**

2) 마스크

마스크는 진료실 내 에어로졸이나 환자의 혈액, 타액, 기타 분비물 등 잠재적 감염물질의 흡입을 차단하여 치과의료종사자의 구강과 코점막을 보호하는 역할을 한다.

(1) 종류

혈액, 타액, 기타 분비물 등의 비말이 예상되는 상황에는 체액불투과성이 높은 외과용 마스크가 필요하다. 또한 눈이나 얼굴에 대한 방어가 동시에 필요한 경우에는 안면 보호대가 부착된 마스크를 사용한다(특히 수술 시나 터빈 사용 시 등 비말이 튈 가능성이 있을 때).

공기감염의 가능성이 있는 상황에는 공기 중 미립자의 95% 이상을 차단하는 N95 미립자 마스크가 필요하다. N95 미립자 마스크를 착용할 때는 반드시 핏테스트를 통해 얼굴에 잘 맞는 것을 선택해야 한다(그림 4-7, 표 4-7).

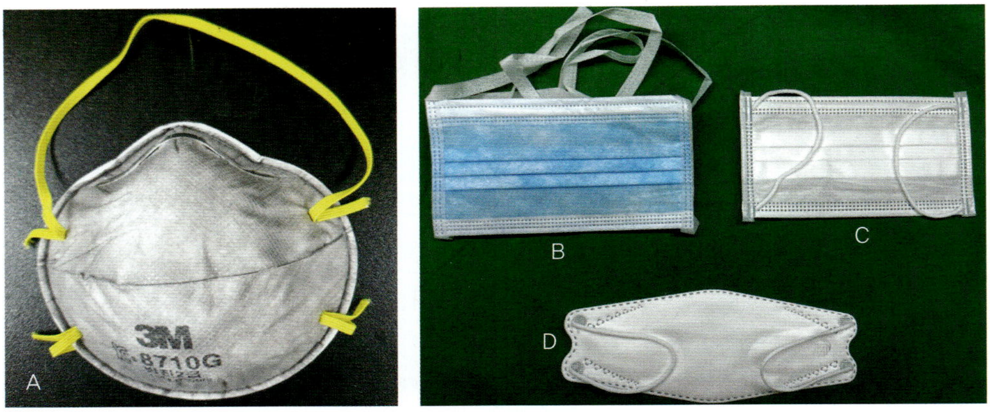

그림 4-7 **마스크**

A. N95 미립자 마스크 B. 수술용 마스크 C, D. 일반의료용 마스크

표 4-7 마스크의 종류별 사용 적응증과 장 · 단점

마스크의 종류	적응증	장점	단점
일반 의료용 마스크	• 감염성 비말에 최소 노출 • 짧은 시간의 작업에 적합 • 혈액 · 체액에 노출되지 않는 작업 • 환자 또는 내원객 및 치과의료 종사자 보호	• 저렴함	• 방수 또는 액체 저항 아님
방수용 마스크	• 감염성 비말 또는 혈액 · 체액에 과다노출	• 편한 착용감 • 유체 저항	• 고가
수술용 마스크	• 감염성 비말 또는 혈액 · 체액에 노출 • 장시간 노출	• 편한 착용감 • 액체 저항 • 저렴함	
N95(NIOSH certified) 마스크	• 공기 매개 감염원으로부터 보호	• 작은 입자의 에어로졸로 부터 보호 • face seal이 더 나온 마스크 주위의 누출을 방지	• 필수 적합성 테스트, 교육 및 seal-checking • 장시간 사용하면 불편함

(2) 마스크의 사용지침

마스크는 환자의 혈액, 타액, 기타 분비물 등 잠재적인 감염물질로부터 치과의료종사자들의 구강과 코점막을 보호하는 역할을 한다.

마스크 사용 시의 기본적인 원칙은 다음과 같다.

① 마스크는 1회 사용을 원칙으로 하며 치료 전에 착용한다.

② 매 환자마다 새 마스크를 착용한다.

③ 마스크는 얼굴에 잘 맞아야 하며, 특히 코와 입 주변을 완전히 덮어야 한다(그림 4-8).

④ 마스크가 손상되었거나 체액 등에 오염된 경우에는 새것으로 바꾸어야 한다.

⑤ 젖은 마스크는 효과가 없으므로 즉시 교체한다.

⑥ 마스크를 목에 걸치거나 주머니에 넣지 않는다.

⑦ 진료 중 마스크를 만지지 않는다.

⑧ 마스크의 내면이 코와 입술에 닿지 않도록 한다.

(3) 마스크의 폐기 방법

마스크의 오염된 바깥면이 서로 만나도록 반으로 접어서 폐기한다.

외과용 마스크

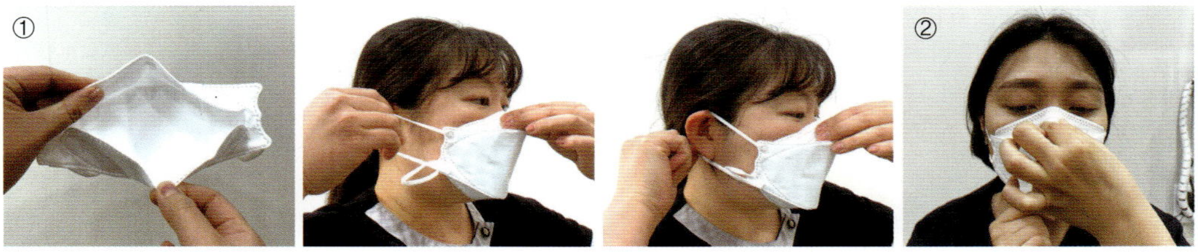

① 마스크를 꺼내어 안팎을 확인한다.
마스크의 윗부분이 콧등에 오도록 하고 고무줄을 귀에 건다.
② 마스크의 주름부분을 아래로 당겨 코, 입에 밀착시켜 충분히 덮는다.

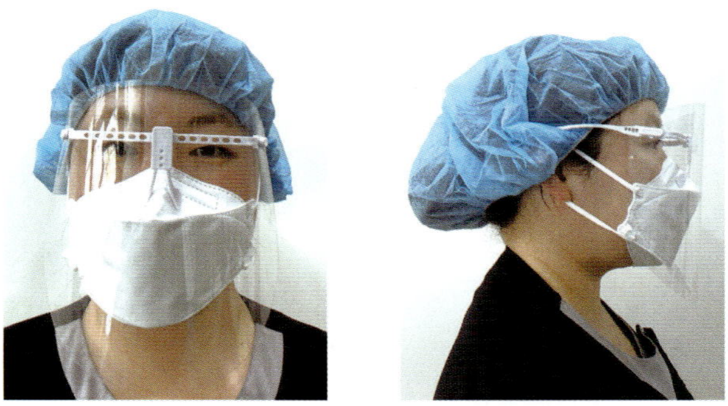

그림 4-8 **마스크 착용법**

N95 미립자 마스크

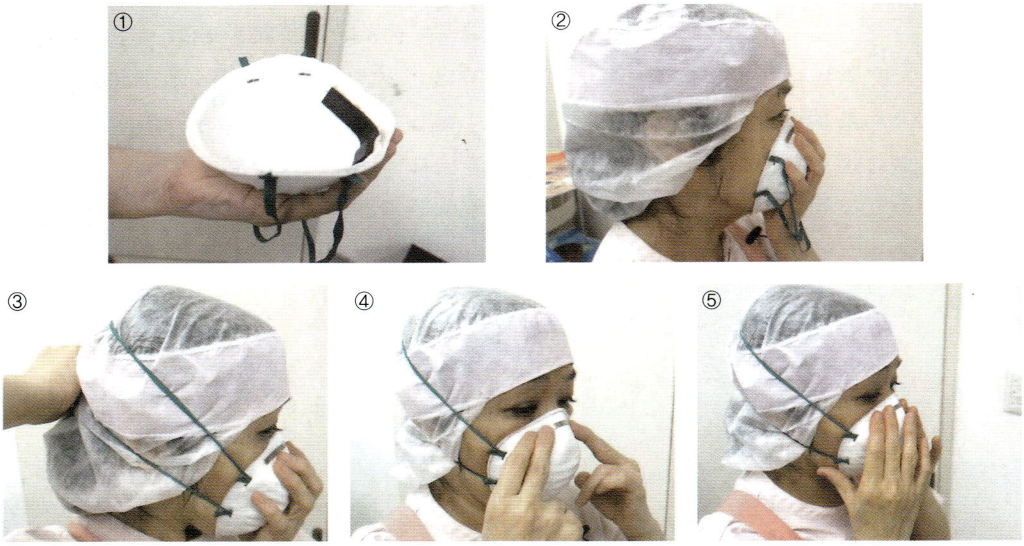

① 착용 전 마스크 위아래에 있는 고무줄을 늘인다.
② 마스크를 얼굴에 댄다.
③ 턱 아래에서부터 콧등까지 마스크로 감싼 후 위쪽 고무줄은 머리 위쪽에, 아래쪽 고무줄은 귀 아래 뒷목에 위치시킨다.
④ 코 부분의 고리를 눌러 고정해서 밀착시킨다.
⑤ 착용 상태를 확인한다(숨을 들이마실 때 마스크가 안쪽으로 들어오고 숨을 내쉴 때 턱 쪽으로 공기가 나가면 올바르게 착용한 것이다).

그림 4-8 **마스크 착용법** (계속)

3) 보안경

보안경은 치료 중에 비말이나 에어로졸 형태의 병원균, 날아다니는 금속조각이나 치질조각 혹은 용매나 화학약품 등에 의한 눈의 손상을 방어하기 위해 착용한다. 또한 환자의 체액, 혈액, 배설물에 노출될 가능성이 있을 때에도 착용한다. 종류에 따라 안경 위에 착용할 수 있는 보안경도 있다(그림 4-9).

(1) 보안경의 사용지침

① 비말이나 에어로졸 형태의 병원균, 금속조작이나 치질절편, 화학약품으로부터 눈의 손상을 방어하기 위해 착용한다.
② 치과의료종사자 및 환자의 보호를 위해 양쪽 모두 착용한다.
③ 눈뿐만 아니라 눈 옆과 눈 위까지 전부 덮어야 한다.
④ 치료 중 오염된 보안경은 즉시 교체한다.
⑤ 치료가 끝날 때마다 깨끗이 닦고 소독해야 한다.

4) 안면보호대

안면보호대는 뺨까지 덮는 플라스틱 얼굴가리개로, 보안경 대신 착용할 수 있으나 오염 물질의 흡입을 막는 외과용 마스크를 대신할 수는 없다. 외과용 마스크와 안면보호대를 함께 착용해야 최대의 보호가 가능하다(그림 4-10).

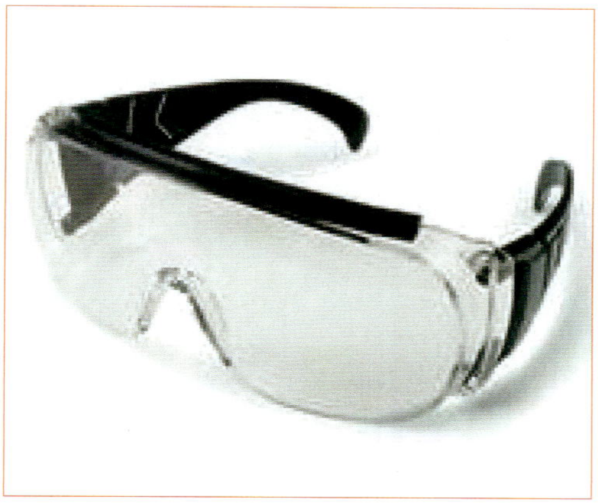

그림 4-9 보안경

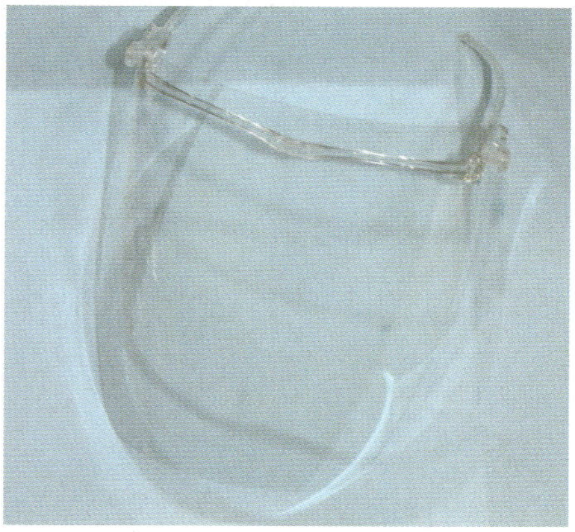

그림 4-10 안면보호대

(1) 안면보호대의 사용지침

① 에어로졸을 발생시키거나 혈액이나 체액이 튀는 수술 시 착용한다.

② 외과용 마스크와 함께 착용해야 한다.

③ 사용 후에는 깨끗이 닦고 소독해야 한다.

5) 보호복

보호복이란 피부 위, 평상복이나 가운 위에 덧입어서 보호하는 겉옷으로, 치과의료종사자들이 오염원에 노출되는 것을 막기 위해 착용하는 개인보호구이다(그림 4-11). 피부나 옷이 혈액이나 다른 체액에 오염될 것으로 예상될 때에는 보호용 의복을 반드시 착용하도록 한다. 일회용 보호복의 대용품으로 여러 번 사용할 수 있는 면이나 면 혼방의 무릎덮개, 자켓, 앞치마, 가운 등도 유용하다.

(1) 보호복의 사용지침

① 보호복 자체가 오염을 퍼뜨릴 수 있기 때문에 어떠한 이유로도 진료실 밖에서 입어서는 안 된다.
② 보호복은 매일 바꾸어 입어야 한다.
③ 보호복은 식사나 음료 섭취 시에 착용해서는 안 된다.
④ 보호복을 제거한 후 손위생을 시행한다.

(2) 보호복에 요구되는 조건

① 보호복은 액체 저항성 물질로 만들어야 한다.
② 오염에 노출되는 피부의 양을 최소화하기 위해 보호복은 소매가 길고 목선이 높아야 한다.
③ 단추, 장식, 지퍼 및 병원균이 부착될 수 있는 장식품은 가능한 한 적어야 한다.

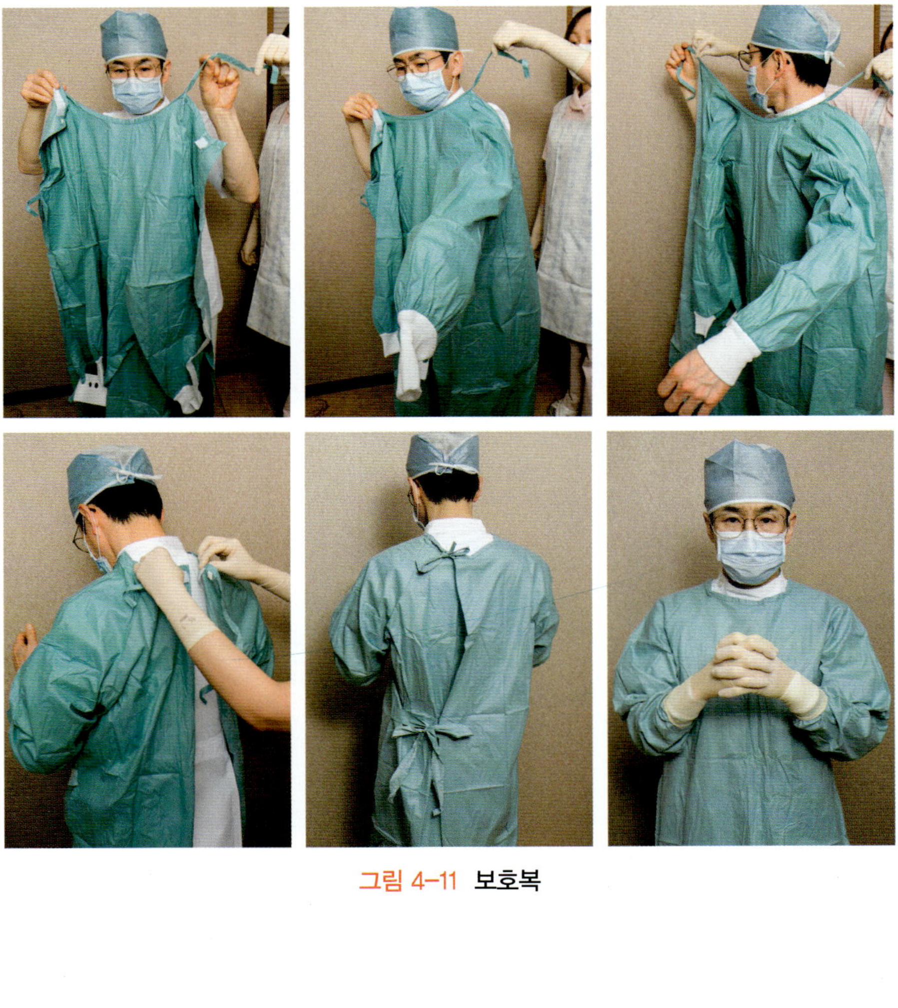

그림 4-11 보호복

6) 기타

치과에서는 사용이 일반화되지 않은 개인보호구에 머리덮개와 신발덮개가 있다(그림 4-12). 출혈이 예상되는 수술이나 신발의 오염이 예상되는 시술 시에는 머리덮개와 신발덮개를 사용하여 오염으로부터 보호하는 것이 좋다.

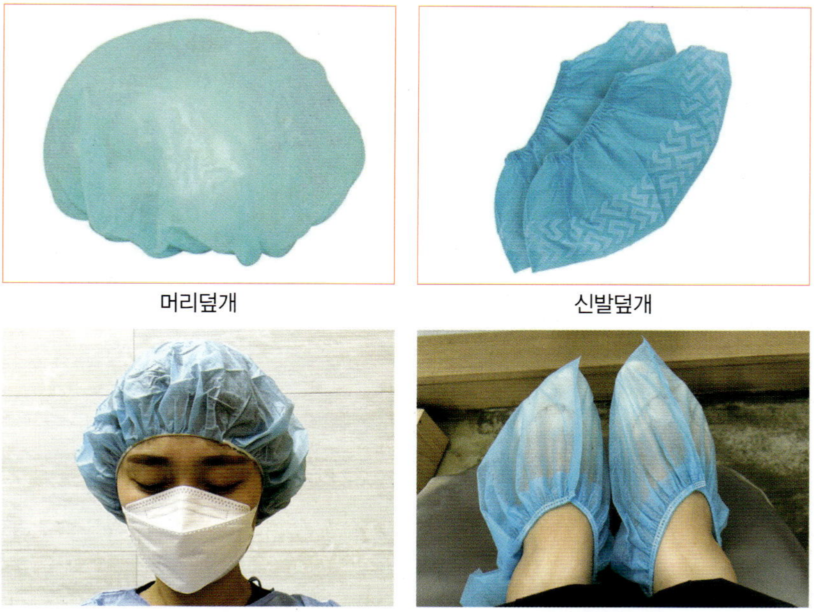

머리덮개 신발덮개

머리덮개 착용 신발덮개 착용

그림 4-12 머리덮개와 신발덮개

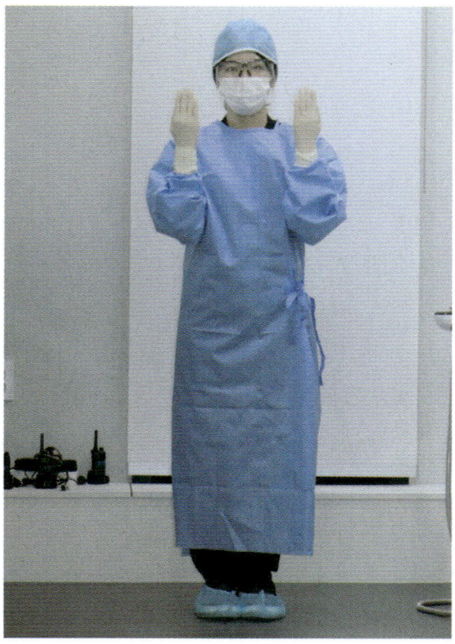

그림 4-13 개인보호구의 장착 모습

7) 개인보호구의 사용 순서

장갑, 마스크, 보안경, 보호복 등의 개인보호구를 착용(그림 4-13)하고 벗을 때는 표 4-8의 순서에 따라야 미생물의 확산을 최대한 제한할 수 있다. 특히 외과적 수술을 준비하는 과정에서는 매우 중요하다.

표 4-8 **개인보호구의 사용 순서**

착용할 때	벗을 때
① 손위생 ↓ ② 보호복 ↓ ③ 마스크 ↓ ④ 보안경 ↓ ⑤ 장갑	① 장갑 ↓ ② 보호복 ↓ ③ 손위생 ↓ ④ 보안경 ↓ ⑤ 마스크 ↓ ⑥ 손위생

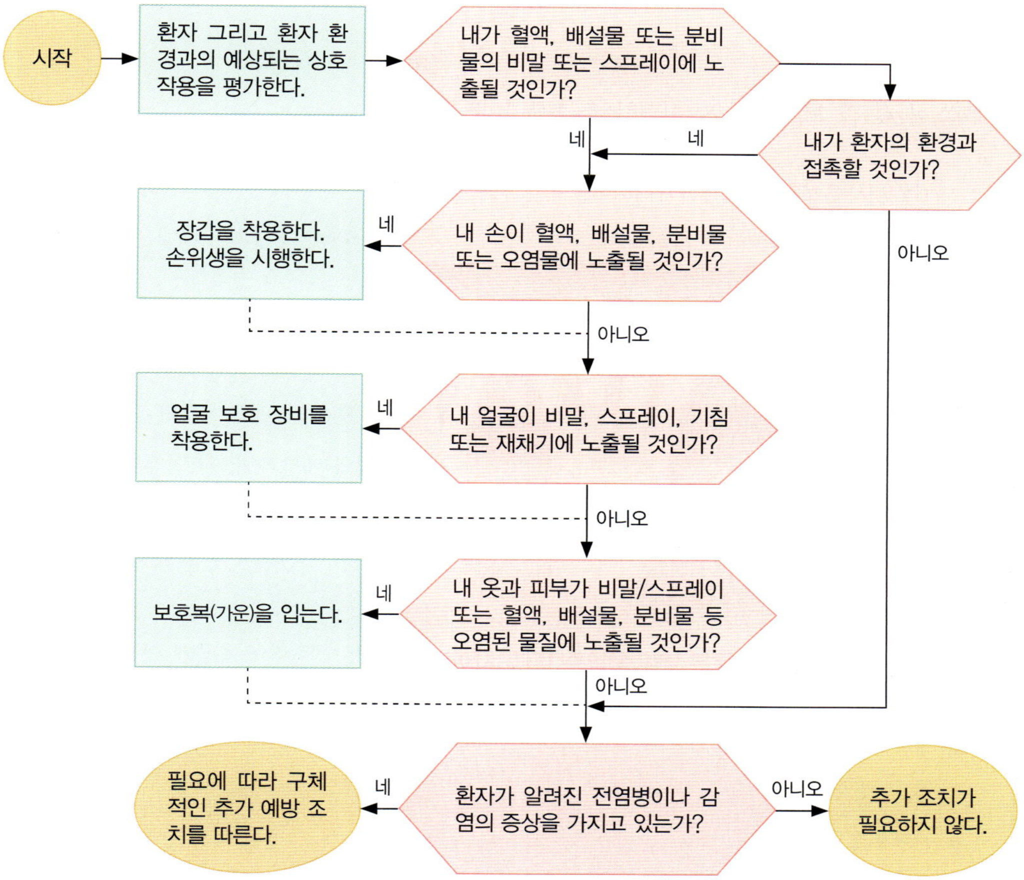

Public Health Ontario, "Infection Prevention and Control for Clinical Office Pratice," Queen's Printer for Ontario, vol. 1st.

그림 4-14 개인보호구의 선택 알고리즘

요점정리

- 표준예방지침(standard precaution)의 개념은 모든 환자가 병원균을 보유하고 있다는 가정하에 환자의 혈액, 타액, 기타 분비물 등을 감염 가능성이 있다고 간주하여 대처한다는 개념이다.
- 표준예방지침은 교차감염의 발생률을 저하시킴과 동시에 모든 환자가 정한 질의 치료를 받을 수 있고, 치과의료종사자를 병원체의 감염으로부터 보호할 수 있다는 장점이 있다.
- 손위생은 감염 예방을 위한 가장 기본적인 수칙으로 교차감염 예방과 병원체로부터 치과의료종사자를 보호하는 데 목적이 있다.
- 손위생은 일상 업무 전반에 실시하는 일상적 손씻기, 물 없이 적용하는 손소독, 위생적 손씻기, 외과적 손위생으로 분류할 수 있다.
- '1 처치 1 손씻기'를 원칙으로 하며 손씻기를 하는 이유를 잘 고려하여 목적에 맞는 손씻기를 오염이나 비누, 소독제가 손에 남지 않도록 철저하게 하는 것이 중요하다.
- 개인보호구는 표준예방지침에 따라 감염경로 차단을 위해 사용하는데 장갑, 마스크, 보안경, 안면보호대, 보호복 등이 있다.
- 개인보호구의 착용은 보호복, 마스크, 보안경, 장갑 순으로 하고 벗을 때는 장갑, 보호복, 보안경, 마스크 순으로 해야 미생물의 확산을 최대한 제한할 수 있다.

Review test

1. 표준예방지침에 대한 설명으로 옳은 것은?

① 모든 환자가 병원균을 보유하고 있다는 가정하에 감염관리를 실시한다.
② 환자의 혈액, 타액에 의한 감염에 중점을 두고 실시한다.
③ 교차감염의 발생률을 저하시키기는 어렵다.
④ 환자가 진단받는 질병에 따라 각각 다른 질의 치료를 받을 수 있다.
⑤ 병원체가 확인되어야 치과의료종사자를 감염으로부터 보호할 수 있다.

2. 표준예방지침의 구체적인 대책에 대한 설명 중 옳은 것은?

① 혈액접촉 가능성이 있을 경우 장갑을 착용하고 차아염소산나트륨 소독을 한다.
② 혈액이 묻은 린넨류의 경우 깨끗이 세탁하여 사용한다.
③ 주사바늘을 사용했을 때 뚜껑을 씌우지 않고 일반의료폐기물 용기에 폐기한다.
④ 타액, 기타 분비물 등이 흩날릴 가능성이 있을 때 보안경을 착용한다.
⑤ 감염성 폐기물 폐기 시 폐기물 종류를 크게 적어 폐기한다.

3. 개인보호구의 사용법으로 옳은 것은?

① 다른 개인보호구와 함께 착용할 때 장갑은 가장 먼저 착용한다.
② 장갑을 낀 경우 간단한 시계나 반지 착용이 가능하다.
③ 진료 중 마스크가 얼굴을 잘 덮도록 계속 조정해야 한다.
④ 하루의 진료가 모두 끝나면 보안경을 깨끗이 닦고 소독해야 한다.
⑤ 안면보호대는 외과용 마스크와 함께 착용해야 한다.

정답

1. ① 2. ④ 3. ⑤

Chapter 05

치과의료 종사자 및 환자의 감염관리

학습목표

1. 치과의료 종사자에게 권장되는 예방접종의 종류와 방법을 설명할 수 있다.
2. 혈액 · 체액 노출사고 시의 대처요령을 흐름에 따라 설명할 수 있다.
3. 치과치료 시 감염 위험성을 결정하는 요인을 설명할 수 있다.
4. 감염 고위험 환자의 치과치료에 대해 설명할 수 있다.

05 치과의료 종사자 및 환자의 감염관리

1 치과의료 종사자의 감염관리

1) 정기 건강검진

치과의료 종사자는 의료가 이루어지는 임상 현장에서 다양한 감염 위험에 노출되어 있다. 또 치과의료 종사자가 감염 또는 질병에 이환되어 있으면 환자가 감염 위험에 노출된다. 따라서 환자와 접촉하는 일이 많은 치과의료 종사자는 이러한 사실을 자각하여 건강관리에 주의해야 한다. 특히 치과의료 종사자가 안전한 환경에서 근무하려면 매년 실시하는 정기 건강검진을 받아야 한다.

2) 면역(예방접종)

치과의료 종사자는 자신의 건강을 높은 수준으로 관리할 책임이 있으며, 이를 위해 B형 간염, 인플루엔자, 홍역, 유행성 이하선염, 풍진, 수두 등의 권장되는 예방접종을 받을 필요가 있다(표 5-1). 치과의료 종사자는 백신접종에 의해 감염을 예방할 수 있는 질환에 대해서는 면역을 미리 확보해두어 자신의 건강유지와 의료행위에 의한 환자 감염을 방지 해야 한다.

표 5-1 치과의료 종사자에게 권장되는 예방접종

예방접종 종류	접종대상	접종계획	주의 및 금기사항
의료직 시작 시 면역이 없는 경우 항체검사 후 음성일 때 접종			
B형 간염	신규 직원 중 B형 간염 표면항원과 항체가 없는 직원 대상	20㎍을 0, 1, 6개월 간격으로 3회 근육주사	• 백신 성분에 과민반응이 있는 경우
A형 간염	신규 직원 중 A형 간염 항체가 없는 직원 대상으로 실시	입사 초기 1차 접종을 시작으로, 2차 접종은 첫 접종 후 6~12개월 후 근육주사	• 백신 성분에 과민반응이 있는 경우
수두	신규 직원 중 수두 항체가 없는 직원을 대상으로 실시	0.5㎖를 4~8주 간격으로 2회 피하주사	• 백신 성분이나 이전에 접종 시 심한 알레르기반응이 있었던 경우 • 백혈병, 림프종, 악성 질환자, 면역결핍질환자, 면역억제치료에 의한 면역저하자 • 임신 중 또는 예방접종 후 3개월 이내에 임신이 예상되는 경우 • 중등증 또는 중증의 급성 질환자
의료직 시작 시 항체검사 없이 접종			
인플루엔자	인플루엔자가 유행하기 전 매년 전 직원 대상	해당 연도의 유행형을 1회 접종(매년)	• 계란이나 인플루엔자 백신의 다른 성분에 과민반응이 있는 경우 • 이전 예방접종 후 6주 이내에 길랑바레증후군이 발생한 경우
홍역	1967년 이후 출생한 치과의료 종사자	MMR(홍역, 유행성 이하선염, 풍진) 혼합 백신 0.5㎖를 2회 피하주사(4주 간격)	• 임신 초기 직원은 접종을 피하며, 접종한 뒤 1개월 이내에는 피임 • 이전에 홍역 백신 또는 구성 성분에 의한 중증 알레르기반응이 있는 경우 • 심한 발열이 있는 경우 • 고용량 스테로이드 사용자 등 생백신 투여 금지자 • 3개월 이내에 면역글로불린을 투여받은 경우 • 백신 접종 후 2주 내 항체가 있는 혈액제제를 투여받을 예정인 경우
유행성 이하선염	모든 치과의료 종사자		
풍진 (MMR)			
파상풍 디프테리아 백일해(Tdap)	모든 치과의료 종사자	1회 접종	

3) 혈액 · 체액 노출사고 대책

직무 관련 감염의 큰 문제로 혈액 · 체액 노출사고에 의한 혈액 매개 바이러스의 감염이 있다. 혈액 · 체액 노출사고의 대부분은 의료행위 중에 발생하지만, 그 밖의 기구세척, 폐기물이나 린넨류 등을 취급하는 업무 중에도 발생한다. 이때는 혈액 · 체액 노출사고 시 대처요령에 따라 침착하게 대처한다(그림 5-1).

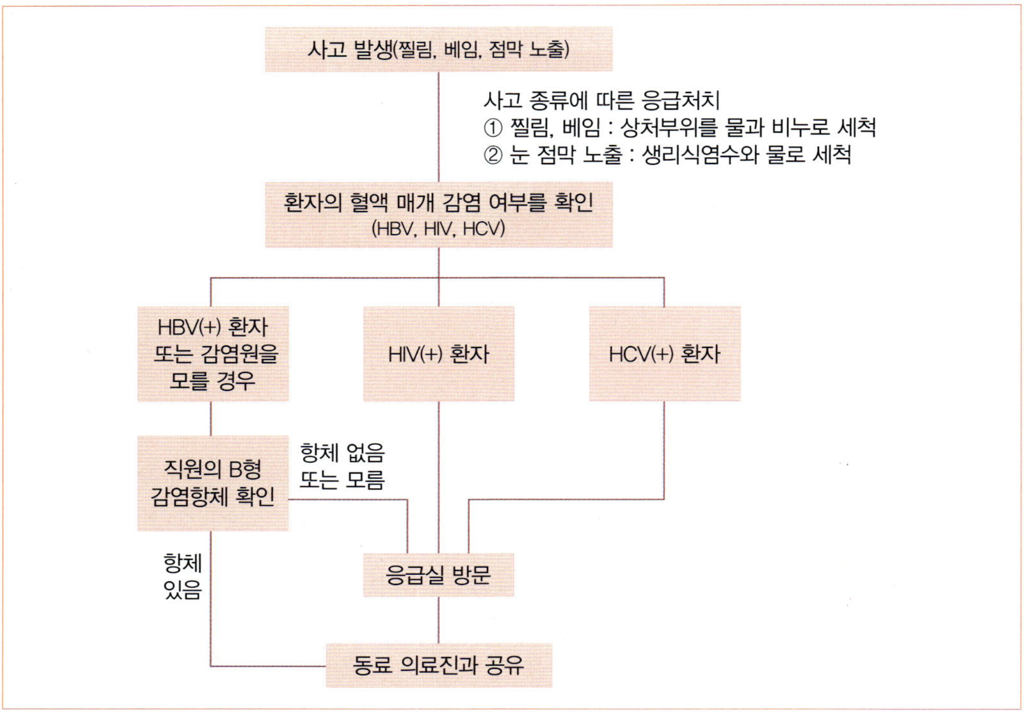

〈출처 : 한국치위생감염관리학회 '치과진료실 감염관리 지침서'〉

그림 5-1 **혈액 · 체액 노출사고 시 대처요령**

(1) 기본 방지대책

① 표준예방지침

- 손위생을 자주 시행한다.
- 감염성 질환 노출을 예방하기 위해 장갑, 마스크, 보호안경, 안면보호대, 보호가운 등의 개인보호구를 착용한다.

② 예리한 기구의 취급 주의

- 주사기를 건넬 때 매우 조심스럽게 다룬다.
- 핸드피스에서 버를 분리하거나 봉합 또는 마취 시 조직을 당기거나 만질 때 손가락을 사용하지 않는다.
- 일회용 주사기와 수술용 나이프와 같이 날카로운 기구들은 딱딱한 재질의 용기에 담는다.

③ 사용한 주사바늘의 처리

- 손으로 주사바늘을 구부리거나 자르는 등의 불필요한 조작은 하지 않으며, 주사바늘을 사용한 후에는 전용용기에 폐기한다.
- 주사바늘을 버리기 전 주사기에서 주사바늘을 제거할 때 한 손으로 뜨는 동작으로(one-handed scoop technique, 스쿠프법) 뚜껑을 닫는다(그림 5-2).
- 한 개의 주사바늘을 일정 시간 후 재사용해야 하는 경우에도 사용하지 않는 동안은 뚜껑을 닫아서 보관한다.
- 기구세척 전 트레이에서 날카로운 기구(주사바늘과 수술용 나이프 등)를 제거한다.

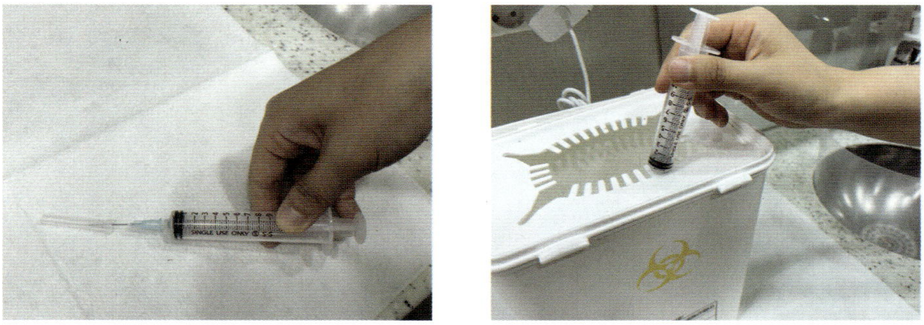

그림 5-2 스쿠프법

MEMO

니들 스멜터(needle smelter)

니들 스멜터는 주사바늘을 통한 2차 감염을 방지해 주는 주사바늘 처리기로 오염된 주사바늘을 1600℃ 이상의 고열을 이용해 순간적으로 녹여 미세한 가루로 산화시킬 뿐만 아니라 멸균된 상태이기 때문에 일반폐기물로 처리가 가능하다. 다양한 길이의 주사바늘을 처리할 수 있으며 크기가 작고 작동이 간편해 어느 곳에서나 설치, 사용이 가능하다(그림 5-3).

1개의 주사바늘을 처리하 는 시간은 1초 이내에 불과하며, 반영구적으로 사용할 수 있다.

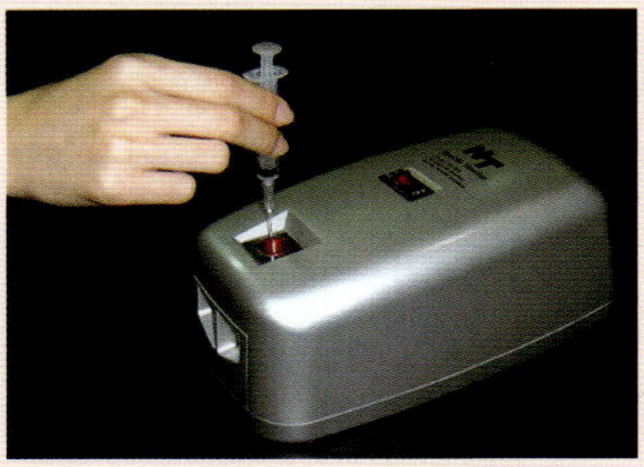
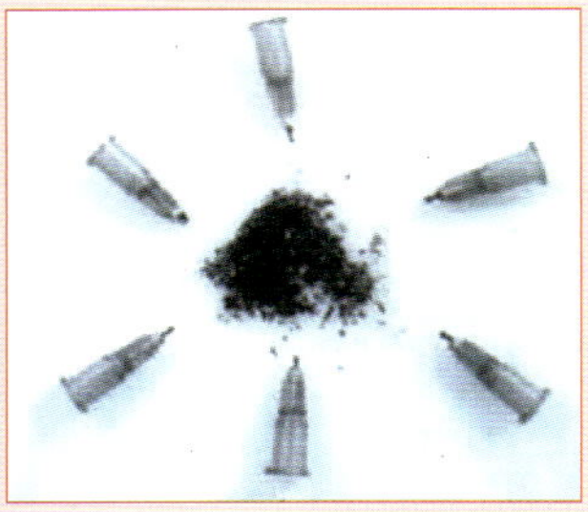

그림 5-3 **니들 스멜터**

주의사항

- **주사바늘 취급 시의 원칙**

- 바늘을 포함한 예리한 기구(리머, 파일, 버, 포인트류, 브로치, 클렌저)는 사용 여부와 상관없이 손상성 폐기물이다.
- 주사바늘을 들고 걸어서는 안 된다.
- 주사바늘을 손으로 다른 사람에게 전달해서는 안 된다.
- 사용한 주사바늘은 뚜껑을 덮지 않는 것이 좋으며, 사용 당사자가 현장에서 바로 전용용기에 폐기한다.

주의사항

- **손상성 폐기물 용기의 요건 (그림 5-4)**
  - 주사바늘이 관통할 수 없는 플라스틱 용기이어야 한다.
  - 그대로 소각하기 때문에 염소를 함유하지 않은 플라스틱이어야 한다.
  - 손으로 들고 걷는 경우도 고려하여 너무 크지 않아야 한다.
  - 넘어져도 내용물이 밖으로 나오지 않는 구조이어야 한다.
  - 바늘을 걸치고 좌우로 가볍게 흔들어 바늘만 분리할 수 있는 구조이어야 한다.
  - 바닥이나 측면에서 액체가 새지 않는 구조이어야 한다.
  - 사용 중에는 밀폐되어 있으며, 또한 최종적으로 밀폐한 경우 열리지 않아야 한다.
  - 눈에 띄는 색상이어야 하며, 너무 많이 넣지 않도록 경고문이 기록되어 있어야 한다.
  - 생물재해 표시(노랑)가 부착되어 있어야 한다.
  - 가격이 저렴해야 한다.

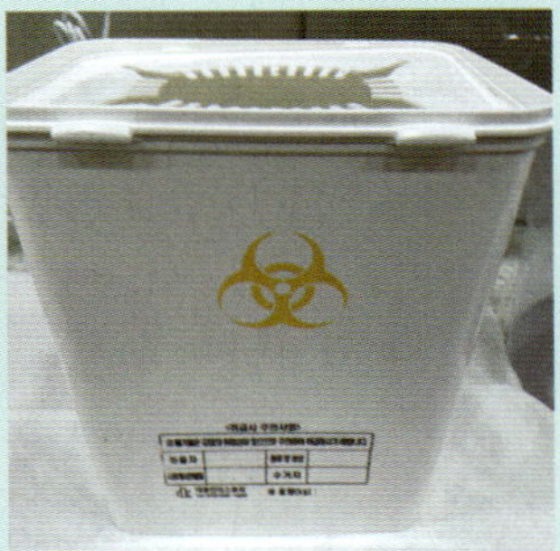

그림 5-4 **손상성 폐기물 용기**

(2) 사고 발생 후 대응

혈액 · 체액 노출사고 발생 직후의 올바른 응급처치는 체내에 들어가는 바이러스 양을 감소시켜 감염률을 저하시킬 수 있다. 또 사고가 발생하면 즉시 관리자에게 보고하고 기록한다.

① 응급처치

- 찔리거나 베인 상처부위를 흐르는 물에 비누를 이용해 세척한다.
- 눈이나 구강 점막에 튀었을 경우에는 생리식염수나 물에 충분히(15분 이상) 헹구어낸다.

② 기록 작성과 보고

- 사고가 발생하면 담당부서(원장 등)에 연락을 취해 상황을 보고하고 기록한다(표 5-2).
- 상처 입은 직후 채혈해서 본인의 혈중 바이러스 표지자와 간기능을 확인한다.

표 5-2 기록 작성 내용의 예시

① 노출사고의 종류 : 찔림, 베임, 점막 노출
② 노출 물질 : 혈액, 육안으로 확인되는 혈액이 오염된 체액, 잠재적인 감염성 체액
③ 감염상태 : HBsAg, anti-HCV, anti-HIV 결과 여부, 감염상태를 잘 모를 경우에는 B형 간염, C형 간염, HIV 감염의 가능성을 고려해 평가
④ 직원의 감수성 : B형 간염 예방접종력 확인
⑤ 환자 정보 : 환자번호, 이름, 진단명 등 확인

③ 추적관리 (표 5-3)

- 오염원 혈액이 HBV에 감염되어 있는 경우에는 피오염자가 HBs 항원 · 항체와 함께 음성이라면 48시간 이내에 고역가 항HBs 사람면역글로불린(HBIG)을 투여한다. 오염원 혈액이 HBs 항원 양성이라면 다시 HB 백신을 3회 접종한다. 간기능과 HBs 항원 · 항체 검사를 사고 후 6개월까지 매월 실시한다.
- 오염원 혈액이 HCV, HGV 또는 HIV에 감염되어 있는 경우에는 경과관찰을 하고, 항체 검사 및 간기능 검사(HBV, HCV 사고의 경우)를 6개월까지 매월 실시한다.

표 5-3 혈액 · 체액 노출사고 시 질병별 감염관리

질병	감염관리
B형 간염	● 면역력이 없는 직원이 B형 간염 환자에게 사용한 주사바늘에 찔린 경우 감염 확률은 적어도 25~30% 정도이다. ● 노출 후 즉시 흐르는 물에 씻어내고 감염관리지침에 따라 가능한 한 빨리(최대 1주일 이내) 면역글로불린을 투여하고 동시에 예방접종 스케줄을 시작해야 한다.
C형 간염	● 면역글로불린이 예방 효과가 없으므로 노출되지 않도록 예방하는 것이 최선이다. ● 노출 후 즉시 물로 씻어내고 C형 간염의 이환 여부를 조기 감지할 수 있도록 anti-HCV 즉시검사와 1개월 후 anti-HCV, HCV RNA 검사, 6개월 후 anti-HCV 검사를 실시한다.

표 5-3 혈액 · 체액 노출사고 시 질병별 감염관리 (계속)

질병	감염관리
후천성 면역결핍 증후군 (AIDS)	● 노출 후 즉시 응급조치를 시행하고 감염관리실로 연락하거나 감염내과를 방문한다. ● 예방적 투약은 노출된 형태와 원인 제공 환자의 상태에 따라 달라지므로 노출상황을 잘 파악하여야 한다(HIV 양성 환자와 일상적인 접촉으로는 감염위험이 없다). ● 예방적 투약은 가능한 빠른 시기(적어도 24시간 이내)에 시작하며 감염내과와 상의하여 결정한다. ● 노출 후 응급실에서 진료가 진행된 경우에는 환자 상태와 노출상황에 따라 추가 투약이 필요할 수도 있으므로 가능한 빨리 감염내과 진료를 받는다.
매독	● 증상이 없고 혈청검사에서만 VDRL(+)인 환자에게 노출된 경우에는 직원에게 노출 직후와 6주 후에 VDRL 검사를 실시한다. ● 6주 후 검사에서 VDRL(+)로 나타나면 benzathin-penicillin 240만 단위를 1회 근육 주사한다.
불명	● 환자의 혈액을 검사할 수 있는 경우에는 혈액검사를 실시하여 결과를 확인한다. ● 환자의 혈액을 검사할 수 없는 경우에는 노출자의 면역상태에 따라 혈액검사를 시행한다.

2 환자의 감염관리

1) 치과진료에서의 감염 위험성

치과진료에서 환자의 감염 위험성은 ① 치료 내용, ② 환자의 구강 내 상황, ③ 환자의 전신적 조건에 따라 결정된다(그림 5-5).

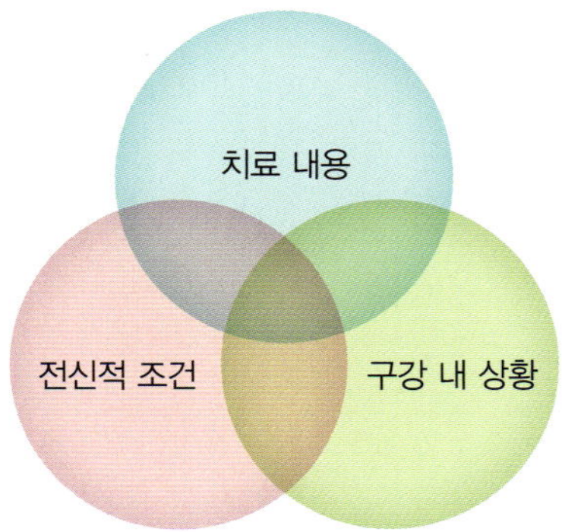

그림 5-5 치과진료에서 감염 위험성을 결정하는 요인

(1) 치료 내용 (표 5-4)

① 관혈적 치료

발치, 소수술(낭적출, 치근단절제술), 임플란트 식립(implant placement), 외과적 치주치료 등의 관혈적 치료에서는 감염 위험이 높다. 외과적 손위생, 청결한 시술영역 확보, 주사용수 또는 생리식염수와 멸균된 기구를 사용하는 등 고위험의 대응이 필요하다. 또한 치료 시 터빈이나 초음파 스케일러를 병용하는 경우는 에어로졸 대책도 필요하다.

② 관혈적 치료에 준한 치료

근관치료(endodontics)가 모두 관혈적 치료는 아니지만 치수조직이나 치근단 치주조직에 접촉하는 치료이기 때문에 위생적 손씻기와 청결한 시술영역 확보, 주사용수 또는 생리식염수와 멸균된 기구를 사용하는 등 고위험에 준한 대응이 필요하다. 발수를 하는 경우에는 특히 무균조작이 필요하다. 또 치주치료에서는 대부분의 경우 출혈을 동반하기 때문에 관혈적 치료와 동등한 대응을 한다.

③ 비관혈적 치료

방사선촬영, 보철치료(치관수복, 의치제작), 충전처치, 교정치료 등은 기본적으로 출혈을 동반하는 일이 적기 때문에 위생적 손씻기, 소독된 기구, 음용수를 이용하는 중간 위험의 대응으로 충분하다.

표 5-4 치료 내용과 감염 위험에 대한 대응

치료 내용	위험	손위생	소독수준	예
관혈적 치료	고위험	외과적 손위생 위생적 손씻기	멸균	발치, 소수술(낭적출, 치근단절제술), 임플란트 식립, 외과적 치주치료 등
관혈적 치료에 준한 치료	고위험	위생적 손씻기	멸균	근관치료, 치주치료 등
비관혈적 치료	중간위험	위생적 손씻기	소독	방사선 촬영, 보철치료(치관수복, 의치제작), 충전처치, 교정치료 등

2) 환자의 구강 내 상황

구강위생관리 정도, 구강질환이나 전신질환의 유무, 연령에 따라 구강 내의 상황은 크게 달라져 치주조직에서의 출혈 유무에도 영향을 미치기 때문에 동일한 내용의 치과치료를 하더라도 환자에 따라 감염 위험에 차이가 있다. 출혈성이 증가된 상태라면 비관혈적 치료에서도 출혈이 일어나며 치과의료 종사자가 혈액이나 혈액이 섞인 타액에 접촉할 기회가 증가하여 환자로부터 감염될 확률이 높아진다.

활동성 치주질환이 있는 경우 감염 위험을 낮추려면 치주치료를 우선 시작해야 하고, 단순한 치은염에 의한 출혈이라면 치은연상 치면세균막을 조절함으로써 감염 위험을 감소시킬 수 있다.

(3) 환자의 전신적 조건

노화, 전신질환, 약물 등에 의해 면역기능이 저하되어 감염에 대한 저항력이 약화되어 있는 경우는, 치과치료 시 구강 내에 서식하는 세균을 혈액으로 이행시키는 결과를 초래하여 심각한 감염병을 일으킬 가능성이 있다(표 5-5).

한편, 전신질환이나 약물에 의해 출혈경향이 있는 환자의 치과치료에서는 비관혈적 치료라고 해도 출혈이 일어나 치과의료 종사자가 혈액이나 혈액이 섞인 타액에 접촉할 기회가 증가하여 환자로부터 감염될 확률이 높아진다.

표 5-5 감염 위험성에 영향을 주는 전신적 요인

	면역기능 저하	치주조직의 출혈성 증가
노화와 호르몬	노화	호르몬의 영향(임신부, 사춘기)
전신질환	당뇨병, 간질환, 류머티스관절염, 신부전, 혈액질환, 자가면역질환, 신장이식 환자 등	협심증, 심근경색, 고혈압, 판막증, 간질환, 인공투석환자(당뇨병, 신장질환), 신부전, 간질, 혈소판감소증 등
약물	스테로이드, 면역억제제(사이클로스포린 A 등), 항암제	항응고제, 항혈소판제, 치은증식이 부작용으로 나타나는 약물(혈압강하제, 항간질제, 사이클로스포린 A)

2) 감염 고위험 환자의 치과치료

(1) 당뇨병 환자

혈당치가 잘 조절되는 환자의 경우는 인슐린 치료를 받고 있더라도 치과치료에는 거의 문제가 없다. 하지만 혈당치가 잘 조절되지 않는 고혈당의 당뇨병 환자인 경우는 감염에 대한 저항력이 약하고(감염성 증가) 창상치유 능력도 나쁘기 때문에 시술 후 감염 위험성이 높다.

관혈적 처치 후 감염을 방지하려면 전신적으로는 시술 전 혈당치를 조절하고 필요하면 항생제를 시술 전에 투여한다. 국소적으로는 시술 당일뿐만 아니라 시술 전에 치주낭이나 치근면의 치면세균막 내 세균을 충분히 제거한다. 이 경우 치면세균막 내의 세균은 균막(biofilm)으로 존재하기 때문에 스케일링이나 칫솔질 등의 기계적인 세균 제거가 필수이다.

시술 후 감염이 발생하거나 창상치유가 지연되는 경우에는 소독 및 세척하고 항생제를 투여한다. 항생제를 선택할 때에는 간질환, 신장질환의 합병 여부 등 환자의 상황을 충분히 고려해야 한다.

(2) 혈액투석 환자

투석요법이란 만성 신부전으로 인한 혈액정화법으로, 주로 혈액투석법과 복막투석법이 있는데 혈액투석법이 중심적 요법이 되고 있다. 투석요법에서는 혈액의 정화가 이루어질 뿐이며 모든 신장기능을 대용하는 것은 아니기 때문에 심장 · 순환기계 장애, 수분 · 전해질 대사이상, 신장성 골형성장애, 빈혈, 출혈경향, 감염성 증가, 창상치유 지연, 간염 등의 많은 합병증이 문제가 된다. 최근에는 당뇨신장병증의 증가에 따라 혈액투석을 받는 환자가 증가하고 있기 때문에 적절한 문진이 필요하다.

감염예방대책에서 문제가 되는 것은 출혈경향, 감염성 증가, 창상치유 지연, 간염이다. 또한 구강건조를 호소하는 환자가 많고, 구강 내 자정작용이 저하되어 우식에 이환되기 쉽기 때문에 구강위생지도가 중요하다.

(3) 고혈압 환자

고혈압에서 특히 문제가 되는 것은 뇌혈관장애이다. 치과치료에서 금기가 되는 것은 단순히 혈압 수치가 아니라, 고혈압인데 혈압이 조절되지 않는 환자이다. 내과의사와 긴밀한 연계가 필요한데 일반적으로 두통이나 현기증 등의 자각증상이 없어지면 치과치료를 할 수 있다.

감염예방대책에서 문제가 되는 것은 혈압강하제에 의한 치은증식이며, 이로 인해 치면세균막이 정착하기 쉬운 상태가 되어 치주질환을 유발해 치은출혈이 쉽게 나타난다.

(4) 심내막염 환자

심내막염은 심장의 판막 외에 중격결손증, 동맥혈관 등의 동정맥션트(동정맥단락)에서 종종 발생한다. 일시적인 균혈증은 비뇨생식계, 소화계, 구강기도계의 처치나 발치, 칫솔질, 저작 등에 의해서도 일어난다. 무균성 혈전에 세균이 부착하면 섬유소, 혈소판, 세균 부착이 더욱 촉진된다. 검출되는 세균은 연쇄구균, 장구균, 포도구균, 녹농균 등이다. 감염병이 발생했는데도 치료하지 않을 경우 100%의 사망률을 나타낸다. 예방적 항생제 투여는 관혈적 처치 등에서 권장된다.

요점정리

◈ 치과의료 종사자는 임상현장에서 다양한 감염 위험에 노출되어 있으므로 감염관리를 위해서 B형 간염, 인플루엔자, 홍역, 유행성 이하선염, 풍진, 수두 등의 예방접종을 받아야 한다.

◈ 혈액, 체액 노출사고는 대부분 의료행위 중 또는 기구세척, 폐기물, 린넨류 취급 중에 발생하는데 혈액매개 바이러스 감염이 발생할 수 있으므로 대처요령을 잘 지킨다.

◈ 찔리거나 베이는 등의 사고 발생 시 응급처치는 상처부위를 흐르는 물과 비누로 세척하고 눈이나 구강점막에 튄 경우에는 생리식염수나 물로 충분히 헹구어낸다. 그 다음 환자의 혈액 매개 감염여부를 확인한다.

◈ 치과진료에서 환자의 감염 위험성은 치료 내용, 구강 내 상황, 전신적 조건에 따라 결정된다.

◈ 치과치료에는 '관혈적 치료', '관혈적 치료에 준한 치료', '비관혈적 치료'가 있는데 관혈적 치료에서 감염 위험이 가장 높아 고위험의 대응이 필요하다.

◈ '관혈적 치료'에는 발치, 소수술, 임플란트 식립, 외과적 치주질환 등이 있고 '관혈적 치료에 준한 치료'에는 근관치료 등이 있으며, '비관혈적 치료'에는 방사선촬영, 보철치료, 충전처치, 교정치료 등이 있다.

◈ 치과치료에서의 감염 고위험 환자는 당뇨병 환자, 혈액투석 환자, 고혈압 환자, 심내막염 환자 등이다.

◈ 당뇨병 환자는 감염 위험성이 높아 시술 전 혈당치를 조절하고 필요하면 항생제를 투여한다.

◈ 혈액투석 환자는 출혈경향, 감염성 증가, 창상치유 지연, 간염 등이 문제가 되며 구강건조로 인해 우식에 이환되기 쉬우므로 구강위생지도가 중요하다.

◈ 혈압이 조절되지 않는 고혈압 환자는 내과의사의 자문을 받고 일반적으로 두통이나 현기증 등의 자각증상이 없어져야 치과치료를 할 수 있다.

◈ 심내막염은 심장판막 외에 중격결손증, 동맥혈관, 동정맥션트에서 발생하며, 관혈적 치료 시에는 예방적 항생제 투여가 권장된다.

Review test

1. 치과의료 종사자에게 권장되는 예방접종을 고르시오.

① A형 간염
② 대상포진
③ 폴리오
④ 결핵
⑤ 일본뇌염

2. 혈액 · 체액 노출사고 시의 대처 요령으로 옳은 것은?

① 찔림, 베임 사고 시 멸균된 물이나 생리식염수로 세척한다.
② HBV(+) 환자 또는 감염원을 모를 경우 응급실을 방문한다.
③ 사고 발생 시 개인정보보호를 위하여 응급처치 담당자만 알고 있도록 한다.
④ 눈 점막 노출 시 물로 세척하고 환자의 혈액 매개 감염여부를 확인한다.
⑤ 직원이 B형감염 항체가 있더라도 응급실에 방문하는 것이 좋다.

3. 치과치료 시 감염위험성을 결정하는 요인에 대한 설명으로 옳은 것은?

① 관혈적 치료 시에는 깨끗한 식수를 사용한다.
② 관혈적 치료에 준한 치료로는 발치, 소수술(낭적출, 치근단절제술)이 있다.
③ 비관혈적 치료 시 멸균된 기구를 사용하는 등 고위험에 준한 대응이 필요하다.
④ 노화 또는 임산부의 호르몬 영향으로 인한 면역기능 저하는 감염위험성을 높일 수 있다.
⑤ 동일한 내용의 치과치료를 할 때는 환자에 따라 감염 위험에 차이가 없다.

정답

1. ① 2. ④ 3. ④

Chapter 06 소독과 멸균

학습목표

1. 소독의 정의와 진료실에서 사용되는 소독법을 설명할 수 있다.
2. 소독제의 종류와 특징을 설명할 수 있다.
3. 멸균의 정의와 진료실에서 사용되는 멸균법을 설명할 수 있다.
4. 각종 멸균법의 장단점을 설명할 수 있다.
5. 멸균 모니터링을 위한 방법을 설명할 수 있다.

06 소독과 멸균

병원 내에서 교차감염을 예방하기 위한 가장 중요한 요소는 적절한 소독과 멸균이라고 할 수 있다. 적절하지 못한 소독이나 멸균이 문제가 되지만 불필요한 과잉의 소독이나 멸균도 시간과 비용의 낭비 및 환경오염을 초래하게 되므로 올바른 소독이나 멸균 방법을 선택하여 준수하는 것이 중요하다. 따라서 기구의 사용 목적이나 진료 상황에 따라 세척, 소독, 멸균 과정을 적절하게 선택해서 실시해야 한다(표 6-1).

표 6-1 세척, 소독, 멸균의 개념

세척	대상물로부터 모든 이물질(토양, 유기물 등)을 제거하는 과정을 말하며, 소독과 멸균의 가장 기초단계로 일반적으로 물, 기계적인 마찰, 세제를 같이 사용한다.
소독	인체에 유해한 미생물을 제거하거나 균수를 줄이는 과정을 말하며, 일반적으로 액상 화학제나 습식 저온 살균제 등을 이용한다.
멸균	물리적, 화학적 과정을 통하여 모든 미생물을 완전하게 제거하고 파괴시켜 무균 상태로 만드는 과정을 말하며, 고압증기멸균법, 가스멸균법, 건열멸균법, 플라즈마멸균법, 액상 화학제 등을 이용한다.

1 소독

소독(disinfection)이란 인체에 유해한 미생물을 제거하거나 균수를 줄이는 과정을 말하며, 일반적으로 물리적 방법과 소독제를 사용하는 화학적 방법이 있다. 대상물과 그 목적에 맞게 적절한 방법을 선택해야 한다.

1) 소독법

(1) 물리적 소독법

① 여과법(filtration)

액체나 기체를 세균보다 작은 구멍지름(0.22~0.45μm)의 필터에 통과시킴으로써 세균을 제거하는 방법이다. 그러나 미코플라스마나 바이러스는 이 여과필터의 구멍지름보다 작아서 제거할 수 없다. 열을 가하면 변질되는 약액이나 혈청 등의 소독에 효과적인 방법이다.

② 자비소독(boiling disinfection)

소독하고자 하는 대상물을 100℃의 끓는 물에 넣고 10~15분간 끓이는 방법이다. 1% 탄산나트륨을 첨가하면 소독력이 높아지고 동시에 금속기구의 부식도 방지할 수 있다. 일반 세균, 결핵균, 진균, 바이러스는 사멸되지만 아포(spore)는 사멸되지 않기 때문에 아포를 포함한 모든 균을 완전히 사멸시키기 위해서는 고압증기멸균법을 이용해야 한다. 유리제의 주사기나 금속기구, 일반 식기류나 우유병 등의 소독에 적절하다.

③ 저온살균(pasteurization)

60~70℃에서 30~60분간 가열하면 대상물의 품질 변화를 최소한으로 하면서 많은 세균이나 진균류를 사멸시키는 방법으로 우유 소독에 이용된다.

(2) 화학적 소독법

소독제의 화학반응을 이용하는 방법으로, 용도에 따라 여러 종류의 소독제가 사용되기 때문에 각 소독제의 성질을 충분히 이해하고 사용해야 효과적이다(표 6–3). 또한, 표 6–2에 제시한 것과 같이 미생물에 대한 유효성(항미생물 범위), 적용 대상, 경제성, 환경을 고려하여 소독제를 선택해서 적절하게 사용하도록 한다.

또 소독 효과는 소독제의 농도, 시간, 온도에 좌우되므로 이 세 가지 요소가 충족되었는지 늘 확인하는 습관을 들여야 한다(그림 6–1).

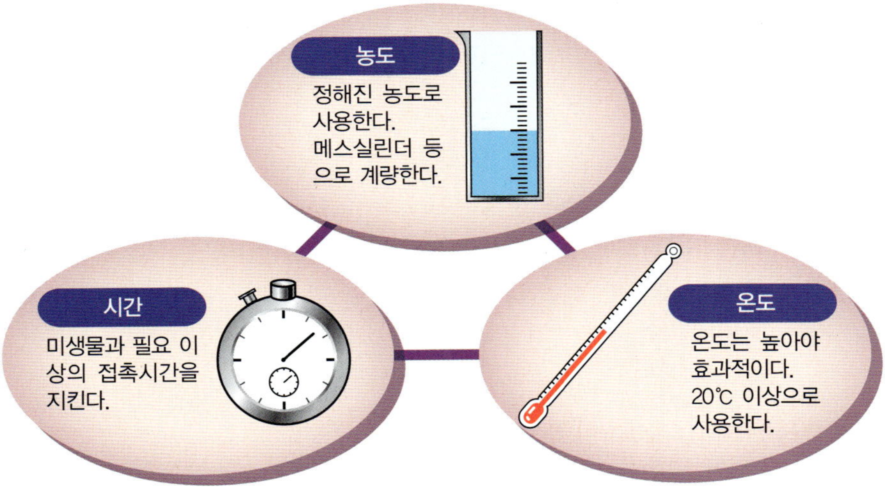

그림 6-1 소독의 3요소

표 6-2 소독제의 적용 대상

용도(대상)					효과	소독제	미생물에 대한 효과										
손	점막	의료기구		환경			그람양성 세균			그람음성 세균		결핵균	진균	바이러스			
		금속	비금속				일반	MRSA	내생포자(아포)	일반	녹농균			일반	HBV	HCV·HIV	리노
×	×	○	○	×	고	글루탈알데히드(2%)	○	○	○	○	○	○	○	○	○	○	○
○	×	○	△	○	중	소독용 에탄올(70~80%)	○	○	×	○	○	○	△	○	×	○	×
△	×	×	○	○		차아염소산나트륨 (0.01~0.05%)	○	○	△	○	○	△	○	○	○	○	○
○	○	×	×	×		포비돈 요오드(0.25~0.5%)	○	○	△	○	○	△	○	○	△	○	△
○	○	○	○	△	저	염화벤제토늄(0.1~0.2%)	○	△	×	○	△	×	△	×	×	×	×
○	○	○	○	△		염화벤잘코늄(0.01~0.1%)	○	△	×	○	△	×	△	×	×	×	×
○	×	○	○	△		글루콘산 클로르헥시딘 (0.05~0.5%)	○	△	×	○	△	×	△	×	×	×	×
○	△	○	○	△		알킬디아미노에틸글리신염산염(0.05~0.1%)	○	△	×	○	○	△	△	×	×	×	×

[용도]
○ : 사용 가능, △ : 주의해서 사용, × : 사용 불가

[효과]
○ : 유효, △ : 중간 효과, × : 무효

표 6-3 소독제의 수준

소독수준	일반명
고수준 소독제	글루타르알데히드, 프탈알데히드, 과산화아세트산
중간수준 소독제	차아염소산나트륨, 알코올, 페놀, 크레졸
저수준 소독제	염화벤제토늄, 염화벤잘코늄, 클로르헥시딘글루콘산염, 알킬디아미노에틸글리신염산염

MEMO

● 소독제의 효과적 사용을 위한 지침

① 농도, 시간, 온도를 확인해서 사용한다.
② 필요한 소독 수준에 맞게 사용한다.
③ 서로 다른 소독제를 혼합하면 화학반응을 일으켜 불활성화되기 때문에 혼합해서는 안 된다(단, 에탄올은 제외).
④ 계면활성제(세제 등)를 제거한 다음 소독제를 사용한다.
⑤ 유기물(혈액, 체액, 배설물, 생체조직편, 고름 등)과의 결합으로 효력이 저하되는 경우가 많기 때문에 유기물을 세척하여 제거한 후 소독제를 사용한다.
⑥ 소독제를 용액 상태에서 충분히 접촉시킨다.

● 소독제의 안전한 사용을 위한 지침

① 소독제를 분무하면 농도가 매우 떨어지고 증발도 빠르며 흡입독성도 있으므로 절대로 분무해서는 안 된다.
② 대량으로 자주 장시간 사용하면 안 된다.
③ 오염 방지를 위해 다른 용기로 옮겨 담거나 리필해서 사용하면 안 된다.
④ 필요할 때마다 조제해서 사용하는 것이 원칙이며 조제 후에는 가능한 한 빨리 사용한다.

(3) 자외선소독(ultraviolet disinfection)

260nm 정도 되는 파장의 자외선을 살균등이라는 저압수은램프를 이용해서 조사하여 살균하는 방법으로(그림 6-2), 자외선이 핵산에 흡수되면 티민 이량체(thymine dimer)가 형성되어 DNA 복제가 정상적으로 이루어지지 못하게 되어, 결과적으로 미생물이 사멸한다.

자외선은 투과력이 약하고 빛이 닿은 곳에만 작용하기 때문에 그늘진 부분은 살균되지 않는 단점이 있으므로 주의가 필요하다. 따라서 기구나 기재의 멸균에는 부적절하고, 실험실이나 수술실의 공기, 실험기구 등의 표면이나 물의 소독에 사용된다. 작동 시 직접 바라보거나 피부에 조사되지 않도록 주의해야 한다.

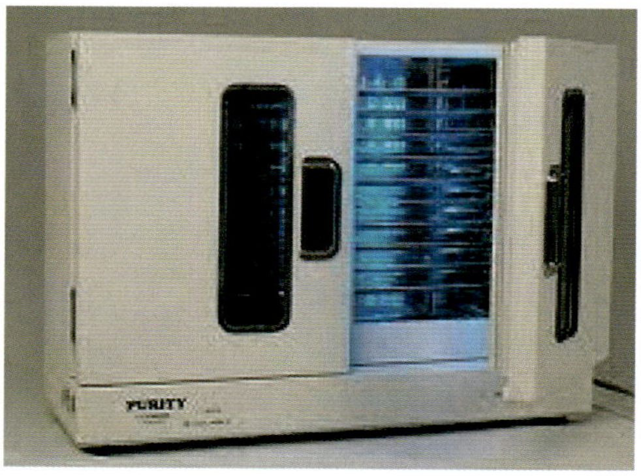

그림 6-2 자외선소독기

2) 소독제의 종류와 특징

(1) 알코올류(alcohol) (표 6-4, 그림 6-3)

① 미생물에 대한 유효성

알코올은 가장 흔한 소독제로, 단백질을 변성시키고 지질을 용해시켜서 일반 세균, 결핵균, 외피(envelope)를 지닌 바이러스에 효과를 나타낸다. 다만 진균이나 내생포자에는 효과가 없다. 알코올류 중에서 소독제로서 보통 이용되고 있는 것은 에탄올(ethyl alcohol, 에틸알코올)이다. 60~80%의 농도에서 강한 소독 효과를 얻을 수 있으며, 이 농도 범위 밖에서는 소독 효과가 감소된다. 일반적으로 피부에 적용 시 15초 정도에 세균이 살균되는 신속한 살균 효과를 나타내지만 잔류 효과가 없다.

② 용도

인체에서는 손이나 주사부위의 피부와 체온계나 청진기 등 의료기구에 사용된다. 그러나 고무나 플라스틱 제품을 변성시킬 수 있고, 휘발성과 인화성이 있으므로 사용에 주의해야 한다.

표 6-4 알코올(의료용 의약품)의 종류

종류	주요 용도	취급상 주의
에탄올 제제	• 76.9~81.4%의 농도 : 생체소독에 이용되며 소독용 알코올과는 다른 종류이다.	• 빛을 차단하고 화기를 피해서 보관한다.
이소프로판올 제제	• 50%의 농도 : 일반세균의 소독 • 70~99%의 농도 : 바이러스, 결핵균, 진균 및 일반세균의 소독	• 탈지작용이 강하다. • 흡입독성(중추억제작용)이 에탄올의 2배로 강하다. • 소아과에서는 사용하지 않는다. • 화기를 피해서 보관한다.

※ 이소프로판올 제제는 의료현장에서는 증발에 의한 효력저하가 있기 때문에 70%의 농도로 사용한다. 의료용 의약품이 아닌 알코올류도 많이 있기 때문에 의약품과는 구별해서 사용해야 한다.

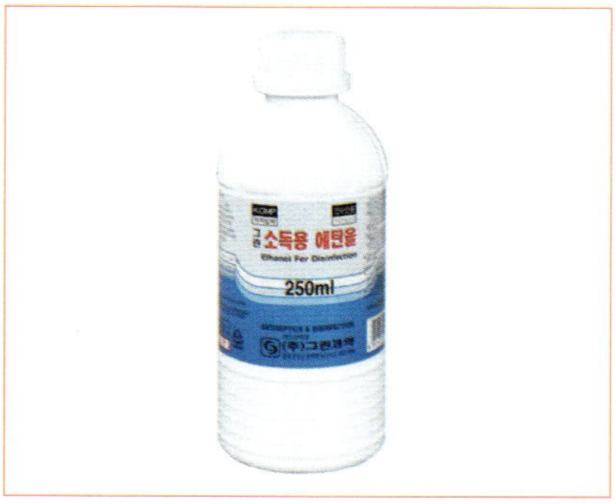

그림 6-3 알코올류

③ 부작용, 독성, 사용상의 주의

대량 흡입하면 중추신경을 억제하는 작용이 나타난다. 증상으로 운동실조, 청색증 등이 나타나고 혈중농도가 0.4~0.5%이면 혼수, 0.5% 이상이면 호흡이 억제된다. 이소프로판올은 에탄올보다 흡입독성이 2배 정도 높아 영유아에게 사용을 제한해야 한다. 중추신경 증상으로 현기증, 두통, 마비, 혼수, 저체온, 호흡정지 등이 나타나며, 정신신경 증상으로 착란 등이 나타난다. 소화기 증상으로 구토, 토혈, 설사를 동반한 위장장애 등이 나타난다. 그 밖에 알코올류는 점막 자극성이 강해 점막이나 손상부위에 사용해서는 안 되며 또한 탈지작용이 있어 손을 거칠게 하는 것도 문제도 있다.

인화성, 폭발성이 있기 때문에 전기메스의 사용이나 화기에 충분한 주의가 필요하다.

(2) 차아염소산나트륨(sodium hypochlorite) (그림 6-4)

① 미생물에 대한 유효성

일반세균, 진균, 바이러스에 대해서 살균, 또는 불활성화 작용을 나타내지만 아포에 대한 효과는 거의 없다. 결핵균에 대한 살균효과는 불확실하다.

② 사용 농도

이 제제는 잔류성이 낮고 혈액, 단백질 등의 유기물과 접촉하면 식염(NaCl)이 되어 무해하다. 따라서 린넨류, 식기류의 소독에 사용되는데 표백작용, 금속부식성에 주의해야 한다. 사용농도는 0.01~1%(100~10,000ppm)이다.
또한, 혈액, 체액, 배설물 등의 직접 처리의 목적으로는 0.5%(5,000ppm)의 농도로 사용하지만 이 경우 혈액, 체액, 배설물 등의 양에 대해서 충분한 양을 사용해야 한다.

③ 부작용, 독성, 사용상의 주의

이 제제는 강알칼리와 산화작용에 의한 피부염, 점막자극이 있다. 산성액과의 반응으로 발생하는 염소가스는 냄새는 없지만 독성이 매우 높아 흡입하면 인두나 기관지의 통증, 심한 기침, 구토가 일어난다. 위중한 경우 전해질이상, 폐부종, 화학성 폐렴을 일으키는 경우도 있다. 비말이 눈에 들어간 경우, 작열감, 눈물을 동반하는 일과성 각막장애를 일으키며 고농도의 경우는 각막궤양을 일으킨다. 기밀용기에 대해서는 유리는 문제가 없지만 플라스틱은 재질, 두께에 따라 요소가 투과하기 때문에 안정성이 나빠진다.
치과영역에서 문제가 되는 것은 차아염소산나트륨의 금속부식성이다. 차아염소산에 담가서 소독하는 경우 보이지 않는 곳에 녹이 발생하여 금속 피로를 일으켜 고장의 원인이 되기도 하고 기구의 수명도 단축시키며 최악의 경우 사고로 이어진다. 금속 이외의 플라스틱이나 고무 제품 등에는 효과적이다.

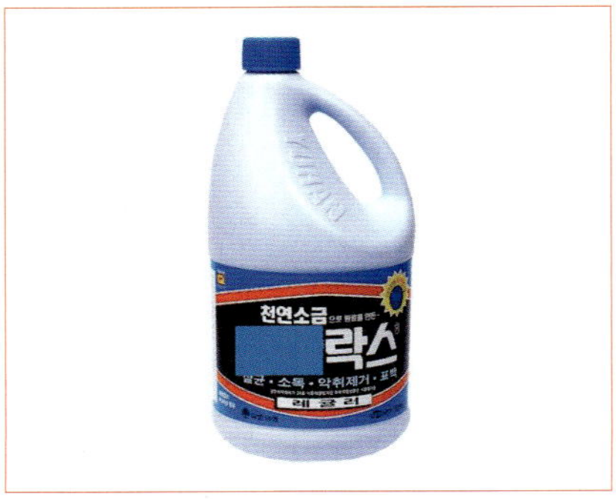

그림 6-4 **차아염소산나트륨**

(3) 포비돈 요오드(povidone iodine) (그림 6-5)

① 미생물에 대한 유효성

포비돈 요오드는 그람양성균, 그람음성균, 결핵균, 바이러스, 진균류에 효과적이다.

② 부작용, 독성, 사용상의 주의

포비돈 요오드 제제는 빛에 대해서 안정적이어서 차광할 필요가 없지만 직사일광은 제품의 온도를 상승시키기 때문에 직사일광을 피해서 실온에 보관한다. 고압증기멸균기에는 넣지 않는다. 고압증기멸균기에 넣으면 열에 의해 유효 요오드가 효력이 없는 요오드이온으로 변화하여 유효 요오드가 감소하고 pH도 저하된다. 따라서 무균 제제 표시가 있는 것을 사용한다. 개방 용기에 넣으면 기체로 날라가기 때문에 안정성이 나빠진다. 또 주변의 물체가 착색되는 경우가 있다. 기밀용기의 경우 유리는 문제가 없지만 플라스틱은 재질, 두께에 따라 요오드가 투과되기 때문에 안정성이 나빠진다. 농도는 낮을수록 안정성이 나빠진다.

③ 포비돈 요오드 제제의 주의점

요오드의 흡수에 주의가 필요하다. 장기적으로 계속 사용하는 경우에도 갑상선기능이 정상이라면 문제가 없지만 갑상선질환자에게는 주의가 필요하다. 또 대량 사용하는 경우, 요오드의 주된 배설경로는 신장이며, 혈중에서 요중으로 배설되기 때문에 소변량이 적은 경우나 신장장애 시에는 주의가 필요하다. 대량 흡수하면 산증(acidosis)이나 섬망 등의 부작용이 나타난다.

MEMO

포비돈 요오드 가글 시 잘못해서 삼키는 경우

포비돈 요오드 가글 시 소량 정도는 삼켜도 문제가 없지만, 대량을 삼킨 경우에는 국소자극에 의해 오심, 구토를 동반하는 복통이나 에탄올에 의해 술 취한 증상, 즉 안면홍조, 호흡항진 등이 나타난다. 그 대책으로는 1%의 티오황산나트륨이나 녹말풀, 우유를 대량으로 마시게 한다.

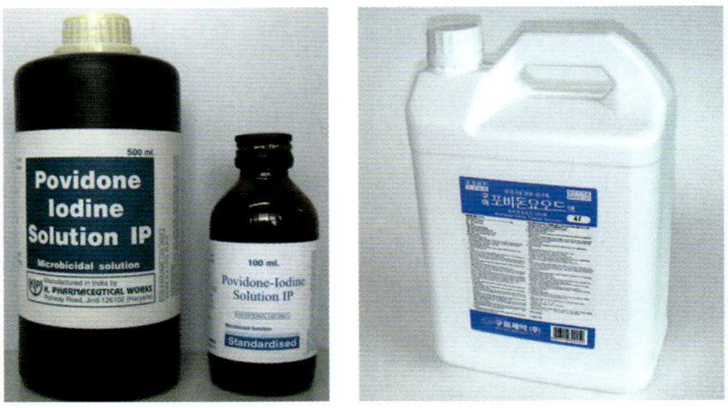

그림 6-5 포비돈 요오드

(4) 제4급 암모늄염(quaternary ammonium salt) (그림 6-8)

① 염화벤잘코늄(benzalkonium chloride) (그림 6-6)

a. 미생물에 대한 유효성

그람양성균, 음성균, 진균 등에 대해서는 효과적이지만, 결핵균 및 바이러스에는 효과가 없다.

b. 용도 및 사용 농도

손이나 피부소독에 0.05~0.1%, 점막이나 상처부위에 0.01~0.025%의 농도로 사용한다. 의료용 기구에는 0.1%의 용액이 사용된다.

c. 부작용, 독성, 사용상의 주의

유기물이 섞여 있으면 효력이 감소된다. 비누는 이 제제의 살균작용을 감소시키기 때문에 비누를 잘 씻어낸 다음 사용한다. 경구독성이 강하고 쉽게 흡수되어 심장, 간, 신장, 뇌의 세포변성을 초래한다. 또한 고농도의 경우는 피부점막의 부식작용이 강하다.

대량으로 섭취한 경우 구토, 복통, 인두, 식도점막의 부식, 중추신경계 억제, 혈압저하, 호흡마비, 근무력, 청색증 등의 증상이 나타난다. 잘못 삼키기 쉽고 경구독성이 강하기 때문에 고위험 약제이다.

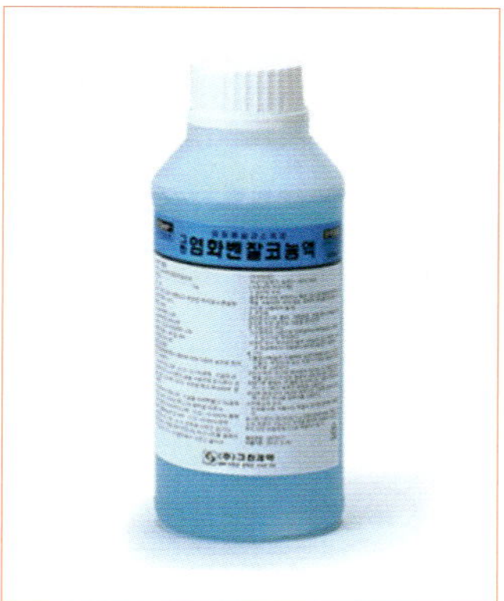

그림 6-6 염화벤잘코늄

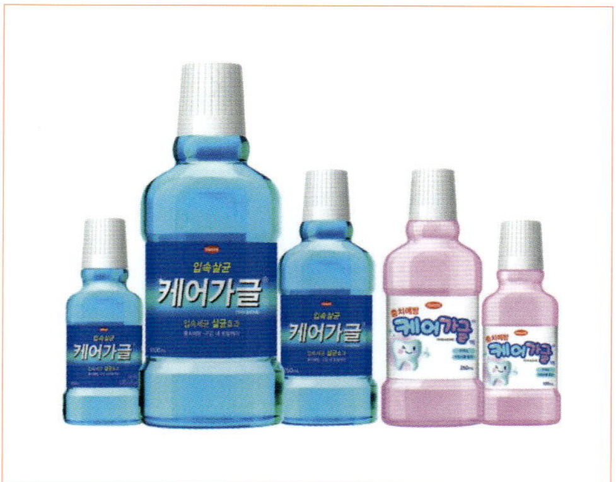

그림 6-7 염화벤제토늄

② **염화벤제토늄**(benzethonium chloride) (그림 6-7)

a. 미생물에 대한 유효성

아포가 없는 세균(그람양성균, 그람음성균, 진균)에 널리 항균작용을 나타낸다. 그러나 결핵균이나 일부 바이러스에는 효과가 없다.

b. 용도 및 사용 농도

손이나 피부소독에 0.05~0.2%, 점막, 창상부위에 0.01~0.025%의 농도가 사용된다. 의료용 기구에는 0.1%의 농도가 사용되며 결막낭의 세척과 소독에는 0.02%가 사용된다.

c. 부작용, 독성, 사용상의 주의

경구독성이 강하고 쉽게 흡수되어 심장, 간, 신장, 뇌의 세포변성을 초래한다. 고농도의 경우는 피부점막의 부식작용이 강하다. 경구독성은 대량으로 섭취한 경우 구토, 복통, 인두, 식도점막의 부식, 중추신경계 억제, 혈압저하, 호흡마비, 근무력, 청색증 등의 증상이 나타난다. 잘못 삼키기 쉽고 경구독성이 강하기 때문에 고도 위험성 약제이다.

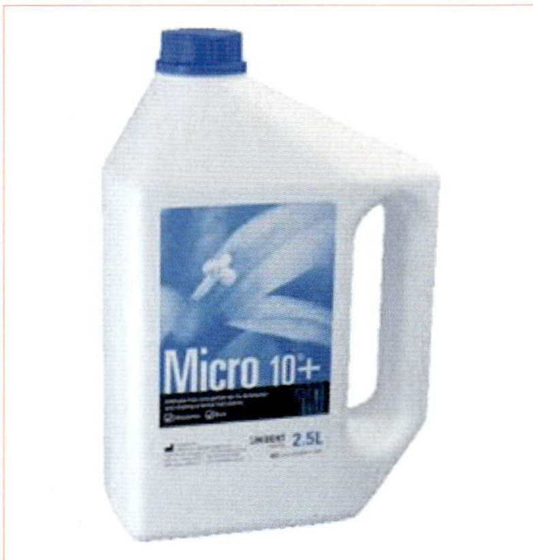

그림 6-8 양이온 계면활성제

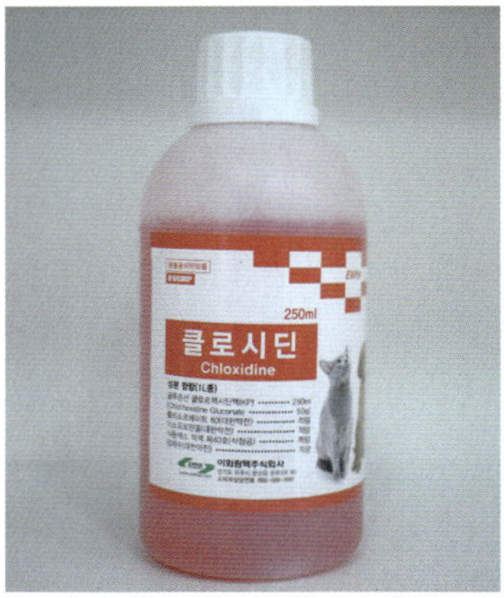

그림 6-9 글루콘산 클로르헥시딘 제제

(5) 글루콘산 클로르헥시딘(chlorhexidine gluconate) (그림 6-9)

① 미생물에 대한 유효성

일반 영양형 세균에는 효과가 있지만 진균, 결핵균, 바이러스, 아포에는 효과가 없다.

② 용도 및 사용 농도

손이나 피부소독에는 0.1~0.5% 수용액 또는 0.5% 에탄올용액, 피부 손상부위 소독에는 0.05% 수용액을 사용한다.

③ 부작용, 독성, 사용상의 주의

손, 팔 등의 피부 및 소화관으로는 흡수되지 않기 때문에 경구독성이 낮아 비교적 안전성이 높은 소독제이다. 피부 자극성도 없고 기구를 부식시키는 일도 적다. 그러나 적정 농도 이상을 사용하면 부작용이 나타나므로 주의한다.

(6) 과산화수소 (그림 6-10)

① 미생물에 대한 유효성

과산화수소가 활성산소를 생산하여 미생물 세포막의 지질, DNA, 구성요소 등을 파괴하는 작용을 하며, 세균, 진균, 바이러스, 내생포자, 결핵균에 모두 유효하다.

② 용도 및 사용 농도

일반적으로 과산화수소(H_2O_2)의 3% 수용액이 시판되어 사용되고 있다. 6% 이상의 과산화수소에 과초산(peracetic acid)을 혼합하여 높은 수준의 소독제로 분류하여 사용하고 있다(0.23% peracetic acid + 7.23% hydrogen peroxide). 3% 농도 제품은 환경표면 소독제로 사용 시 안정적이고 효과적이다.

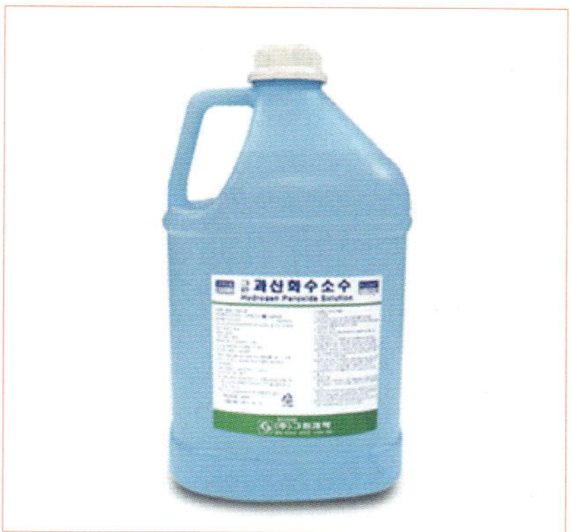

그림 6-10 과산화수소

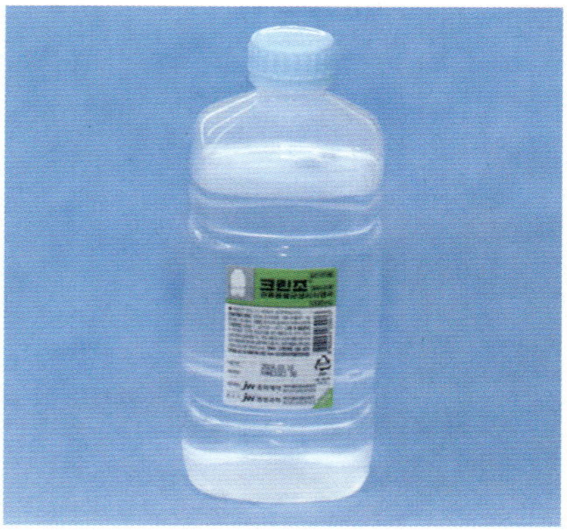

그림 6-11 생리식염수

(7) 생리식염수 (그림 6-11)

혈액이나 림프액 등과 같은 체액과 같은 농도로 만든 식염수로 일반 물과 달리 혈관 내에 직접 들어와도 삼투압의 변화를 일으키지 않기 때문에 링거 등을 통해 주입하여도 쇼크 등의 증상이 나타나지 않는다.

생리식염수에는 일반생리식염수와 멸균생리식염수가 있다. 일반생리식염수는 외부 상처, 비강, 구강의 헹굼, 콘택트렌즈의 세척 등에 사용할 수 있는 반면, 멸균생리식염수는 주사용이나 흡입용의 의학적인 목적으로 사용할 수 있는 식염수로서 전문의약품으로 분류되어 일반식염수보다 더 엄격한 기준으로 생산, 유통되고 있다.

MEMO

기구의 소독과 멸균 선택

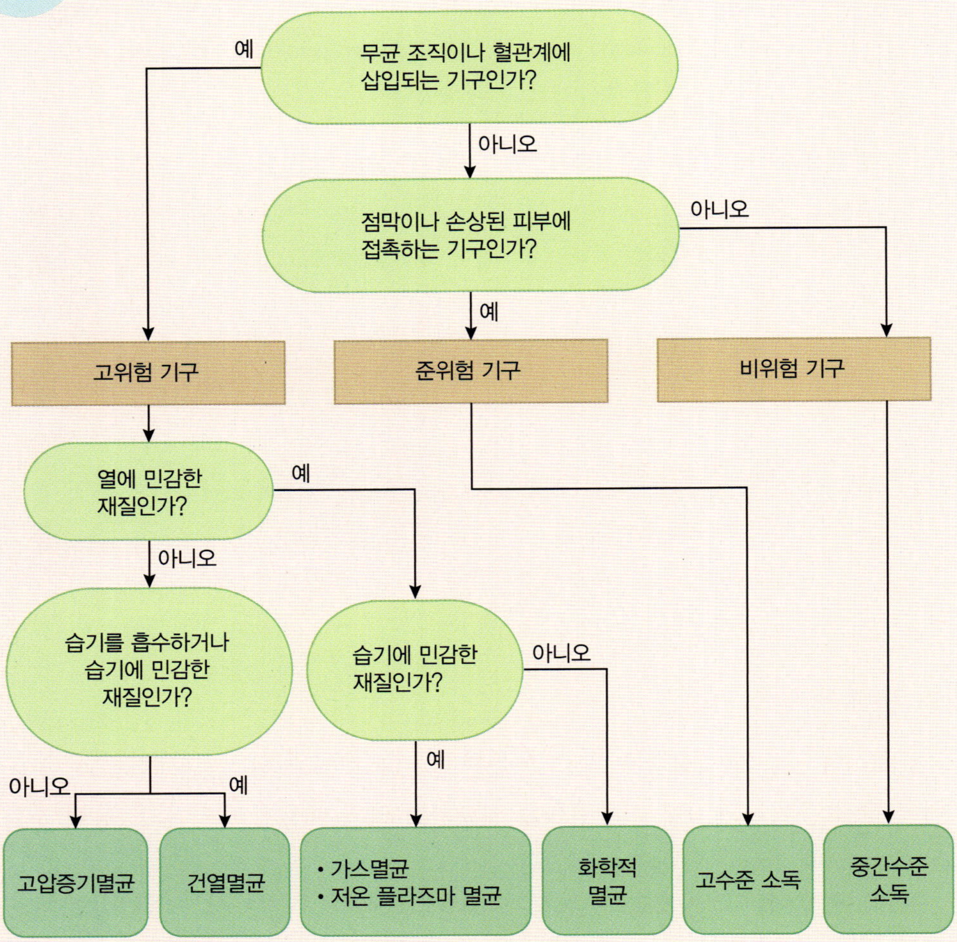

2 멸균

멸균(sterilization)이란 병원성, 비병원성을 불문하고 아포를 포함한 모든 미생물을 사멸시켜 무균상태로 만드는 과정을 말한다. 일반적으로 가열(건열과 습열), 방사선 조사, 자외선 조사 등의 물리적 방법과 살균성 가스를 이용한 화학적 방법이 있다.

1) 멸균과정 (그림 6-12)

기구세척 및 멸균과정은 진료실과 분리된 별도의 공간에서 이루어져야 한다. 즉, 기구가 오염된 공간과 세척, 멸균된 공간은 반드시 구분되어야 한다. 멸균과정은 다음과 같이 구분할 수 있다.

① 기구세척 전 용액 담그기

이 과정을 거치면 소독이나 멸균과정 전에 많은 수의 미생물을 감소시킬 수 있다.

② 기구세척

이 과정은 기구에 부착되어 있는 유기 · 비유기 물질 잔사를 제거하는 과정으로, 이러한 물질들이 완전히 제거되지 않으면 미생물의 비활성화가 이루어지지 않아 소독이나 멸균이 실패할 수 있기 때문에 매우 중요한 단계이다. 기구세척 방법에는 손세척, 초음파세척, 자동세척 등이 있다.

③ 기구건조

기구의 부식을 방지하기 위해서 세척과정이 끝나면 잘 건조시켜야 한다.

④ 기구포장

포장의 목적은 멸균기에서 기구를 꺼내거나 보관할 때 오염에서 보호하기 위함이다.

⑤ 멸균기에 넣기

모든 멸균은 식품의약청에서 허가받은 의료멸균기를 사용하고 멸균기에 기구를 넣는 방법은 제조사의 지시를 따라야 한다. 포장된 기구들은 멸균 공간 내에서 멸균 약제가 자유롭게 순환하도록 배열해야 하는데, 일반적으로 멸균 공간 내에 포장된 기구들을 세워 넣어 멸균 약제가 모든 포장된 기구들의 표면과 접촉할 수 있어야 한다.

⑥ 기구 보관

멸균된 기구들은 청결하고 건조한 전용 공간에 보관해야 한다. 멸균된 기구들은 유효보관기간이 있는데 이 기간이 지났거나 포장이 손상된 경우는 다시 세척, 포장, 멸균 과정을 거쳐서 보관해야 한다.

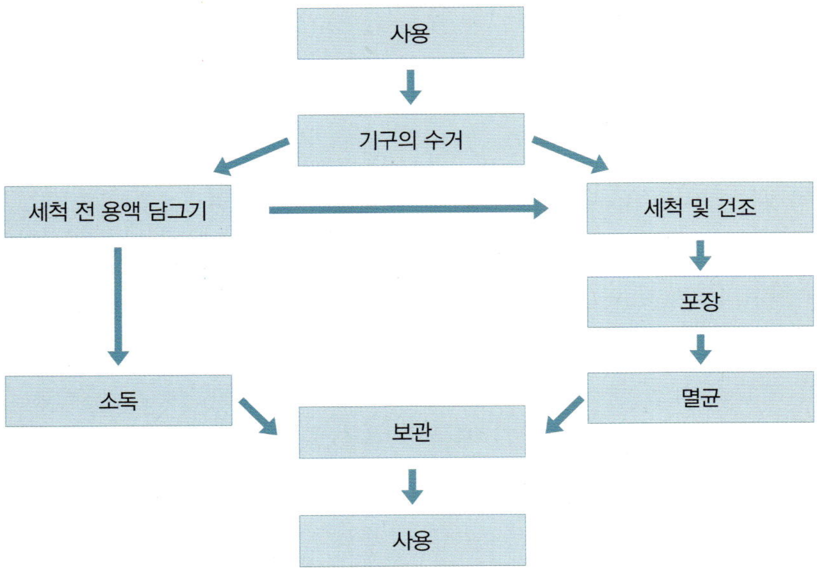

그림 6-12 **소독 및 멸균과정**

2) 멸균법

(1) 건열멸균(dry heat sterilization)

건열멸균법은 습한 열에 의해 손상될 수 있는 경우에 적용하는 방법으로, 건열멸균기를 이용하여 전기 또는 가스로 공기를 가열해서 내부를 160~180℃의 고온으로

30~60분 동안 유지하여 미생물을 사멸시킨다(그림 6-13, 표 6-5). 따라서 멸균 대상은 고온의 가열에도 견딜 수 있는 기재로 제한되는데, 내열성이 있는 금속제품, 유리기구(시험관, 접시, 피펫 등), 도기 등이 해당된다. 다만, 가위나 메스, 스케일러 등의 칼날은 무뎌지므로 이 방법이 적절하지 않다.

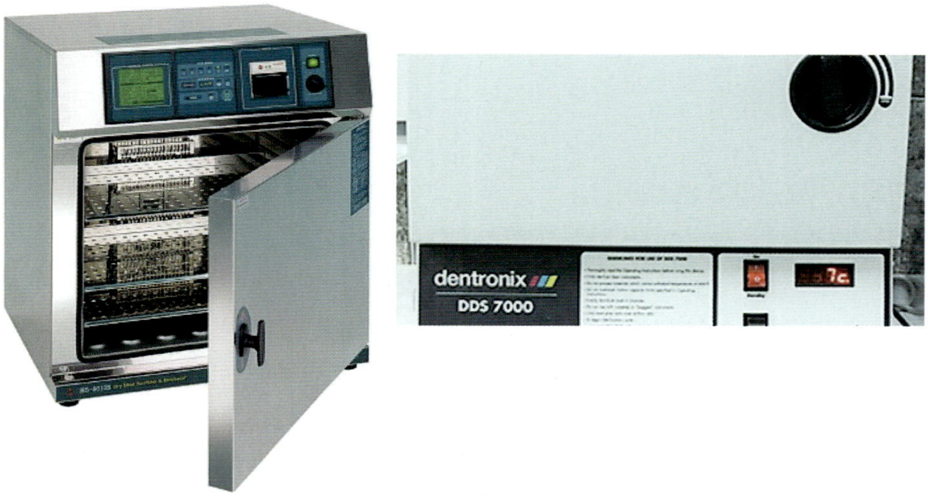

그림 6-13 건열멸균기

표 6-5 건열멸균의 장 · 단점

장점	• 분말로 된 기재나 유리제품의 멸균에 우수하다. • 경제적이다. • 독성이 없다. • 기구를 부식시키지 않는다.
단점	• 멸균에 소요되는 시간이 길다. • 멸균온도가 높기 때문에 금속기구의 변질이 우려된다. • 인상용 트레이 등은 납착 부위가 녹아 떨어질 수 있다.

(2) 고압증기멸균(steam sterilization under pressure)

고압증기멸균기(autoclave)를 이용해서 고압의 수증기로 멸균하는 방법이다(그림 6-14, 6-15, 표 6-6). 압력을 높여 포화수증기의 온도를 100℃ 이상으로 유지시켜 멸균하는데, 보통 2기압(2kg/cm^2), 121~135℃에서 3~30분간 가열한다. 그러나 멸균 대상의 내열성에 따라 여러 가지 조건 중에 선택해 시행한다. 이 방법은 아포나 바이러스를 포함한 모든 미생물을 완전히 사멸시킬 수 있기 때문에 미생물 연구시설뿐만 아니라 의료시설 및 치과의료 현장에서 가장 많이 이용되고 있다.

멸균 대상은 고온 가열에 견딜 수 있는 것으로, 주로 진료실에서 사용되는 금속제의 작은 기구류(겸자, 핀셋, 가위, 메스 등), 솜, 거즈, 붕대, 세균배양용 배지 등 폭넓게 사용된다. 액체가 끓어 넘치지 않게 고압 상태에서 고온으로 가열 가능한 액체 용액 등을 멸균시킬 수 있는 장점이 있다. 열에 약한 플라스틱 제품이나 가열분해 또는 변성되는 것은 사용할 수 없다.

〈고압증기멸균법의 3단계〉

① 가열단계 : 일정한 온도까지 오르도록 해야 한다.
② 멸균단계 : 멸균에 필요한 충분한 시간을 주어야 한다.
③ 냉각단계 : 여분의 습기가 마르도록 하고 충분히 냉각시킨다.

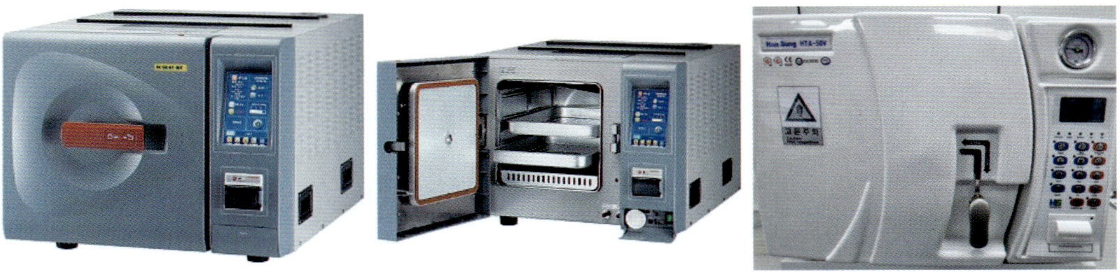

그림 6–14 **고압증기멸균기**

표 6–6 고압증기멸균의 장 · 단점

장점	• 효과가 확실하며 소요 시간이 짧다. • 침투가 좋으며 멸균범위가 넓고 경제적이다.
단점	• 탄소강 기구의 부식이 있어 금속기구(특히, 절단면이 날카로운 기구)의 사용이 제한된다. • 건조과정이 반드시 필요하다. • 일반 수돗물을 사용하면 침전물이 생기므로 반드시 증류수를 사용해야 한다.

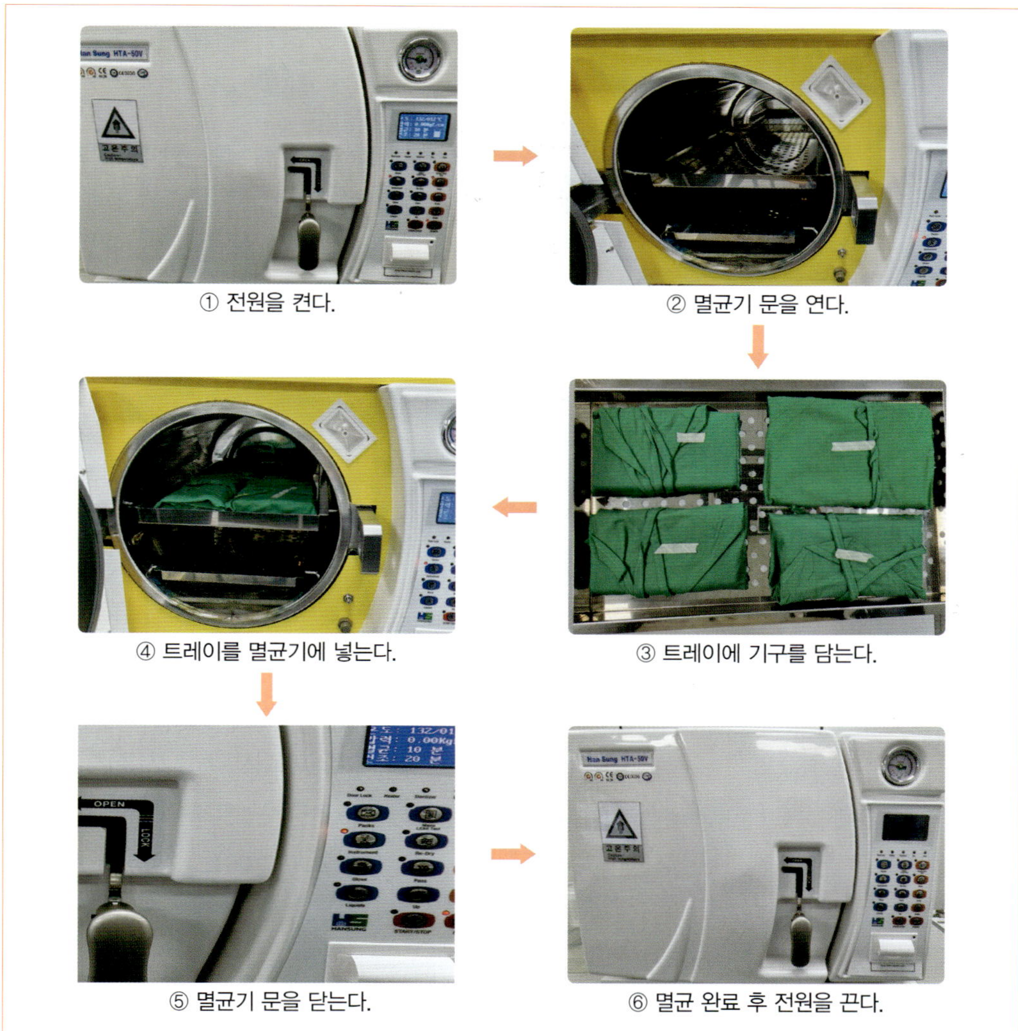

그림 6-15 고압증기멸균기의 작동 순서

(3) 불포화 화학증기멸균(unsaturated chemical vapor sterilization)

불포화 화학증기멸균은 고압증기멸균기의 단점을 보완하여 제작된 밀폐된 가압멸균기를 이용해서 수증기 대신 알코올, 알데하이드, 케톤 등으로 가열시키는 방법이다(그림 6-16, 표 6-7). 보통 131℃ 20psi에서 20분간 구멍이 난 금속 트레이나 종이에 포장하여 멸균하며, 별도의 건조과정을 필요로 하지 않아 시간이 적게 든다.

멸균 후 날이 무디어지거나 녹이 슬지 않는 버, 다이아몬드 포인트, 근관치료 기구, 치주 큐렛, 교정용 플라이어, 각종 날카로운 기구 및 나이프 등 주요 치과기구의 멸균에 적합하다.

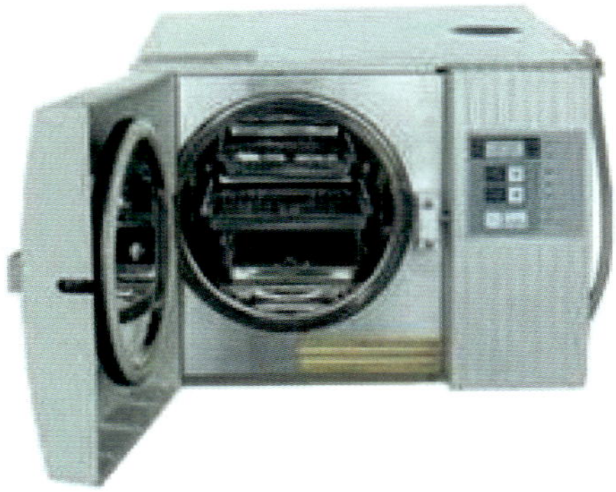

그림 6-16 불포화 화학증기멸균기

표 6-7 불포화 화학증기멸균의 장 · 단점

장점	● 주기시간이 짧고 금속기구를 부식시키지 않는다. ● 절단면이 예리한 기구의 멸균에도 좋다.
단점	● 기구를 처리하기 전에 완전히 건조시켜야 한다. ● 특별한 화학용액을 사용해야 한다. ● 열에 약한 합성수지를 파괴시킨다. ● 통풍이 잘 되지 않는 곳에서는 화학약품 냄새가 날 수 있으므로 환기가 필요하다. ● 특유 화학용액 냄새 때문에 대부분 임상에서 널리 사용되지는 않는다.

(4) EO 가스멸균(EO gas sterilization)

살균성이 있는 가스를 이용해서 미생물의 단백질 등을 변성시켜 아포를 포함한 미생물을 사멸시키는 방법이다(그림 6-17, 표 6-8). 산화에틸렌가스(ethylene oxide gas, EO gas)가 사용된다.

고무, 플라스틱 제품, 내시경과 같은 정밀기계 등 고온가열로 멸균할 수 없는 기재를 멸균할 때에 유용하다. 모든 미생물에 효과가 있고 멸균 대상물을 저온에서 멸균할 수 있는 장점이 있지만, 인화성이나 폭발성이 있고, 또 발암성이나 기형유발성과 같은 독성이 강하다는 단점이 있다. 멸균 후에는 6시간 이상 환기시켜 가스가 완전히 없어진 다음 사용해야 하는 등의 주의가 요구된다.

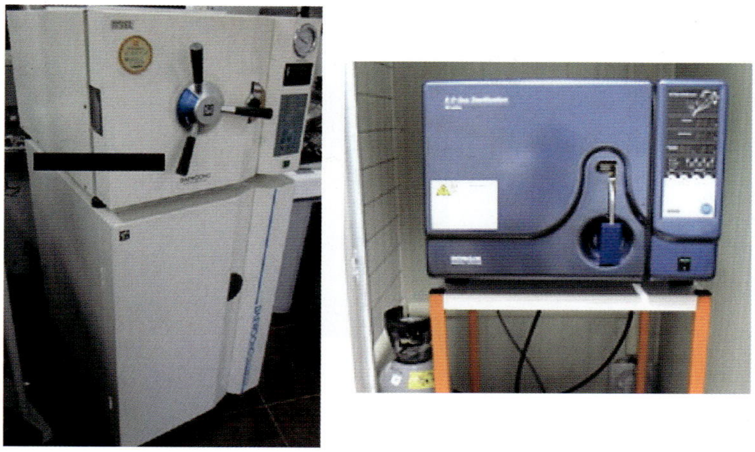

그림 6-17 EO 가스멸균기

표 6-8 EO 가스멸균의 장 · 단점

장점	• 열에 취약한 제품의 멸균이 가능하다. • 큰 병원용으로 적합하다.
단점	• 멸균시간이 길다. • 환기를 요하는 번거로움이 있어 별도의 환기시설이 필요하다. • 독성이 있고 발암물질이므로 취급 시 주의를 요한다.

(5) 플라즈마 멸균(plasma sterilization)

플라즈마란 초고온에서 음전하를 가진 전자와 양전하를 띤 이온으로 분리된 기체 상태를 말한다. 고체에 에너지를 가하면 액체, 기체로 되고, 다시 이 기체 상태에 높은 에너지를 가하면 수만℃에서 기체는 전자와 이온으로 분리되어 플라즈마 상태가 된다.

플라즈마 멸균이란 과산화수소를 이용한 저온 멸균기로 EO가스 같은 독성이 없어 친환경적이라고 할 수 있다. 1시간 이내에 멸균이 가능하고 멸균 후 즉시 기구를 사용할 수 있지만 멸균 가능한 기구의 범위가 제한되어 있다. 고온, 고압, 습기에 약한 기구를 멸균하는 데 적합하다(그림 6-18).

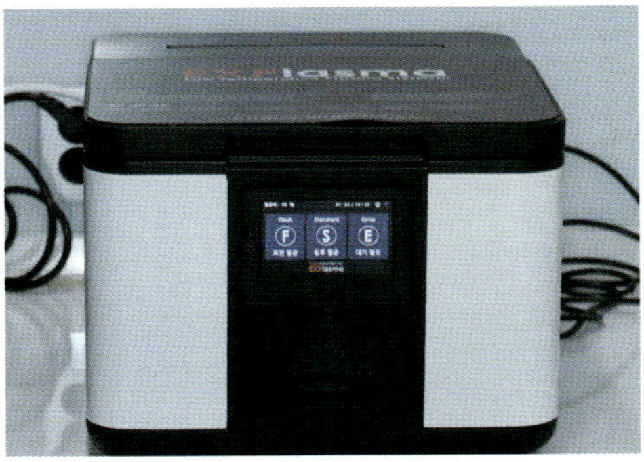

그림 6-18 플리즈마 멸균기

(6) 방사선멸균(radiation sterilization)

방사선을 조사함으로써 미생물의 세포 내에서 화학반응을 일으키게 하여 미생물을 사멸시키는 방법이다. 주로 코발트의 방사성 동위원소(60Co)에서 나오는 감마선(γ선)이 이용된다. 감마선은 미생물의 수분을 이온화시키는데, 이로 인해 핵산 등이 변성되어 결과적으로 미생물을 사멸시킨다. 감마선은 투과력이 강해서 완전히 포장한 물품이나 다량 제품의 멸균에 효능이 뛰어나고, 멸균한 제품은 장기간 보관할 수 있는 등의 장점에서 가장 신뢰할 수 있는 멸균방법이다. 그러나 방사선 조사는 고가의 대규모 장치가 필요하고 취급에도 주의가 요구되기 때문에 특정 시설에서만 시행할 수 있다. 플라스틱제 의료기구나 세포배양용 기재 등에 이용된다.

표 6-9 멸균법의 비교

	고압증기멸균	건열멸균	EO 가스멸균	불포화화학증기멸균
멸균시간	3~30분	30~60분	2~24시간	30분
멸균온도	고온, 121~135℃	고온, 160~180℃	저온, 40~60℃	고온, 132℃
기구 수명	짧음(손상되기 쉬움)	짧음	길	길
독성	없음	없음	있음 (배기가스 배출이 필요)	있음
환경오염	없음	없음	있음	있음
멸균처리량	중간	중간	많음	중간
적용할 수 없는 멸균 대상물	습열로 열화되기 쉬운 플라스틱 제품이나 고무 제품 등	고온에 변질되기 쉬운 금속기구, 인상용 트레이의 납착부위(녹아 떨어질 수 있음)		열에 약한 플라스틱, 고무제품 등

3) 멸균 모니터링

멸균이 되었는지를 확인하는 방법에는 물리적, 화학적, 생물학적 확인이 있으며, 이 가운데 한 가지만으로는 멸균 여부를 판단하기 어렵고 적어도 두 가지 이상을 병행해야 한다. 또한 멸균과정의 효과성과 멸균 정도를 정기적으로 모니터링해야 한다(표 6-10).

표 6-10 멸균 모니터링의 방법과 주기

방법		단위	주기
물리적 확인		멸균 회차	모든 멸균 회차
화학적 확인	내부 지시제	모든 멸균팩	
	외부 지시제	모든 멸균팩, 멸균세트	
생물학적 확인		멸균 회차	매일 1회(최소 주 1회)

(1) 물리적 확인(physical monitoring)

멸균과정이 이루어지는 동안 멸균기의 진공, 압력, 시간, 온도를 측정하여 기록하는 방법이다. 이 방법으로 멸균과정을 보증할 수는 없지만 잘못된 계기 수치로 인해 발생하는 문제를 막을 수 있다. 멸균기 내부의 모든 부분에 대한 자료가 아니라 멸균기 내부 한 시점에서의 상태를 나타내는 것이므로, 질적 향상을 위해서는 화학적, 생물학적 확인이 병행되어야 한다.

(2) 화학적 확인(chemical monitoring)

멸균과정과 관련된 하나 또는 두 가지 이상의 변수 변화에 시각적으로 반응하는 민감 화학제(chemical indicator, CI)를 이용하는 방법이다. 이 방법은 멸균과정의 오류를 비교적 쉽게 발견할 수 있고 가격이 저렴하다. 하지만 멸균 물품이 완전히 멸균되었는지를 확인하기란 사실상 어려우며, 단지 포장 물품이 멸균과정을 거쳤는지를 확인할 수 있는 수준이다(그림 6-19). 따라서 생물학적 확인을 병행하는 것이 바람직하다.

멸균의 신뢰성을 확인 검사하는 방법으로 보이딕 테스트(Bowie-Dick Test)가 있는데 고압증기멸균기의 멸균 성능을 평가하기 위한 표준화된 테스트로서 완전 멸균의 필수 요소인 잔류 공기 제거 및 공기 누출 여부 등을 화학적 방법으로 확인하는 테스트로서 이 테스트를 통해 멸균기의 완전 멸균 성능을 검증해 볼 수 있다. 멸균기의 사멸능력을 판단하지 않으며 오로지 멸균 작동 전 쳄버 내부에 차 있는 오염공기제거 능력과 스팀 침투 능력을 판정하는 검사방법이다(그림 6-20).

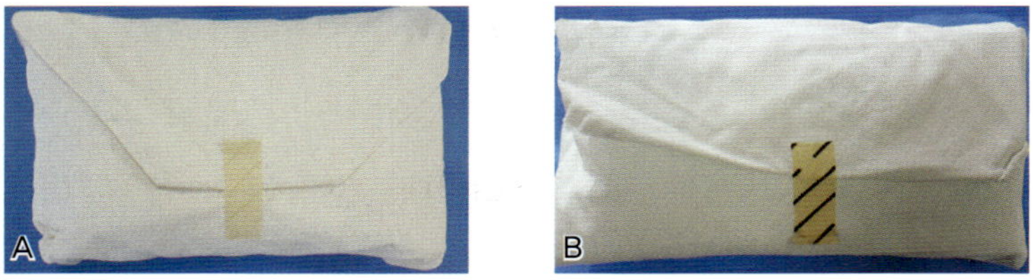

그림 6-19 **화학적 지시제(CI)**

A : 멸균 전 B : 멸균 후

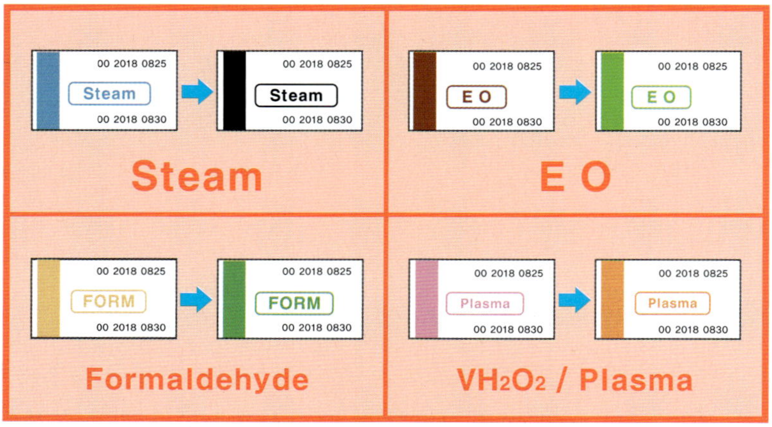

그림 6-20 **Bowie-Dick 테스트 전후의 색상 변화**

(3) 생물학적 확인(biological monitoring)

멸균상태를 확인할 수 있는 가장 주된 방법으로 저항력이 매우 높은 세균의 아포를 멸균기에서 처리한 후 이를 배양시켜 사멸 여부를 확인하는 방법이다. 이때 사용되는 아포는 *Bacillus subtilis* 혹은 *Bacillus stearothermophilus*이다.

생물학적 지시제(biological indicator, BI)는 아포가 들어 있는 종이띠나 유리병의 두 형태로 시판되며(그림 6-21), 멸균기에서 처리한 후 포장 봉투 안의 종이띠나 유리병을 무균적으로 꺼낸 후 이를 배양한다. 살아 있는 아포가 남아 있으면 이들이 증식하여 배양액의 색상 변화와 혼탁을 초래하기 때문에 육안으로 확인할 수 있다. 이 방법은 적어도 주 1회 이상 실시하는 것이 바람직하다.

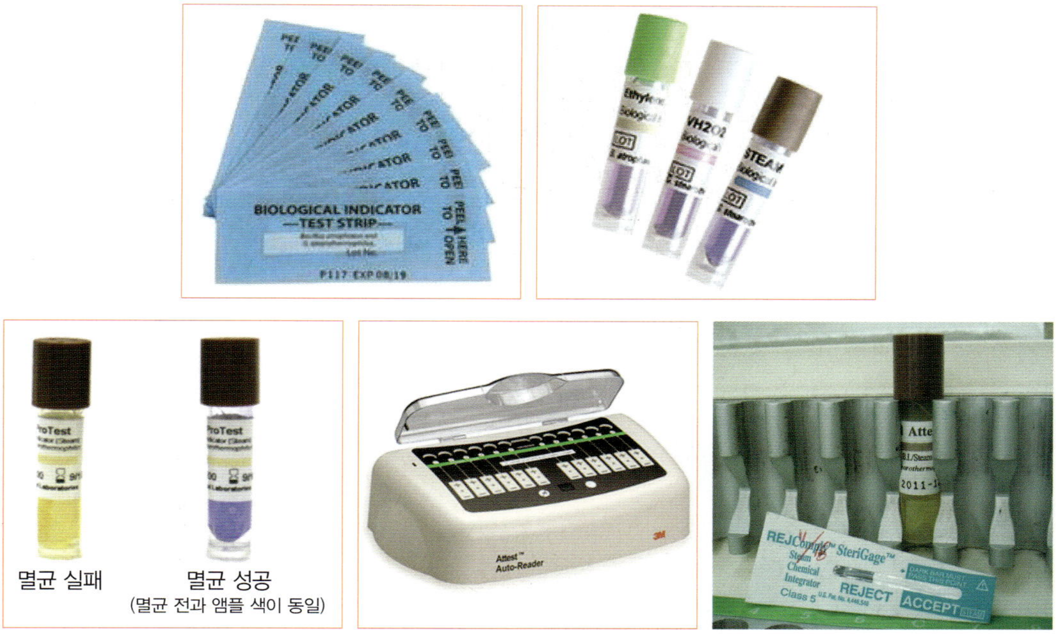

그림 6-21 생물학적 지시제의 종류

4) 멸균된 기구의 보관

멸균된 기구는 주변 환경으로부터 오염되지 않도록 밀폐된 공간에 보관하는 것이 중요하다. 날짜에 따라 보관하거나 또는 진료내용에 따라 날짜를 적어 보관한다(표 6-11, 그림 6-22). 멸균된 기구의 포장이 손상되었다면 다시 멸균해서 보관한다.

표 6-11 멸균된 기구의 유효보관기간

포장방법	멸균 유지 기간	
	밀폐된 기구장	개방된 선반
모슬린으로 한번 포장(2장 두께)	1주	2일
모슬린으로 두번 포장(각각 2장 두께)	7주	3주
크레이프 페이퍼[1]로 한번 포장(1장 두께)	적어도 8주	3주
한번 포장한 모슬린(2장 두께) 위에 촘촘하게 직조한 처리하지 않은 피마면[2](1장 두께)	–	8주
한번 포장한 모슬린(2장 두께) 위에 두 방향의 크레이프 페이퍼(1장 두께)	–	10주

표 6-11 멸균된 기구의 유효보관기간 (계속)

표장방법	멸균 유지 기간	
	밀폐된 기구장	개방된 선반
한번 포장한 모슬린(2장 두께) 위에 3Mil[3]의 폴리에틸렌으로 봉한 것	–	적어도 9개월
전부 종이로 된 봉지(테이프로 봉함)*	적어도 3개월	60일
종이–합성수지 봉지*	적어도 6개월	4개월
전부 합성수지로 된 봉지*	1년	6개월

* 두 번 열로 봉하면 적어도 30일 이상 보관기간이 증가
1) 그레이프 페이퍼 : 냅킨용의 주름진 종이
2) 피마면 : 이집트면을 미국 서남부에서 고강도 섬유용으로 개발한 것
3) Mil : 1/1,000 인치

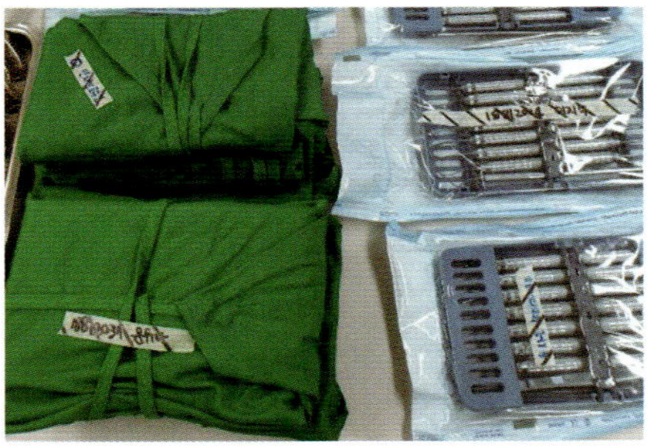

그림 6-22 멸균된 기구 보관 시 진료내용에 따른 날짜 기입

5) 멸균 실패의 원인

① 불완전한 기구세척

기구에 오염물이 남아 있는 경우 멸균제가 미생물에 직접 접촉하지 않을 수 있다.

② 기구의 과적

멸균기 내에 기구를 너무 많이 넣어 공간이 없는 경우 멸균제의 침투를 방해하여 멸균제와 기구가 직접 접촉하지 못할 수 있다.

③ 적절하지 않은 포장

멸균법에 맞지 않는 포장재료를 선택하는 경우 포장재가 화학약품을 흡수하여 약품의 기화를 방해한다. 또는 과도하게 포장한 경우 멸균제의 침투를 방해하여 멸균제가 기구에 직접 접촉하지 못한다.

④ 멸균기 취급의 미숙련

멸균기 작동법을 숙지하지 못해 오류가 발생하는 경우이다.

⑤ 멸균법의 오류

멸균제를 잘못 투입하거나 부적절한 멸균법을 사용하는 경우로 기구가 변형되거나 멸균제가 용액에 침투하지 않는다.

( )월 고압증기 멸균기 관리점검표

기준년도 : 20 년

점검부서		작성자		점검 기호 설명	○:양호 △:미비 ×:불량

주요 점검대상		점검/청소방법	점검내용	1	2	3	4	5	6	7	8	9	10	11	12	13	14	15	16	17	18	19	20	21	22	23	24	25	26	27	28	29	30	31
멸균실내부	내부 트레이	이물질 제거 및 물걸레 세척	트레이 청결상태 양호한가?																															
	히터 덮개		히터덮개의 청결상태 양호한가?																															
	멸균실 (챔버)		멸균실내부 청결상태 양호한가?																															

(점 검 일 자 (1일 1회))

주요점검 대상	점검/청소방법	점검내용	1	2	3	4	5	6	7	8	9	10	11	12
멸균기 물통	잔류수제거 세척	물통내 잔류수 배출후, 증류수로 다시한번 배출하였는가?												
멸균기 도어	도어가스켓 육안확인	도어가스켓 파손되지 않고, 양호한가?												
※이상 시, 실장에게 보고할 것		점검자 확인(서명)												

(점 검 일 자 (매월 1회))

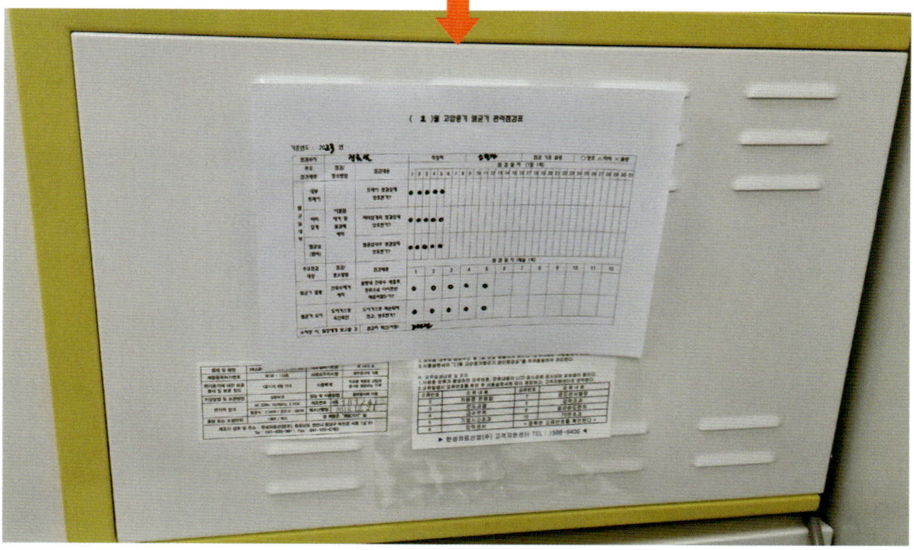

그림 6-23 멸균작업일지

요점정리

- 소독(disinfection)이란 인체에 유해한 미생물을 제거하거나 균수를 줄이는 과정이며 여과법, 자비소독, 저온살균 등의 물리적 방법과 소독제를 사용하는 화학적 방법이 있다.
- 소독제는 소독 수준에 맞게 고수준 소독제, 중간수준 소독제, 저수준 소독제로 분류해서 사용한다.
- 소독제의 종류에는 알코올류, 차아염소산나트륨, 포비돈요오드, 제4급암모늄염, 글루콘산 클로르헥시딘 등이 있다.
- 알코올류 소독제는 그람양성균, 그람음성균, 결핵균, 일부 바이러스에 효과적이나 세균의 아포에는 효과가 없다. 주로 손, 주사부위의 피부소독에 사용된다.
- 멸균(sterilization)이란 아포를 포함하여 질병을 일으키는 모든 미생물을 사멸시켜 무균상태로 만드는 과정이다.
- 멸균법에는 건열멸균, 고압증기멸균, 불포화 화학증기멸균, EO 가스멸균, 방사선 멸균 등의 방법이 있다.
- 멸균이 되었는지 확인하는 방법에는 물리적, 화학적, 생물학적 방법이 있으나, 한 가지만으로는 멸균 여부를 판단하기 어려워 두 가지 이상을 병행해야 하며 정기적으로 확인한다.
- 멸균된 기구는 오염되지 않도록 밀폐된 공간에 보관하며 날짜에 따라 보관하거나 또는 진료내용에 따라 날짜를 적어 보관한다.
- 멸균된 기구의 포장이 손상되었다면 다시 멸균해서 보관한다.
- 멸균 실패의 원인에는 불완전한 기구세척, 기구의 과적, 적절하지 않은 포장, 멸균기 취급의 미숙련, 멸균법의 오류 등이 있다.

Review test

1. 다음 중 소독에 관한 설명으로 옳은 것은?

① 소독이란 대상물로부터 모든 이물질을 제거하는 과정이다.
② 소독이란 인체에 유해한 미생물을 제거하거나 균수를 줄이는 과정을 말한다.
③ 소독은 모든 미생물을 완전하게 제거하고 파괴시킨다.
④ 소독제는 분무해서 사용해도 된다.
⑤ 서로 다른 소독제를 혼합해서 사용해도 된다.

2. 소독제의 종류와 특징으로 옳은 것은?

① 고수준 소독제로는 염화벤제토늄가 있다.
② 글루콘산 클로르헥시딘은 중간수준 소독제로 구강점막에 사용한다.
③ 차아염소산나트륨은 금속기구에 사용할수 없다.
④ 소독용 에탄올의 적정 농도는 50~60%이다.
⑤ 포비돈 요오드는 결핵균, 진균류에는 효과가 없다.

3. 멸균과정이 올바른 순서로 나열된 것은?

① 기구세척 → 기구용액담그기 → 기구건조 → 기구포장 → 멸균 → 기구보관
② 기구용액담그기 → 기구세척 → 기구건조 → 기구포장 → 멸균 → 기구보관
③ 기구용액담그기 → 기구건조 → 기구세척 → 기구포장 → 멸균 → 기구보관
④ 기구용액담그기 → 기구세척 → 기구포장 → 기구건조 → 멸균 → 기구보관
⑤ 기구용액담그기 → 기구세척 → 기구포장 → 멸균 → 기구건조 → 기구보관

정답

1. ② 2. ③ 3. ②

Chapter 07 치과기구의 관리

학습목표

1. 세척, 소독, 멸균의 개념을 설명할 수 있다.
2. 위험도 수준에 따른 기구 분류와 관리과정을 설명할 수 있다.
3. 기구관리의 전체적인 과정을 설명할 수 있다.
4. 기구관리의 과정에서 단계별로 실행하는 내용을 설명할 수 있다.

07 치과기구의 관리

1 기구관리의 과정

1) 기구관리의 개념

치과에서 사용하는 기구의 감염관리를 위한 중요한 개념으로 세척, 소독, 멸균이 있다. 우선 이 개념을 정확하게 이해한 후 감염 위험의 정도와 대상물에 따라 세척, 소독, 멸균을 구분하고 그 효과와 안전성, 경제성을 고려하여 적용해야 한다.

2) 기구의 분류

치과의료 현장에서 사용되는 치과기구에는 멸균해야 하는 것, 소독해야 하는 것, 세척만 하면 되는 것이 있다. 따라서 기구의 사용 목적과 진료상황에 맞게 기구를 분류하여 소독이나 멸균법을 적용해야 한다(표 7-1, 그림 7-1).

올바른 기구 분류는 적절한 소독이나 멸균법 선택을 가능하게 하고, 또 요구 수준으로 처리함으로써 불필요한 시간과 비용의 낭비를 줄일 수 있다.

표 7-1 감염관리를 위한 치과기구의 분류

기구	정의	종류	요구 수준
고위험기구	인체 조직이나 혈관에 삽입하는 기구	외과기구, 치석제거기, 수술용 칼, 수술용 버, 파일, 임플란트 기구 등	멸균
준위험기구	점막이나 손상이 있는 피부에 접촉하는 기구	치경, 보존용 충전기구, 인상용 트레이, 핸드피스 등 비침습적 구강 내 사용 기구	멸균 또는 높은 수준의 소독
비위험기구	손상이 없는 피부에 접촉하거나 점막에는 사용하지 않는 기구	방사선 관구, 조명등 손잡이, 혈압측정 가압대, 믹싱용 주걱 등 구강 외 사용 기구	중간 또는 낮은 수준의 소독

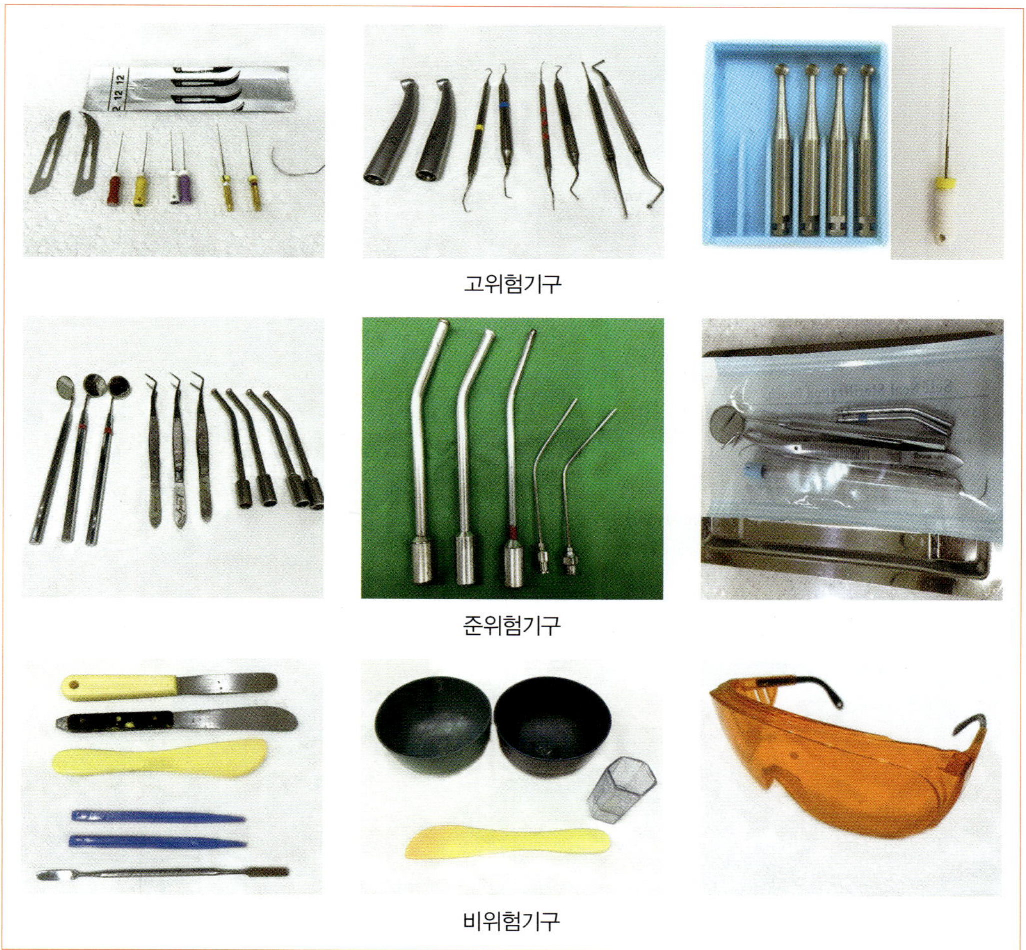

그림 7-1 위험도 수준에 따른 기구의 분류

3) 기구관리의 과정

치과에서 사용하는 기구를 관리하는 일반적인 과정은 그림 7-2와 같다. 오염된 날카로운 기구에 다치지 않도록 매우 주의 깊게 다루어야 하며, 이 과정 동안 항상 개인보호구(장갑, 마스크, 보호복 등)를 착용해야 한다.

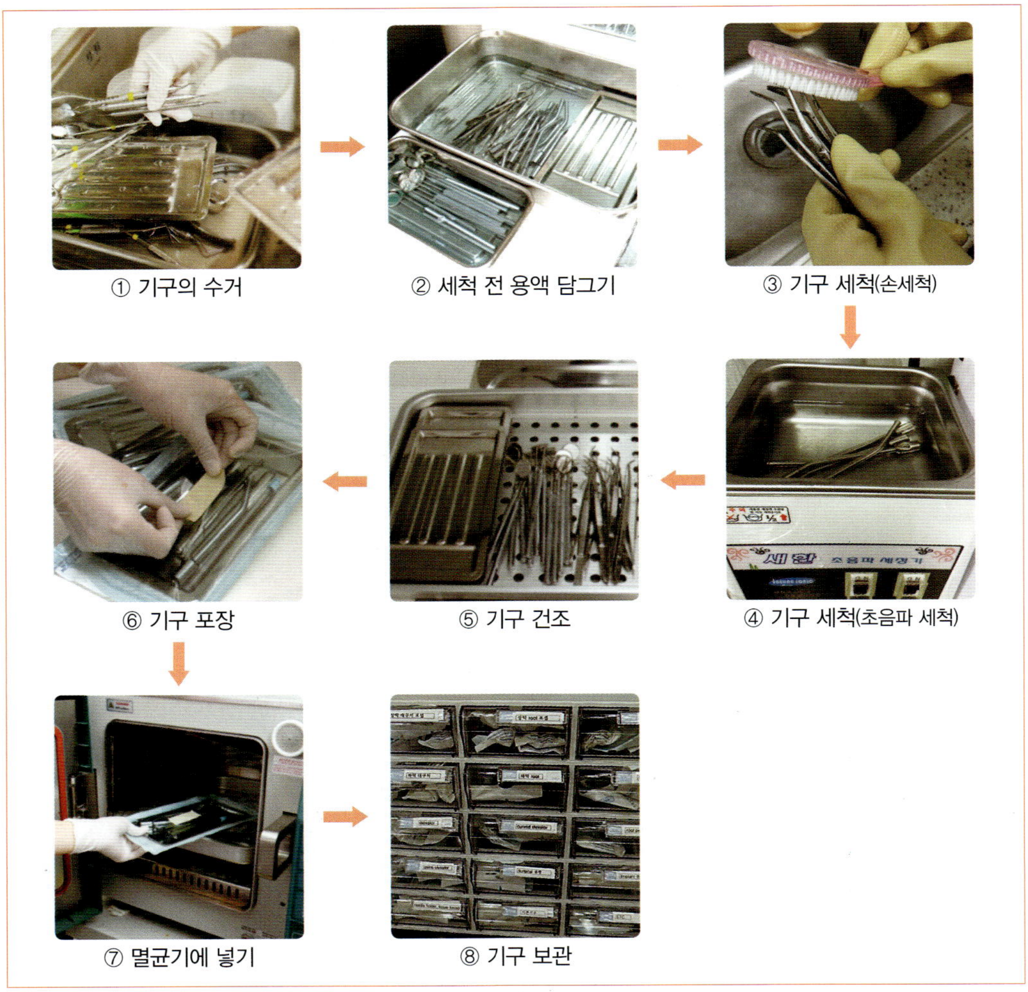

① 기구의 수거 → ② 세척 전 용액 담그기 → ③ 기구 세척(손세척) → ④ 기구 세척(초음파 세척) → ⑤ 기구 건조 → ⑥ 기구 포장 → ⑦ 멸균기에 넣기 → ⑧ 기구 보관

그림 7-2 기구관리의 과정

(1) 기구의 수거

사용한 치과기구는 적절한 방법으로 정리해야 한다. 특히 날카로운 주사바늘이나 날카로운 기구, 핸드피스용 버를 처리할 경우 반드시 정해진 지침에 따라 수거한 뒤 폐기하여 바늘찔림사고나 기타 수거 과정에서 생길 수 있는 감염노출의 발생을 예방해야 한다.

진료실 내에서 사용한 오염 기구를 회수할 때는 가급적이면 뚜껑을 덮어 이동, 보관하고 멸균실 관리지침에 따라 오염 기구와 멸균 기구의 이동 동선이 반드시 분리되어야 하며, 세척 장소에 멸균된 기구를 보관해서도 안 된다(표 7-2).

표 7-2 사용한 기구 처리 시의 주의사항

- 사용한 기구를 처리할 때는 의료종사자를 보호하기 위해 표준예방지침을 따라야 한다.
- 날카로운 기구는 주의 깊게 조작한다.
  ① 주사바늘을 제거할 때
  ② 주사기를 전달할 때
  ③ 핸드피스에서 버를 분리할 때
- 사용한 일회용 주사기와 주사바늘, 수술용 칼, 그리고 다른 날카로운 기구는 구멍이 잘 나지 않는 용기에 버리고, 이 용기는 날카로운 기구를 사용하는 장소와 최대한 가까운 곳에 둔다.
- 진료를 마친 후 세척 전, 트레이에서 날카로운 기구(주사바늘, 수술용 칼 등)를 제거한다. 일회용 주사기나 바늘, 수술용 칼은 구멍이 잘 나지 않는 용기에 처리한다.
- 한 번 사용한 버는 즉시 핸드피스에서 제거해야 한다.

〈출처 : 한국치위생감염관리학회 '치과진료실 감염관리 지침서'〉

(2) 세척 전 용액 담그기

멸균 전 기구를 담금용액에 담그는 과정은 매우 중요한 단계이다. 혈액 등의 오염물이 기구에 말라붙지 않아 세척 효과를 높일 수 있고, 효과적으로 유기물을 제거하여 멸균 및 소독 과정을 거치기 전에 많은 미생물을 미리 사멸시킬 수 있다(그림 7-3, 표 7-3).

또 진료실이 바쁘면 환자의 진료가 끝날 때마다 기구를 소독실로 옮기는 것이 비효율적일 수 있는데, 이럴 때는 오염된 기구를 용액에 담가 놓고 나중에 처리하는 것이 훨씬 효율적이다.

담금용액으로는 세척에 사용하는 세척제와 같은 종류를 사용하거나 따뜻한 물이나 효소용액을 사용할 수 있다.

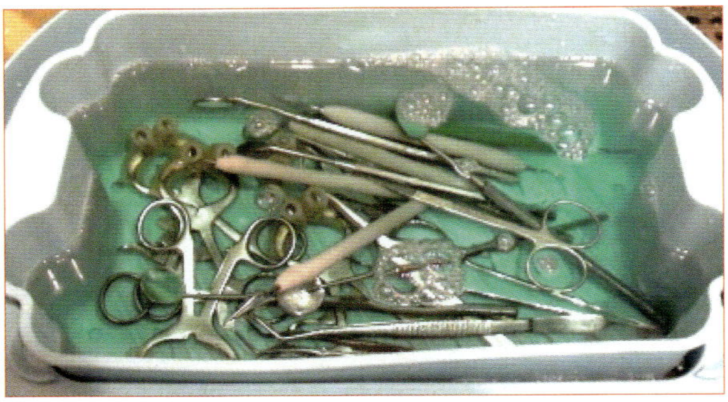

그림 7-3 세척 전 용액 담그기

표 7-3 세척 전 용액 담그기의 장점

- 혈액, 타액, 조직 등이 기구에 말라붙어 세척을 어렵게 하는 것을 방지하고 소독이나 멸균에 도움을 준다.
- 오염된 기구가 다른 기구나 물체를 직접 오염시키거나 건조되는 과정에서 미생물이 공기 중으로 확산되는 것을 방지한다.
- 초기에 상당수의 미생물을 사멸시키므로 실수로 사용한 오염된 기구에 의해 손상을 입었을 때 시술자를 보호할 수 있다.
- 세척보다 더 우선적인 용무나 다음 환자를 준비할 시간적 여유가 생긴다.

(3) 세척

기구 세척은 멸균이나 소독 전에 반드시 거쳐야 하는 과정이다. 기구를 세척하는 방법에는 직접 손으로 하는 수동세척, 초음파세척기를 사용하는 초음파세척, 기구세척기를 사용하는 자동세척이 있으며, 병원의 상황에 따라 세척 장비 등을 구입하여 세척할 기구에 따라 적절한 방법을 선택한다(그림 7-4, 7-5, 표 7-4).

① 수동세척

a. 개인보호구와 두꺼운 가사용 고무장갑을 착용한다.
b. 기구를 담금용액에서 꺼낸다.
c. 기구를 꽉 잡고 따뜻한 물로 1분 동안 헹군다.
d. 한 손으로 기구를 잡고, 다른 손에 손잡이가 긴 솔을 사용하여 닦는다. 이때 날카로운 기구에 찔리지 않도록 주의한다. 한쪽을 먼저 닦은 다음 다른 쪽을 닦는다.
e. 기구를 다시 물로 헹군다.
f. 혈액이 많이 묻은 기구는 먼저 찬물로 헹군 후 미지근한 물로 세척한다.

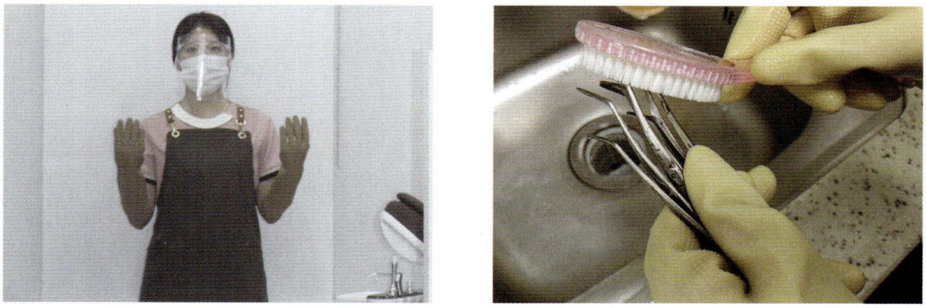

그림 7-4 수동세척

② 초음파세척

a. 개인보호구와 두꺼운 가사용 고무장갑을 착용한다.
b. 기구를 담금용액에서 꺼낸다.
c. 기구를 꽉 잡고 따뜻한 물로 1분 동안 헹군다.
d. 작은 기구나 보철물 등을 세척망에 넣은 다음 세척기 안에 넣고 작동시킨다. 그렇게 하지 않으면 기구와 세척기 탱크 사이의 마찰에 의한 마모로 구멍이 생겨서 세척기의 수명이 단축된다.
e. 세척액이 튀거나 에어로졸이 발생하여 교차 오염이나 주위에 얼룩과 부식, 세척액 증발이 발생할 수 있으므로 반드시 뚜껑을 닫고 사용한다.
f. 초음파 전달용액으로 적절한 세제를 선택하여 사용하면 더욱 효과가 좋은데, 세척액은 하루에 한 번 교환한다. 단, 세척액의 색이 변하면 즉시 교환한다.
g. 세척기를 사용한 다음에는 세척기 내부를 적절한 소독제로 소독한다.
h. 세척이 끝난 기구에 묻은 세제나 세척액은 찬물로 헹구어 낸다.

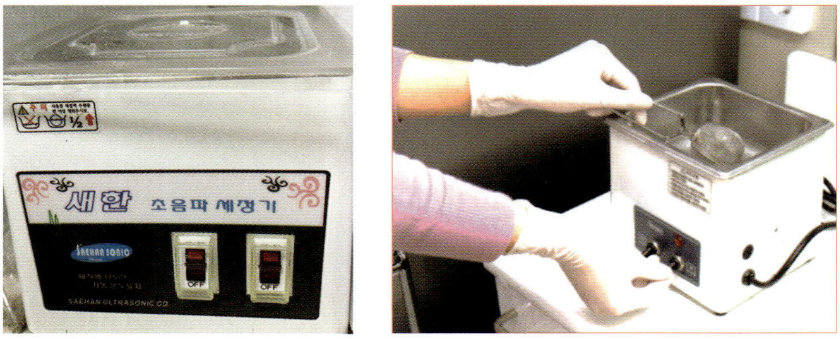

그림 7-5 초음파세척기

표 7-4 기구 세척방법의 비교

종류	특징
수동세척	• 손으로 작업하기 때문에 비교적 위험하다.
초음파세척	• 수동세척과 비교하여 손상을 덜 입는다. • 우수한 세척기전을 가지고 있으며, 기포 발생으로 미생물을 용해한다. • 세척 후 오염 발생 시 수동세척이 추가적으로 필요하다.
자동세척 (기구세척기)	• 병원의 규모를 고려하여 설치해야 한다. • 수동세척과 비교하여 손상을 덜 입는다. • 세척기 내에 기구 배치를 적절히 해야 한다. • 뜨거운 물을 이용하여 자동으로 세척이 가능하며 건조도 가능하다.

(4) 건조

기구가 잘 건조되지 않으면 녹이 슬거나 소독이나 멸균에 더 많은 시간을 요하게 된다. 일반 기구는 종이타월 위에 기구를 놓고 종이타월을 두드려서 습기를 빨아들이거나 식기건조기와 같은 기구건조기를 사용하고, 작은 기구는 고농도의 알코올에 담갔다가 꺼내면 쉽게 건조된다(그림 7-6).

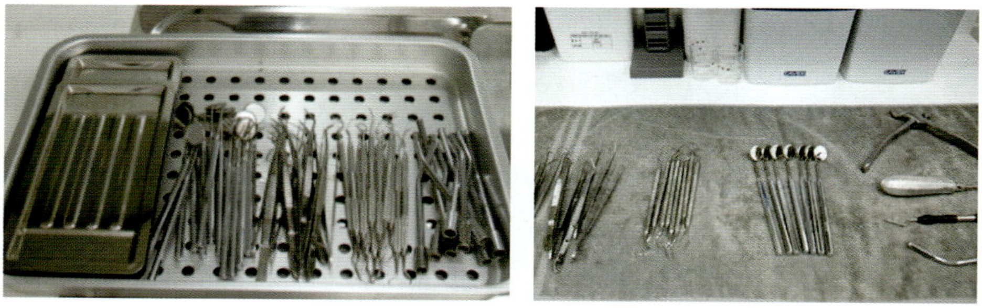

그림 7-6 기구 건조

(5) 포장

포장은 멸균기에서 기구를 꺼내거나 보관할 때 오염에서 보호하기 위해 하는 것으로 기구들을 멸균기에 넣기 전에 해야 하며 멸균상태를 잘 유지시키기 위해 양질의 포장 재질을 사용해야 한다. 종이나 종이봉투, 비닐주머니, 기구 카세트 등이 널리 사용되고 있다(그림 7-7).

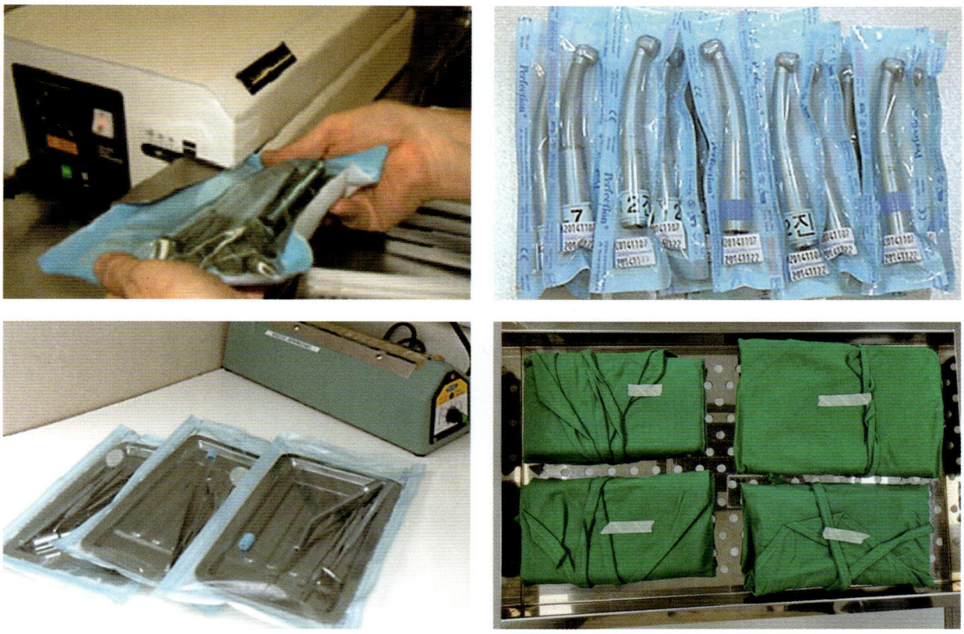

그림 7-7 **멸균 전 포장**

(6) 소독

치과기구는 멸균이 권장된다고는 하지만 기구의 재질에 따라 또는 소독만으로 사용이 가능한 준위험 기구와 비위험 기구는 고도, 중증도, 저도의 소독방법을 선택하여 소독을 하고 헹굼의 과정을 거치도록 한다(Chapter 06 '소독과 멸균'을 참조).

(7) 멸균

멸균에 앞서 세척, 건조 과정을 거친 기구는 멸균용 파우치에 적절한 방법으로 밀봉 처리하고, 밀봉 시 멸균 확인을 위한 화학표지자도 동봉하여 멸균을 해야 한다(그림 7-7). 멸균 즉시 사용되는 기구의 경우 포장을 하지 않을 수 있지만, 멸균기에서 꺼내 사용하기까지는 멸균 상태를 유지해야 한다(그림 7-8).

미생물을 사멸시키는 가장 확실한 방법은 멸균이며, 멸균 대상 물품, 기구의 재질, 제조사의 권고에 따라 적절한 멸균방법을 선택하여 적용한다(Chapter 06 '소독과 멸균'을 참조).

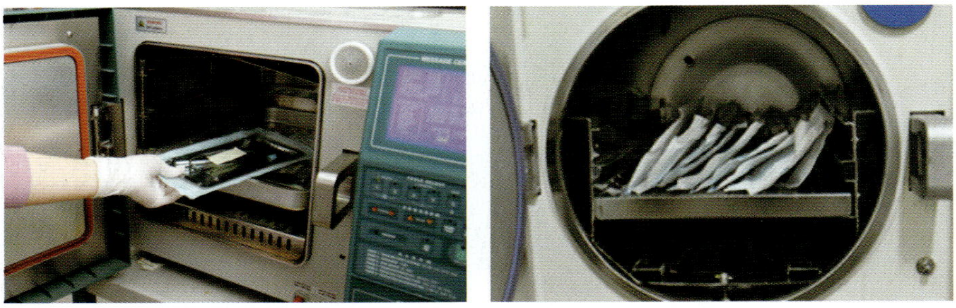

그림 7-8 멸균기

(8) 보관

멸균이 완료된 기구는 멸균 및 포장방법, 포장지에 따라 사용기간이 달라지므로 명확한 지침에 따라 유효기간을 설정하여 관리한다(그림 7-9, 표 7-5). 또 멸균된 기구는 출입이 제한된 별도의 청결한 구역 내 보관장을 활용하고 멸균 물품 보관실은 온도, 습도의 관리도 필요하며 소독이 완료된 기구 역시 별도 덮개가 있는 기구장에 보관한다.

기구 사용 전 포장 상태를 점검하여 손상이 발생한 경우, 밀봉 상태가 훼손된 경우, 물에 젖은 경우, 유효기간이 지난 경우에는 반드시 재포장하여 다시 멸균한다. 또한 기구 사용 시에는 먼저 멸균 및 소독된 기구를 우선 사용하는 원칙을 지킨다.

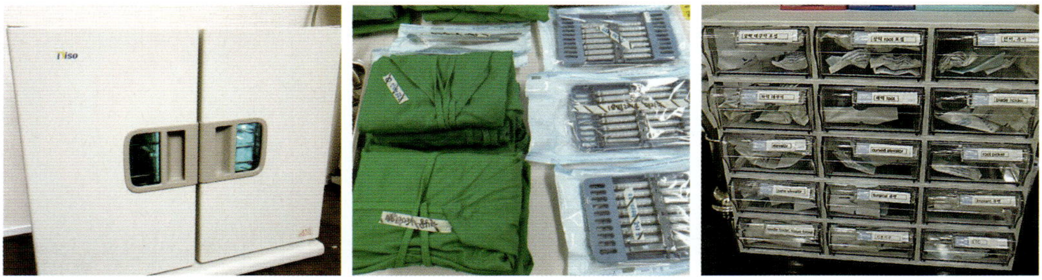

그림 7-9 멸균된 기구의 보관

표 7-5 기구의 보관지침

● 오염원으로부터 보호되는 건조하고 청결한 장소에 보관한다. 또한 습기에 노출되지 않도록 하수구, 배수구, 수관, 천장, 마루와 외벽에서 몇 인치 떨어진 곳에 보관한다.
● 열 발생원과 가까운 곳에 보관하면 포장 재료가 구멍이 나기 쉬우므로 열 발생원과 멀리 떨어진 곳에 보관한다.
● 멸균 포장재가 파손되면 멸균을 다시 해야 하므로 기구의 보관기간은 본래의 멸균 포장재가 얼마나 완전하게 유지되는지에 달려 있다.
● 멸균 포장재가 손상되지 않는 한 가장 오래된 멸균 기구부터 사용해야 한다. 멸균 기구의 최대 보관 기간은 1개월이며, 그 기간 중에 사용하지 않은 기구는 재포장하여 다시 멸균해야 한다.

2 치과기구 관리의 실제

치과에서 사용되는 기구는 사용 목적에 따라 사용한 후 감염 위험의 정도에 따라 아래와 같은 과정으로 구분해서 관리한다.

세척 시 대부분의 오염된 기구는 더운물로 헹구며 혈액이 많이 묻은 기구는 찬물로 헹군다.

1. 세척 → 건조

① 인상용 스파튤라(spatula)

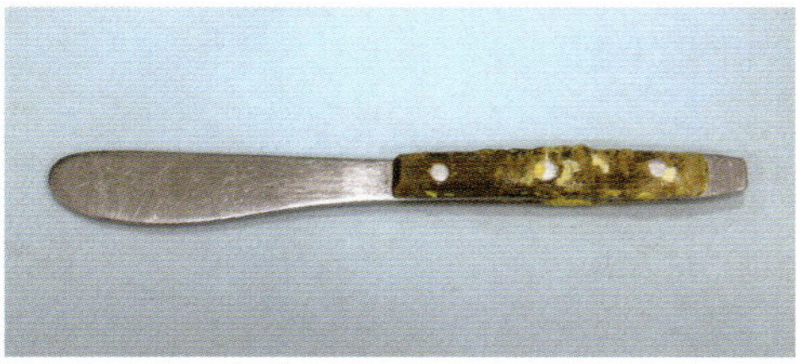

인상재를 제거한 후 세척하고 충분히 건조시킨다. 타액으로 오염된 경우, 온탕 · 열탕으로 소독하고 건조시킨다. 세척 · 소독 · 건조가 자동으로 이루어지는 워셔디스인펙터(washer disinfector)를 사용해도 된다.

② **러버볼(rubber bowl)**

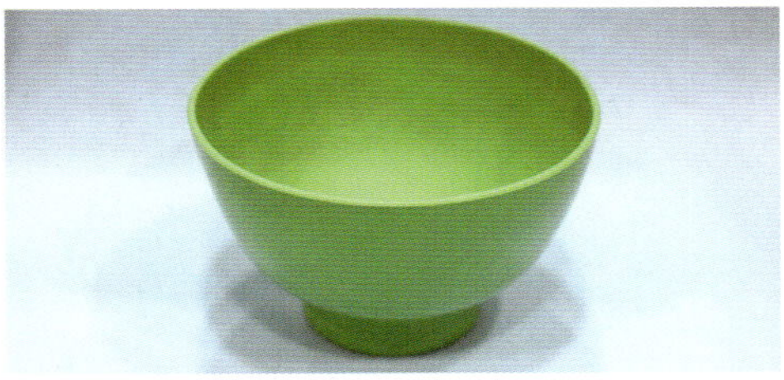

인상재를 제거한 다음 세척하고 건조시킨다. 타액으로 오염된 경우, 온탕이나 열탕으로 소독한 후 건조시킨다. 세척, 소독, 건조가 자동적으로 이루어지는 워셔디스인펙터를 사용해도 된다.

③ **러버댐 펀치(rubber dam punch)**

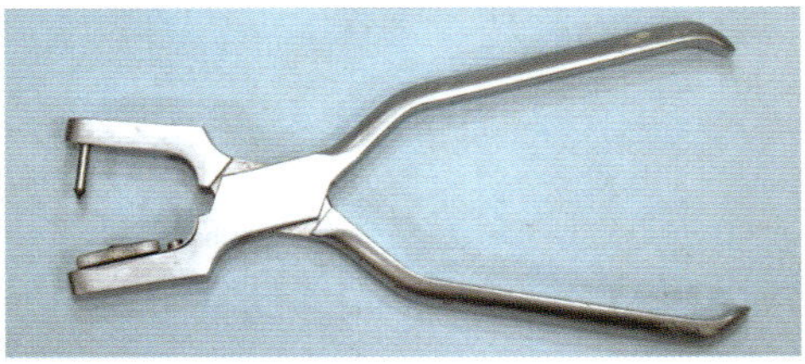

물과 세제로 세척한다(초음파세척기 사용 가능).

④ **와이어 커터(wire cutter)**

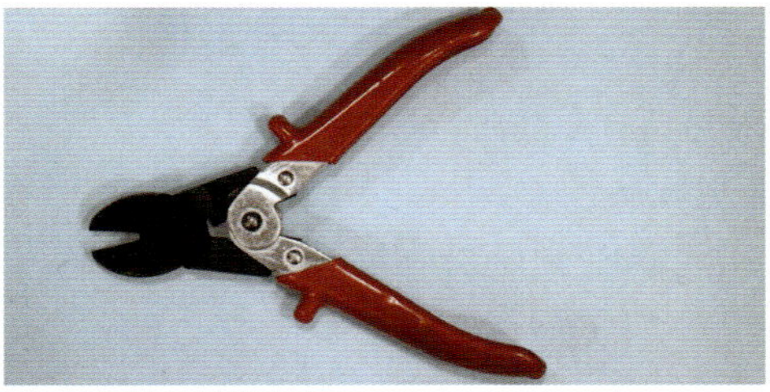

물과 세제로 세척한다(초음파세척기 사용 가능). 타액으로 오염된 경우, 온탕이나 열탕 소독한 후 건조시킨다. 세척, 소독, 건조가 자동적으로 이루어지는 워셔디스인펙터를 사용해도 된다.

⑤ **가글받이**

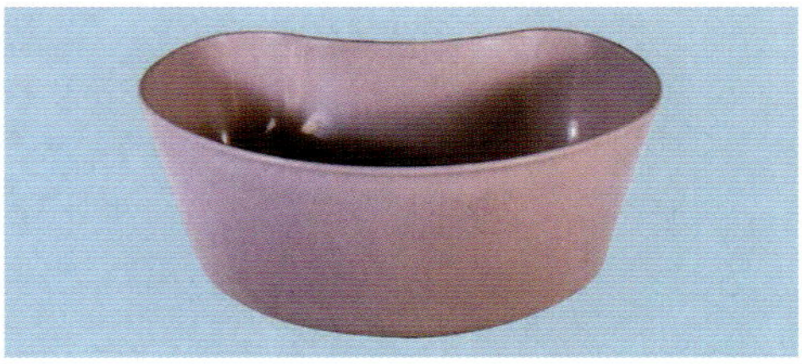

물과 세제로 세척한다. 혈액 등으로 오염된 경우는 차아염소산나트륨액으로 소독한다.

2. 세척 → 소독 → 건조

① 공기-물 사출기(3-Way syringe)

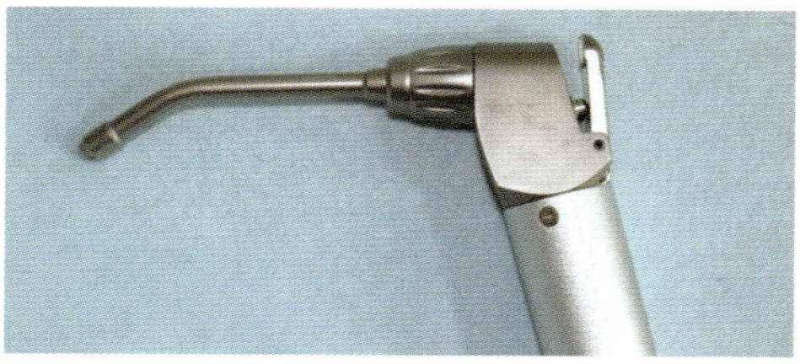

세척 후 수분을 제거한 다음 알코올류(70% 에탄올 등)로 닦아내고 건조시킨다. 노즐은 1회용 팁으로 교환하여 쓰는 것이 좋다. 또는 팁 부분만 고압증기멸균기에 넣고 멸균한다.

② 치크 리트랙터(cheek retractor)

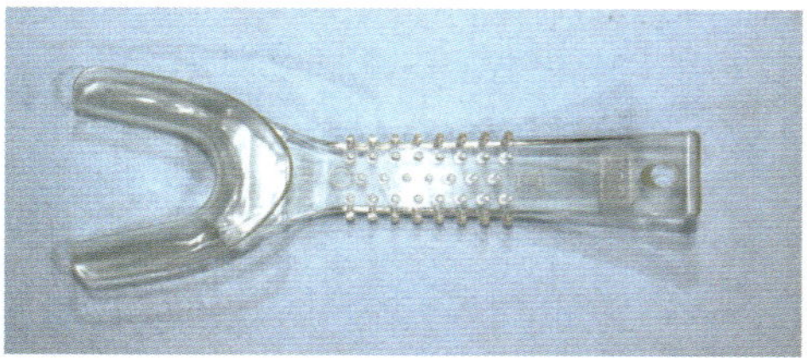

물과 세제로 세척한 후(초음파세척기 사용 가능) 온탕이나 열탕으로 소독하고 건조시킨다. 워셔디스인펙터를 사용해도 된다.

③ 교합지 홀더(articulating paper holder)

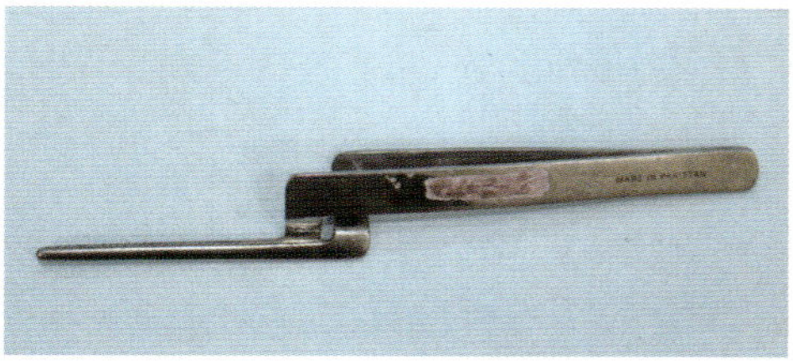

물과 세제를 이용해서 끝부분의 안쪽 홈에 부착된 교합지 등을 제거한다(초음파세척기 사용 가능). 온탕이나 열탕을 이용해 소독한 후 건조시킨다. 워셔디스인펙터를 사용해도 된다.

④ 클램프포셉(clamp forcep)

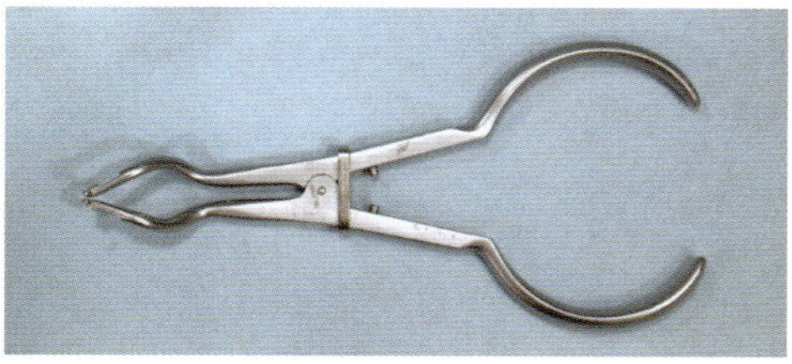

물과 세제로 세척한다(초음파세척기 사용 가능). 온탕, 열탕을 이용해 소독한 후 건조시킨다. 워셔디스인펙터를 사용해도 된다.

⑤ 조각도(carver)

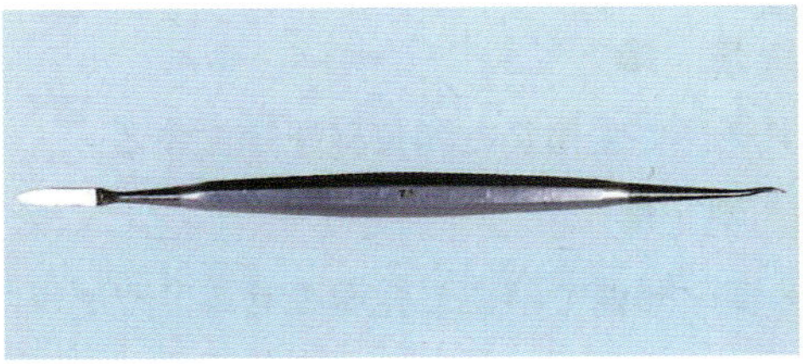

온탕, 열탕을 이용해 소독한 후 건조시킨다. 타액에 의한 오염이 없는 경우는 세척만 해도 된다. 세척 시 찔림 사고를 방지하기 위해서 워셔디스인펙터를 사용해도 된다.

⑥ 흡인기 팁(suction tip)

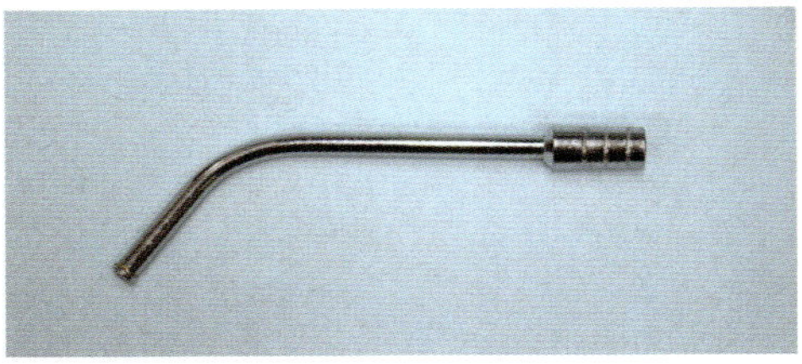

초음파세척기를 사용해서 세척한다(러버팁을 분리해서 세척). 온탕이나 열탕을 이용해서 소독한 후 건조시킨다. 워셔디스인펙터를 사용해도 된다. 외과수술용 흡인관은 멸균한다.

⑦ 플라스틱 스파튤라(plastic spatula)

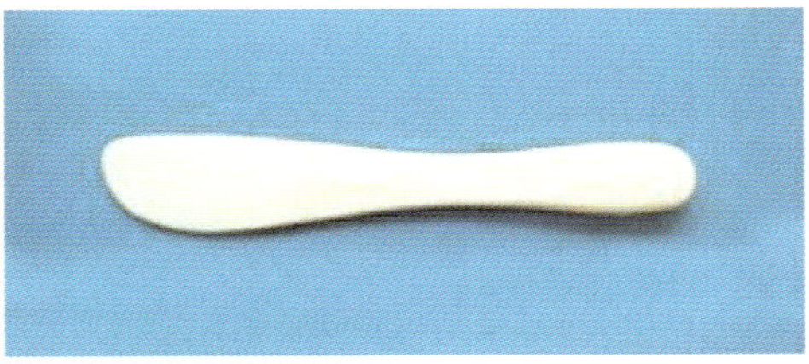

부착된 시멘트류는 경화되기 전에 닦아내고 물과 세제로 세척한다(초음파세척기 사용 가능). 온탕이나 열탕 소독을 실시한 후 건조시킨다. 워셔디스인펙터를 사용해도 된다.

⑧ 충전기(plugger)

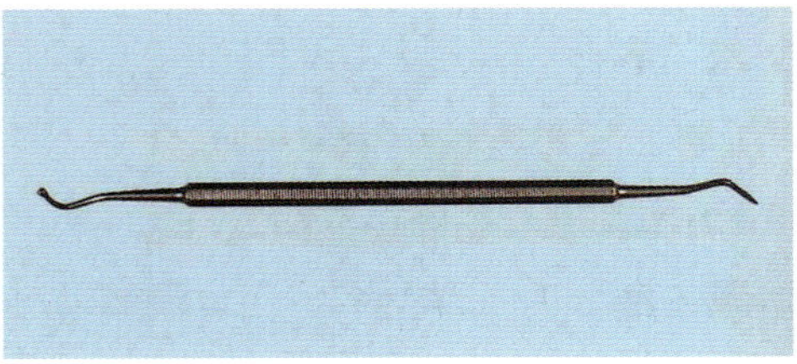

물과 세제로 세척한다(초음파세척기 사용 가능). 온탕이나 열탕을 이용해 소독한 다음 건조시킨다. 워셔디스인펙터를 사용해도 된다.

⑨ 필름 홀더(film holder)

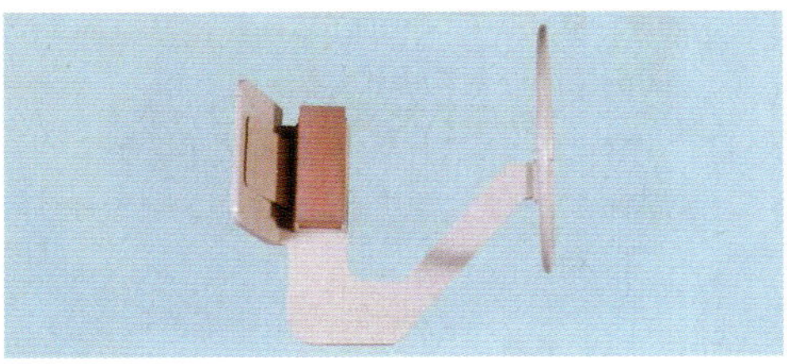

물과 세제로 세척한다(초음파세척기 사용 가능). 온탕이나 열탕을 이용해 소독한 다음 건조시킨다. 워셔디스인펙터를 사용해도 된다.

⑩ 러버댐 프레임(rubber dam frame)

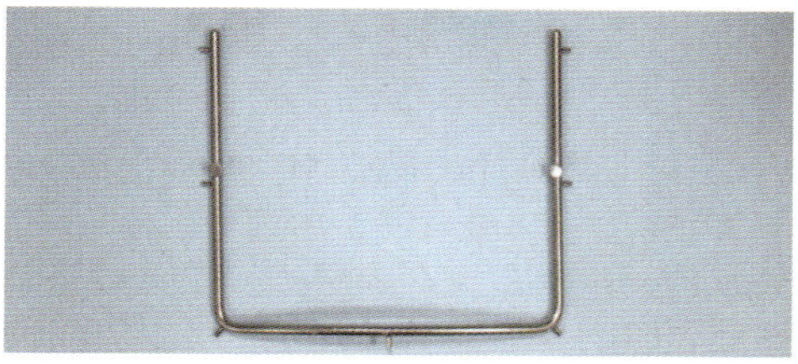

물과 세제로 세척한 후(초음파세척기 사용 가능) 온탕이나 열탕을 이용해 소독하고 건조시킨다. 워셔디스인펙터를 사용해도 된다.

3. 세척 → 소독 → 건조

< or >

세척 → 건조 → 멸균

① 인상용 트레이(impression tray)

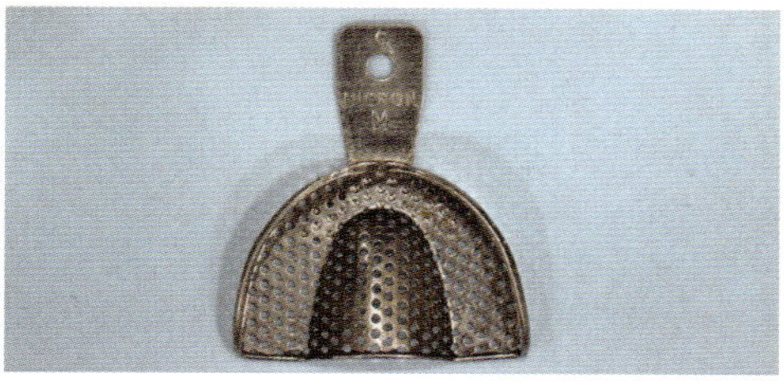

브러시로 경화된 인상재를 제거하고 온탕 · 열탕으로 소독한 후 건조시킨다. 워셔디스인펙터를 사용해도 된다. 알긴산 인상재의 경우는 트레이클리너에 담가도 된다. 건조 후 고압증기멸균기에 넣고 멸균한다.

② 치경(dental mirror)

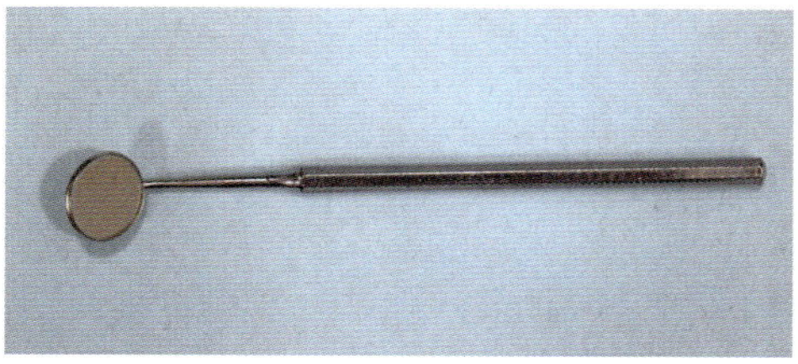

물과 세제로 세척한 후 온탕이나 열탕을 이용해 소독하고 건조시킨다. 워셔디스인펙터를 사용해도 된다. 건조 후 고압증기멸균기에 넣고 멸균한다.

③ 결찰 터커(ligature tucker)

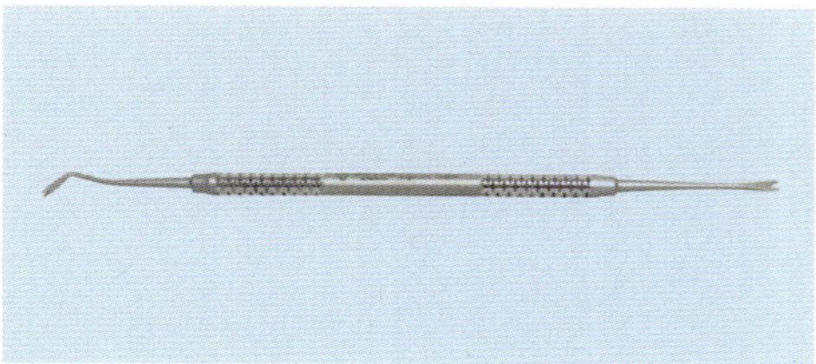

물과 세제로 세척한다(초음파세척기 사용 가능). 온탕이나 열탕을 이용해 소독한 다음 건조시킨다. 워셔디스인펙터를 사용해도 된다. 또는 EO(Ethylene oxide) 가스 멸균법으로 멸균한다.

④ 플라이어(plier)류

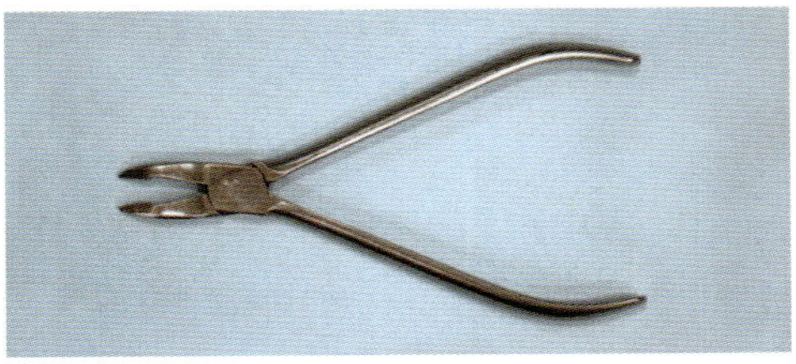

물과 세제로 세척한 후(초음파세척기 사용 가능) 온탕이나 열탕을 이용해 소독하고 건조시킨다. 워셔디스인펙터를 사용해도 된다. 또는 EO 가스 멸균법으로 멸균한다.

⑤ 도포기(applicator)

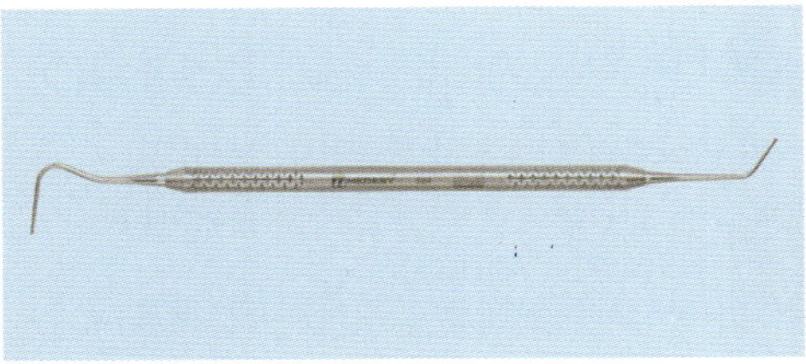

부착된 접착제, 시멘트는 경화되기 전에 제거하며 경화된 경우는 브러시 등을 이용해서 제거한다(초음파세척기 사용 가능). 멸균의 경우 고압증기멸균기에 넣어 작동시키며, 소독의 경우 온탕, 열탕으로 소독한 다음 건조시킨다(워셔디스인펙터 사용 가능).

⑥ 유리연판(glass plate)

치수복조, 근관충전에 사용하는 경우는 멸균한다. 부착된 접착제, 시멘트는 경화되기 전에 닦아낸다. 경화된 경우는 브러시 등을 이용해서 제거한다(초음파세척기 사용 가능). 멸균의 경우 고압증기멸균기에 넣어 작동시키며, 소독의 경우 온탕이나 열탕으로 소독한 다음 건조시킨다(워셔디스인펙터 사용 가능).

⑦ 금속 스파튤라(metal spatula)

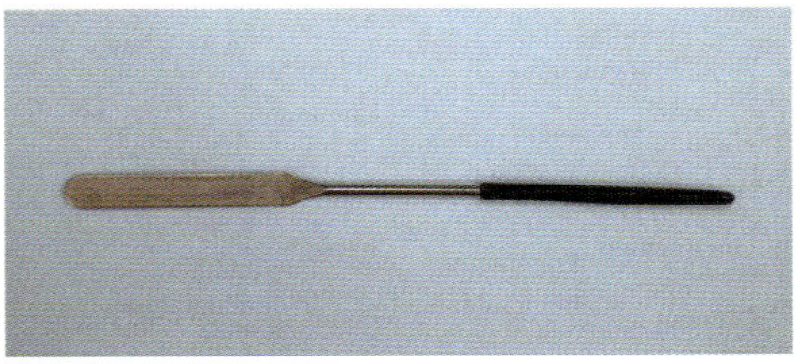

치수복조, 근관충전에 사용하는 경우는 멸균한다. 부착된 접착제, 시멘트는 경화되기 전에 닦아내며, 경화된 경우는 브러시 등을 이용해서 제거한다(초음파세척기 사용 가능). 멸균의 경우 고압증기멸균기에 넣어 작동시키며, 소독의 경우 온탕, 열탕으로 소독한 다음 건조시킨다(워셔디스인펙터 사용 가능).

4. 세척 → 건조 → 멸균

① 클램프(clamp)

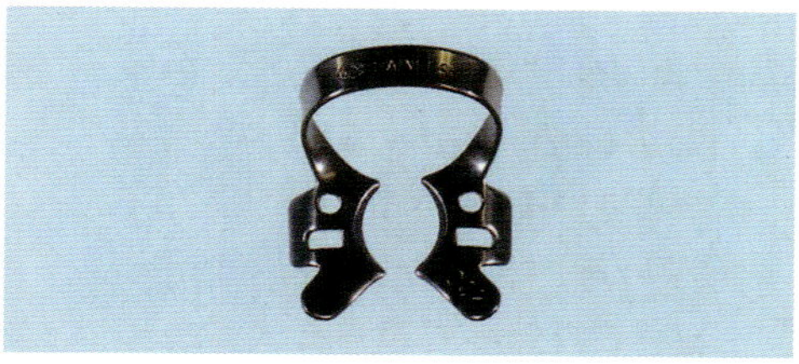

물과 세제로 세척한 후(초음파세척기 사용 가능) 건조시켜 고압증기멸균기에 넣어 멸균한다.

② 스프레더(spreader)

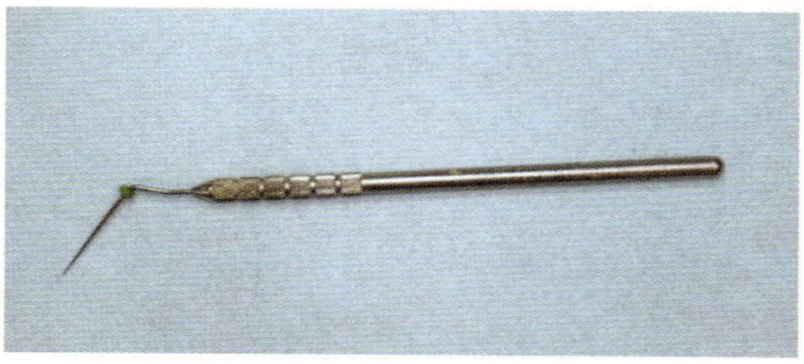

부착된 접착제, 시멘트는 경화되기 전에 닦아내며, 경화된 경우는 브러시 등을 이용해서 제거한다(초음파세척기를 사용해도 되며, 찔림 사고를 방지하기 위해서 워셔디스인펙터를 사용해도 됨). 건조 후 고압증기멸균기에 넣어 멸균한다.

③ 엑스카베이더(excavator)

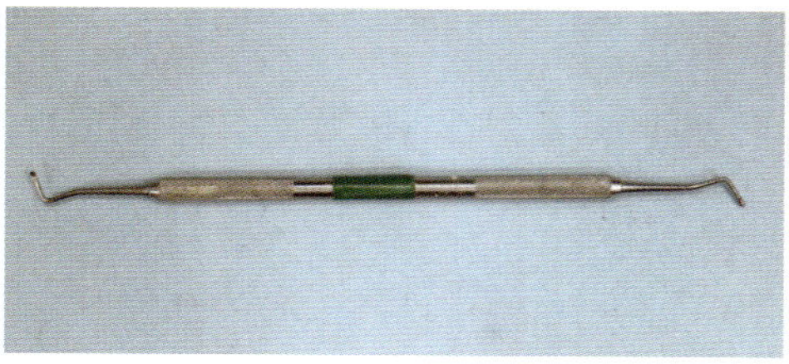

세척 후(찔림 사고 방지를 위해서 워셔디스인펙터를 사용해도 됨) 건조시킨 다음 고압증기멸균기에 넣어 멸균한다.

④ 카트리지주사기(cartridge syringe)

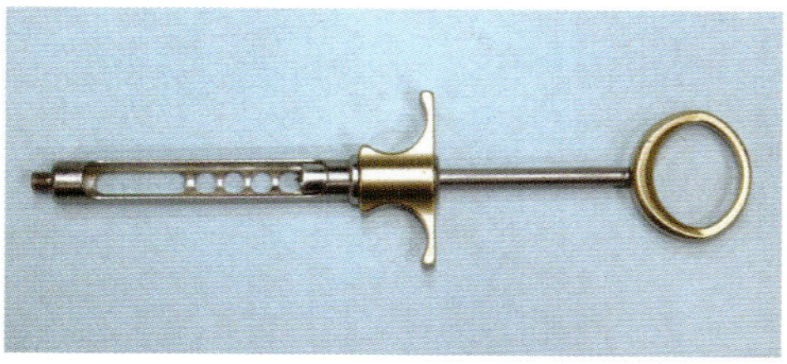

물과 세제를 이용해서 주사기의 끝부분이나 속공간의 오염을 충분히 제거한다(초음파세척기 사용 가능). 건조 후 고압증기멸균기에 넣어 멸균한다.

⑤ 근관충전용 핀셋(pincette)

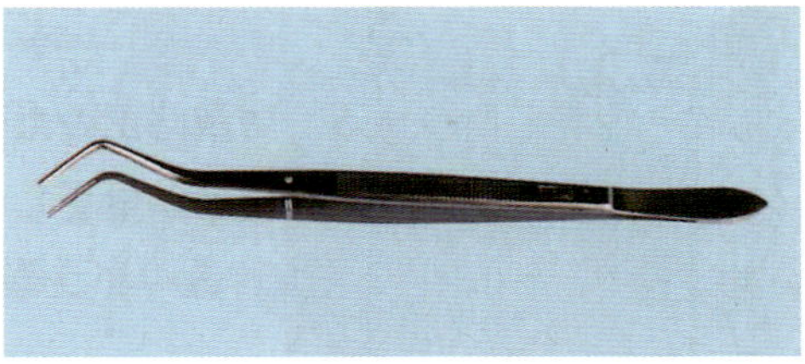

물과 세제를 이용해서 부착된 오염물을 제거한 후(찔림 사고를 방지하기 위해서 워셔디스인펙터를 사용해도 됨) 건조시켜 고압증기멸균기에 넣어 멸균한다.

⑥ 치은압배기(gingival retractor)

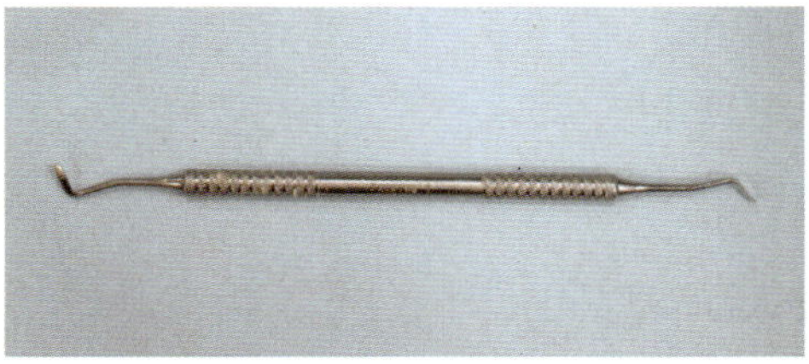

물과 세제로 세척한 후(찔림 사고를 방지하기 위해서 워셔디스인펙터를 사용해도 됨) 건조시켜 고압증기멸균기에 넣어 멸균한다.

⑦ 스케일러(scaler)

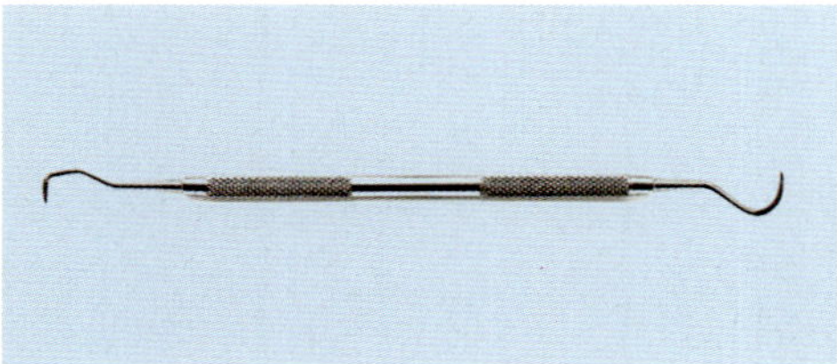

물과 세제로 세척한 후(찔림 사고를 방지하기 위해서 워셔디스인펙터를 사용해도 됨) 건조시켜 고압증기멸균기에 넣어 멸균한다. 연마는 멸균 전에 실시한다.

⑧ 탐침(explorer)

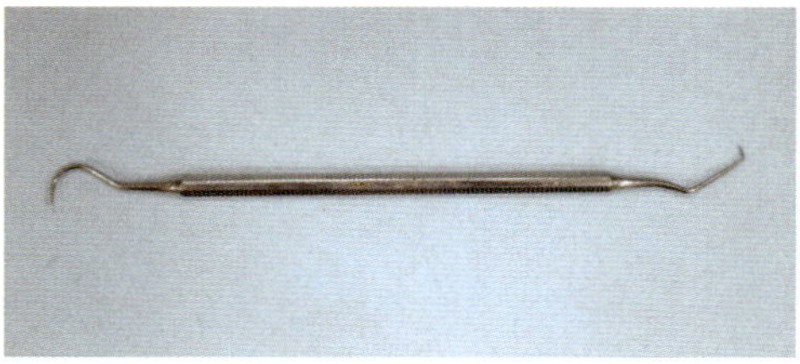

물과 세제로 세척한 후(찔림 사고를 방지하기 위해서 워셔디스인펙터를 사용해도 됨) 건조시켜 고압증기멸균기에 넣고 멸균한다.

⑨ 플러거(plugger)

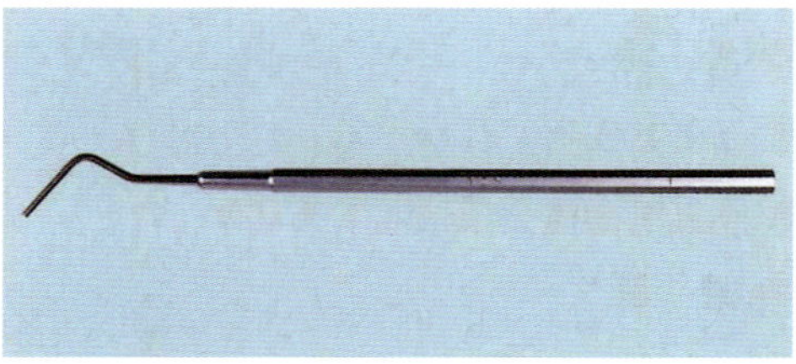

물과 세제로 세척한 후(초음파세척기를 사용해도 되며, 찔림 사고를 방지하기 위해서 워셔디스인펙터를 사용해도 됨) 건조시켜 고압증기멸균기에 넣어 멸균한다.

⑩ 핀셋(pincette)

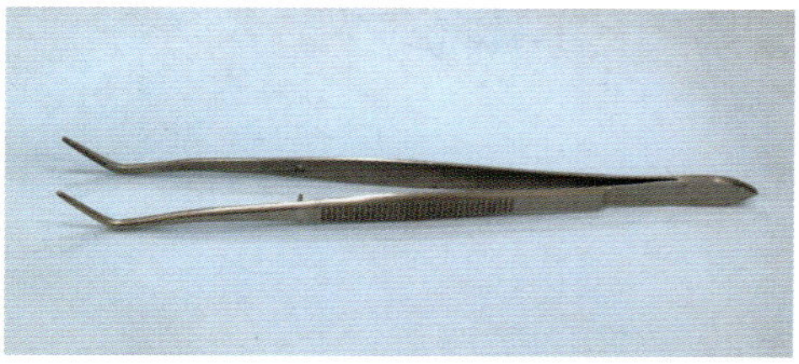

물과 세제로 세척한 후(초음파세척기를 사용해도 되며, 찔림 사고를 방지하기 위해서 워셔디스인펙터를 사용해도 됨) 건조시켜 고압증기멸균기에 넣어 멸균한다.

⑪ 치주낭측정기(periodontal probe)

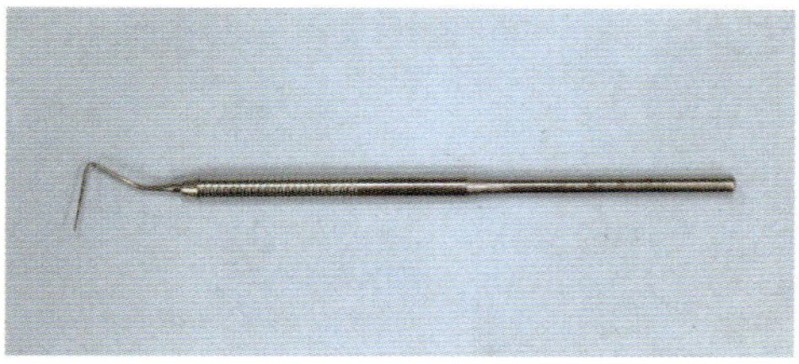

물과 세제로 세척한 후(찔림 사고를 방지하기 위해서 워셔디스인펙터를 사용해도 됨) 건조시켜 고압증기멸균기에 넣어 멸균한다.

⑫ 버(bur) · 포인트류(point)

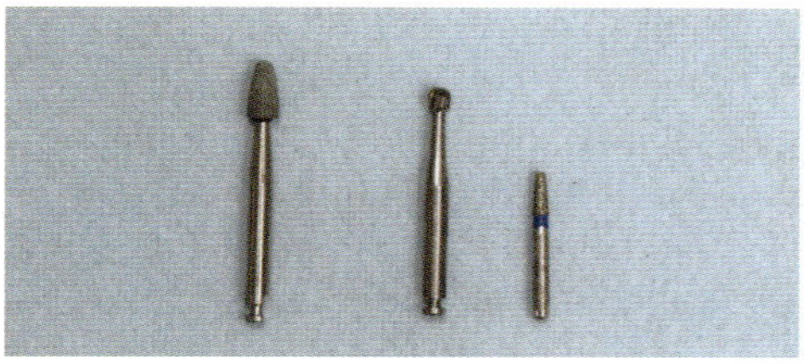

단백질분해효소제, 녹방지 세척액에 담가 세척한 후(초음파세척기 사용) 건조시켜 고압증기멸균기에 넣어 멸균한다.

⑬ 파일(file)

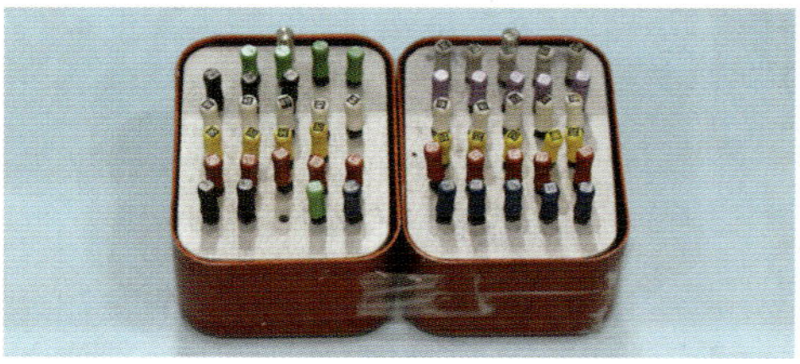

단백질분해효소제, 녹방지 세척액에 담가 세척 후(초음파세척기 사용) 건조시켜 고압증기멸균기에 넣어 멸균한다.

⑭ 프로피 컵(propy-cup)

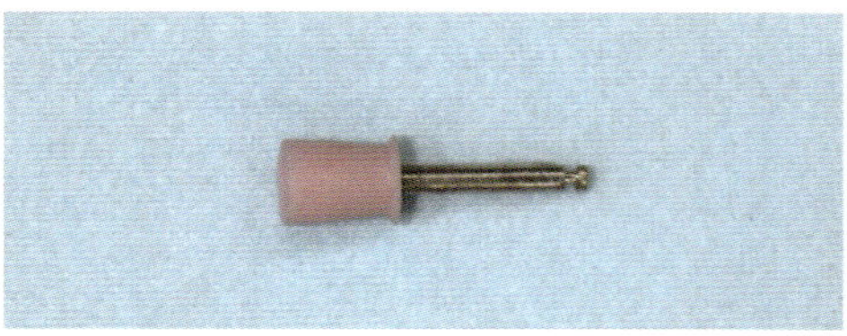

물과 세제를 이용해서 홈 등에 부착된 오염을 제거한 후(초음파세척기 사용 가능) 건조시켜 고압증기멸균기에 넣어 멸균한다.

⑮ 초음파스케일러(ultrasonic scaler)

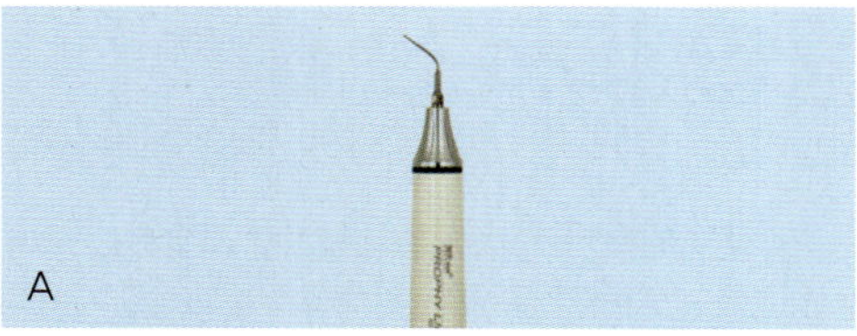

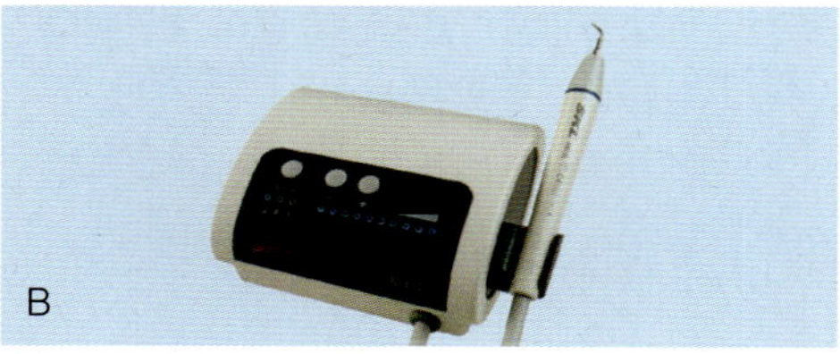

A. 핸드피스 (멸균)

혈액, 타액 등이 부착되어 있으면 세척 후 건조시켜 알코올류(70% 에탄올 등)로 닦아낸 다음 고압증기멸균기에 넣어 멸균한다.

B. 본체 (닦아내기)

정기적으로 청소하며 눈에 보이는 오염이 있는 경우는 그때마다 물수건으로 닦아낸다. 혈액, 체액 등이 부착되어 있는 경우는 차아염소산나트륨액으로 닦아낸 다음 금속 부분은 녹스는 것을 방지하기 위해 수건으로 닦아낸다.

5. 소독 → 주유 → 멸균

● 핸드피스(handpiece)

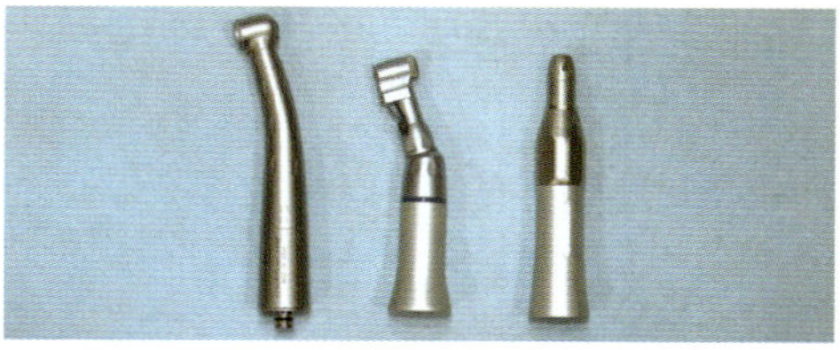

사용 후에는 20초간 물을 통과시킨 후 수분을 제거한 다음 알코올류(70% 에탄올 등)로 닦는다. 기름을 친 후에는 공회전시킨다. 고압증기멸균기에 넣어 멸균한 다음 제조사의 지시에 따라 유지, 관리한다.

● 오일링(oiling)

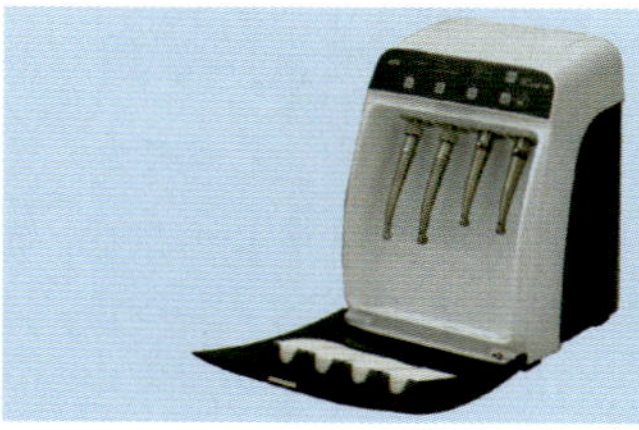

핸드피스 자동 주유기

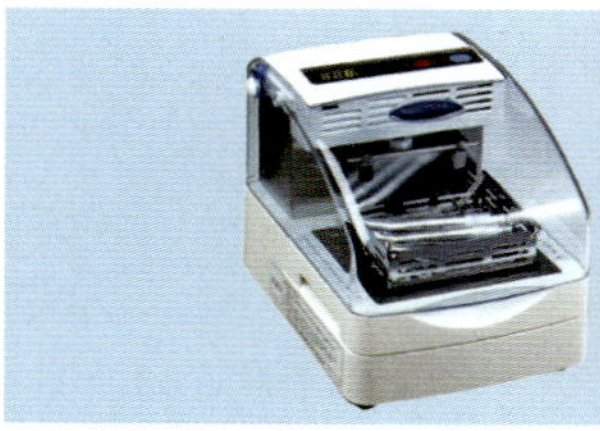

핸드피스 오일링 전용 멸균기

핸드피스의 관리

핸드피스는 진료 후 2분 이상, 매 환자 진료 사이에 20~30초 물빼기를 수행한 후 소독과 멸균을 수행한다.

① 핸드피스의 외부 이물질 제거

- 핸드피스에 묻은 혈액, 절삭가루, 이물질 등을 알코올 솜으로 닦아낸다. 이때 멸균용 화학액체는 사용하면 안 된다.

② 핸드피스의 내부 이물질 제거

- 브러쉬 및 치간칫솔을 이용하여 bur 삽입 구멍을 청소한다.
- 에어 시린지를 이용하여 핸드피스 헤드 부분과 하단의 모터 연결부위에 에어를 불어 넣어 핸드피스 내부에 있는 잔여 수분 및 이물질을 제거해 준다.

③ 오일링[(oiling); 핸드피스의 세척 및 윤활제 역할]

- 오일 캔 스프레이 또는 자동 주유기로 핸드피스 내부의 이물질이 다시 한 번 세척될 수 있도록 주유를 해준다.
- 캔 스프레이는 사용 전 충분히 흔들어 주어야 오일과 가스성분이 골고루 섞일 수 있다.
- 핸드피스와 오일이 분사되는 각도가 90°가 되도록 위치시켜 분무한다. 이는 분사력을 최대로 하여, 핸드피스 내부의 잔여 오일이 최소가 되도록 하는 효과가 있다.
- 오일링을 할 때는 투명 봉지 안에 페이퍼 타월이나 티슈를 깔아놓고,그 안에서 오일링을 하면 공기 중으로 오일이 튀지 않기 때문에 오일 흡입을 막을 수 있다.

④ 멸균

- 핸드피스 외부에 묻은 여분의 오일을 닦아낸 후, 멸균용 팩에 넣고 봉한 후 핸드피스 전용 멸균기 또는 오토클레이브에 넣고 멸균한다.

- **핸드피스의 관리** (계속)

⑤ 잔여오일 제거

- 멸균기에서 꺼내 약간 식은 핸드피스를 oil remover에 꽂아 1분20초가량 오일을 뺀 다음 헤드와 본체에 남아있는 기름기를 닦아낸다.
- 공회전을 해줌으로써 내부 잔여 오일을 빼내고 air를 불어넣어 마무리 짓는다.

⑥ 핸드피스의 보관

- 핸드피스를 보관할 때는 헤드 부분이 위를 향하게 하여 세워 놓아야 한다. 헤드가 아래로 향하면 핸드피스 헤드캡(핸드피스 머리뒤에 있는 버튼) 또는 bur 삽입 구멍에 잔여 오일이 고이게 되며, 나중에 이물질과 결합하여 핸드피스의 고장을 유발할 수 있다.

요점정리

◈ 세척이란 소독과 멸균의 가장 기초단계로 물, 기계적인 마찰, 세제를 같이 사용해서 대상물로부터 모든 이물질을 제거하는 과정을 말한다.

◈ 소독이란 인체에 유해한 미생물을 제거하거나 균수를 줄이는 과정을 말하며 액상 화학제나 습식 저온살균제를 이용한다.

◈ 멸균이란 물리적, 화학적 과정을 통하여 모든 미생물을 완전히 제거하고 파괴시켜 무균상태로 만드는 과정을 말하며, 고압증기멸균법, 가스멸균법, 건열멸균법, 플라즈마멸균법, 액상 화학제 등을 이용한다.

◈ 감염관리를 위해 치과기구는 고위험기구, 준위험기구, 비위험기구로 분류된다.

◈ 고위험기구는 인체 조직이나 혈관에 삽입하는 외과기구, 치석제거기. 수술용 칼, 수술용 버, 임플란트 기구 등이며 반드시 멸균한다.

◈ 준위험기구는 점막이나 손상이 있는 피부에 접촉하는 치경, 충전기구, 인상용트레이, 핸드피스 등 비침습적 구강 내 사용 기구이며 멸균 또는 높은 수준의 소독을 한다.

◈ 비위험기구는 손상이 없는 피부에 접촉하거나 점막에는 사용하지 않는 방사선 관구, 조명등 손잡이, 혈압측정 가압대 등 구강 외 사용 기구이며, 중간 또는 낮은 수준의 소독을 한다.

◈ 치과에서 사용하는 기구는 사용 후 기구의 수거, 세척 전 용액 담그기, 세척, 건조, 소독, 멸균, 보관의 과정을 거쳐 관리한다.

◈ 날카로운 주사바늘이나 기구, 핸드피스용 버를 처리할 경우에는 반드시 표준예방지침에 따라 수거한 뒤 폐기하여 바늘찔림 사고나 감염노출의 발생을 예방한다.

◈ 멸균 전 담금용액 처리는 매우 중요한 단계로 혈액 등의 오염물이 기구에 말라붙지 않아 세척 효과를 높일 수 있고 미생물을 사멸시킬 수 있다.

◈ 기구세척은 멸균이나 소독 전에 반드시 거쳐야하는 과정으로 세척방법으로는 수동세척, 초음파세척, 자동세척 등의 방법이 있다.

◈ 미생물을 사멸시키는 가장 확실한 방법은 멸균이며 멸균 대상 물품이나 기구의 재질, 제조사의 권고에 따라 적절한 멸균법을 적용해야 한다.

◈ 멸균이 완료된 기구는 멸균 및 포장방법, 포장지에 따라 사용기간이 달라지므로 명확한 지침에 따라 유효기간을 설정하여 출입이 제한된 별도의 청결한 구역에 보관한다.

Review test

1. 기구의 관리에 대한 설명으로 옳은 것은?

① 인체 조직이나 혈관에 삽입하는 기구는 모두 높은 수준의 소독을 한다.
② 핸드피스, 보존용 충전기구는 고위험기구에 맞는 감염관리를 해야 한다.
③ 점막이나 손상이 있는 피부에 접촉하는 기구는 고위험기구이다.
④ 손상이 없는 피부에 접촉하는 기구는 비위험기구이다.
⑤ 치경, 인상용 트레이는 중간 또는 낮은 수준의 소독을 해야 한다.

2. 기구관리의 과정으로 옳은 것은?

① 용액 담그기는 기구 부식이 일어날 수 있으므로 좋지 않는 방법이다.
② 사용한 버는 핸드피스에서 빼지 않고 알콜로 소독하여 사용한다.
③ 용액 담그기는 오염된 기구의 미생물이 공기 중으로 확산되는 것을 방지한다.
④ 수동세척이 다른 세척방법에 비해 안전하다.
⑤ 혈액이 많이 묻은 기구는 먼저 미지근한 물로 헹군 후 찬물로 세척한다.

3. 기구관리의 보관지침으로 옳은 것은?

① 열 발생원과 멀리 떨어진 곳에 보관하도록 한다.
② 습도가 70% 이상인 곳에 보관하는 것이 좋다.
③ 가장 최근 포장한 멸균 기구부터 사용해야 한다.
④ 멸균 기구의 최대 보관 기간은 1년이다.
⑤ 멸균 보관기간이 지나더라도 사용하지 않은 기구는 계속 보관가능하다.

정답

1. ④ 2. ③ 3. ①

Chapter 08

치과진료실 및 치과장비의 감염관리

학습목표

1. 치과진료실과 치과장비 표면관리의 중요성을 설명할 수 있다.
2. 표면관리를 위한 표면덮개를 사용하는 기준과 지침을 설명할 수 있다.
3. 표면소독제의 종류와 특징을 설명할 수 있다.
4. 치과진료실의 공기관리지침을 설명할 수 있다.
5. 치과용 유니트체어의 수관관리지침을 설명할 수 있다.

08 치과진료실 및 치과장비의 감염관리

1 표면관리

1) 표면관리의 중요성

치과에서는 진료과정 중 타액, 혈액 등이 묻은 치과의료종사자의 손이나 환자의 구강 분비물에 의해 유니트체어와 그 표면을 오염시키게 되고 이것은 환자에게 다시 영향을 미친다. 여러 감염성 미생물들은 다양한 환경의 표면에서 다른 생존율을 보이는데 이는 곧 습도, 온도, 영양분과 혈액, 타액의 존재 여부, 미생물이 살기 적합한 표면상태 등 여러 조건에 영향을 받는다. 이러한 미생물이 치과진료실과 치과장비의 여러 표면에서 얼마나 생존 가능한지 확인하기란 어렵다. 따라서 표면에 타액, 혈액 등 감염성 물질로 오염되었다면 미생물이 살아있다는 가정하에 대처하는 것이 안전하다.

2) 표면관리의 방법

치과진료실과 치과장비의 표면을 관리하는 방법에는 표면의 유형에 따라 표면덮개를 사용하여 표면을 덮는 방법과 사용 전후에 세척 및 소독하는 방법의 두 가지가 있다(표 8-1, 그림 8-1). 각각의 방법에는 장 · 단점이 있으므로 두 방법을 적절히 조합해서 적용하도록 한다(표 8-2).

표 8-1 감염관리를 위한 표면의 유형

유형	정의	예
임상접촉 표면	진료 중에 발생하는 오염원에 직접 닿거나 진료의료종사자의 손이 닿아 오염된 표면, 도구, 장치	광중합기, 수도꼭지, 전화기, 유니트 체어, 치과방사선 장비, 펜, 스위치, 문 손잡이, 서랍 손잡이, 카운터 표면
시설관리 표면	치료 중 직접 오염원이 닿지는 않지만, 오염의 위험이 있는 표면	바닥, 벽, 싱크대

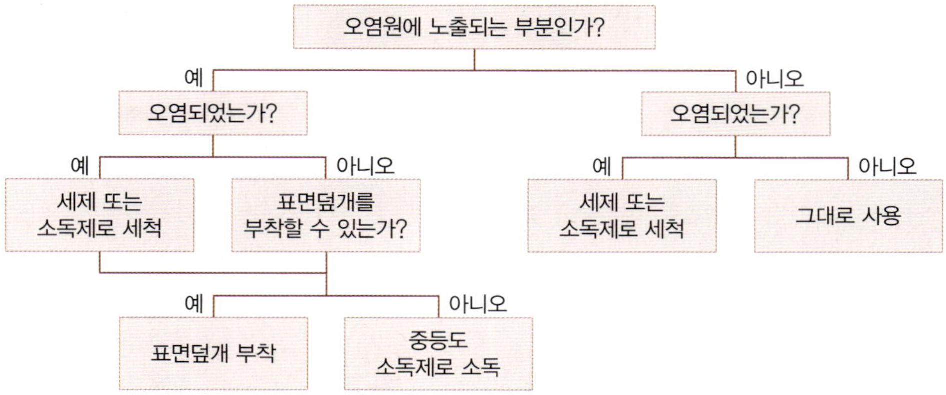

그림 8-1 치과진료실과 치과장비의 표면관리 흐름

표 8-2 표면관리방법의 장 · 단점

방법	장점	단점
표면덮개	• 세척하기 어려운 표면을 적절히 보호하여 오염을 예방할 수 있음 • 시간이 절약됨 • 화학소독제의 취급과 보관이 불필요	• 다양한 크기와 형태가 필요 • 환경을 오염시키는 비닐을 사용 • 외관상 보기 좋지 않음 • 고비용
세척 · 소독	• 몇 가지 기구만 구입하면 되므로 경제적임 • 외관에 변화가 없음	• 시간이 소요되고, 화학소독제 사용 시 보호장비가 필요함 • 소독 여부를 증명하기 어려움 • 매일 조제해야 하는 소독제가 있어 번거로움 • 표면을 손상시키는 소독제도 있음 • 화학소독제는 환경문제를 일으킴

(1) 표면덮개

치과 환경의 표면을 효과적으로 관리하기 위해 표면덮개(barriers)를 사용하며, 반드시 오염되기 전에 표면을 덮어 오염을 예방해야 한다(그림 8–2).

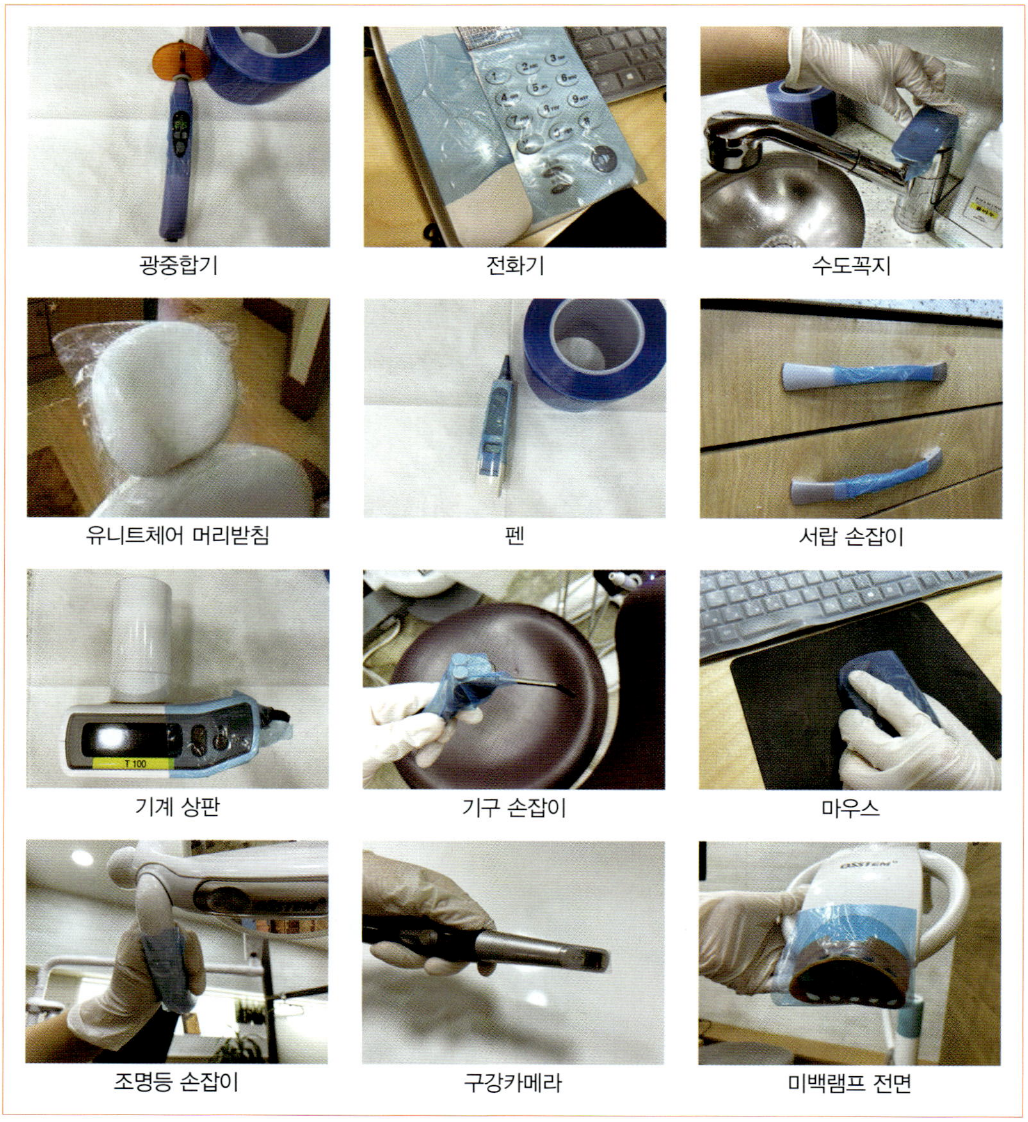

그림 8–2 진료실 기재에 표면덮개를 부착한 모습

① 표면덮개의 사용기준 (표 8-3)

표면덮개는 습기가 통과하지 않는 깨끗한 비닐, 랩, 알루미늄 호일, 합성수지 등 다양한 일회용품을 사용하는데, 특히 다음과 같은 경우에 사용하면 유용하다(그림 8-3).

a. 환자를 치료하는 동안 장갑을 낀 손이 자주 닿는 표면
b. 혈액 또는 기타 잠재적 감염물질에 오염될 가능성이 있는 표면
c. 의자 제어판, 버튼, 조명 손잡이 등 세척하기 어려운 표면

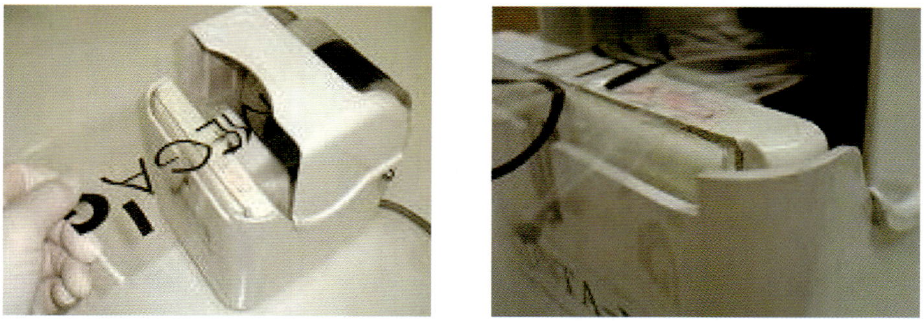

그림 8-3 보호용 합성수지

② 표면덮개의 사용지침

표면덮개 사용 시의 기본적인 원칙은 다음과 같다.

a. 환자의 분비물 등으로 표면이 오염되기 전에 미리 표면덮개를 사용한다.
b. 표면이 이미 오염되었을 경우 표면을 세척 및 소독한다.
c. 모든 표면에 해당되는 덮개를 사용한다.
d. 진료, 기타 업무를 끝내고 제거 시 장갑을 착용한다.
e. 제거 시 표면과 접촉하지 않도록 하며, 접촉된 경우 그 표면은 세척 및 소독한다.
f. 사용한 표면덮개는 폐기물법에 따라 폐기하고 법 규정 외에는 일반 쓰레기로 취급한다.
g. 오염된 장갑을 벗고 손을 씻은 후 새로운 표면덮개를 사용한다.

표 8-3 표면덮개를 사용해야 하는 곳

구분	내용
유니트체어	조명등 손잡이, 작동 스위치, 브라켓 테이블 손잡이, 머리받침, 팔받침, 고속·저속 핸드피스, 공기-물사출기, 초음파 스케일러의 연결부위 및 호스, 석션 연결호스, 컴퓨터, 키보드, 마우스
방사선촬영기	손잡이와 방사선 조사통, 작동 스위치, 디지털 방사선 촬영을 위한 디지털 센서와 연결선, 파노라마 방사선촬영기의 바이트블럭
기타	광중합기 손잡이, 작업대 서랍의 손잡이, 펜, 수화기, 수도꼭지, 작업대, 문고리

MEMO

표면덮개의 안전성

- 표면덮개를 사용하는 것만으로는 오염을 항상 방지하지 못한다.
- 디지털 방사선촬영 센서를 보호하기 위해 플라스틱 표면덮개를 사용했더니 44%의 누수율을 보였고 라텍스 핑거코트(latex finger cots)를 플라스틱 표면덮개와 함께 사용했을 때는 누수율이 6%로 떨어졌다.
- 의료기기 관련 감염을 최소화하기 위해서는 표면덮개를 제거한 후 세척하고 공인된 기관에서 승인한 중간 수준의 소독제로 소독한다.

(2) 세척 · 소독

세척은 표면의 모든 이물질을 제거하기 위한 과정으로, 일반적으로 물, 기계적인 마찰, 세제를 같이 사용한다. 혈액과 타액 내의 유기물은 소독제의 작용을 방해하기 때문에 소독 전에는 먼저 표면을 세척하여 오염물을 제거해야 한다.

소독은 환경으로부터 인체에 유해한 미생물을 제거하거나 균수를 줄이는 과정으로, 일반적으로 화학소독제를 이용한다. 세척된 표면에 소독제를 분무한 후 일정 시간 적용시킨다. 표면소독에 사용하는 소독제의 종류와 특징을 정리하면 표 8-4와 같다. 소독제에 관한 더 자세한 내용은 Chapter 06. '소독과 멸균'을 참조하기 바란다.

표 8-4 표면소독제의 종류와 특징

	요오드포름	글루타르알데히드	과산화수소	차아염소산나트륨
장점	• 광범위한 살균력 • 중등도의 소독력 • 색이 없어지는 정도로 효능을 알 수 있음 • 비누첨가제가 들어 있어 사전 세척 시 유용 • 인체에 무해, 경제적	• 기구 소독/멸균제로 사용 가능 • 바이러스와 세균아포에 효과적 • 기구침적용으로 가능	• 우수하고 빠른 살균력(멸균 10분, 소독 5분) • 유해가스, 피부자극, 과민반응 없음 • 환경 친화성	• 표면에서 광범위한 살균력 • 표면소독제로 가장 저렴 • 가사용 표백제로 쉽게 구할 수 있음
단점	• 멸균제가 아님 • 경수로 희석하면 안 됨 • 착색이 있을 수 있음	• 증기는 눈, 피부에 자극을 줄 수 있고 일부 금속을 부식시킴 • 반드시 개인보호구와 적절한 환기가 필요	• 분말 상태의 제품을 용해시키는 과정 필요 • 비교적 짧은 사용기간	• 용액이 불안정하여 매일 조제해야 함 • 피부, 눈 점막에 독성 • 금속에 부식성이 큼
사용법	• 희석하여 사용	• 완충제를 첨가하여 사용 • 2% : 소독, 멸균에만 사용 • 0.25% : 표면소독용으로 사용	• 미지근한 물에 리터당 16.2g의 파우더를 넣고 15분간 기다린 후 멸균을 위해 10분간 침적	• 용액과 물을 1:5로 희석하여 종이타월에 적셔 사용
사용 시 주의사항	용액을 혼합하고 분무할 때 가사용 고무장갑, 보안경, 마스크, 방수용 앞치마 등 개인보호구를 반드시 착용하고 사용해야 함			

① 세척 · 소독의 방법 (그림 8-4)

a. 제조사의 지침에 따라 세제와 소독제를 선택한다.

b. 세척과 소독 시에는 적절한 개인보호구(장갑, 마스크, 보안경, 가운 등)를 착용한다.

c. 세제를 종이타월이나 천타월에 직접 분무하여 표면을 닦는다.

d. 세척이 끝난 모든 표면에 소독제를 분무한다.

e. 제조사의 권장 시간 동안 충분히 소독제가 잔류하도록 한다.

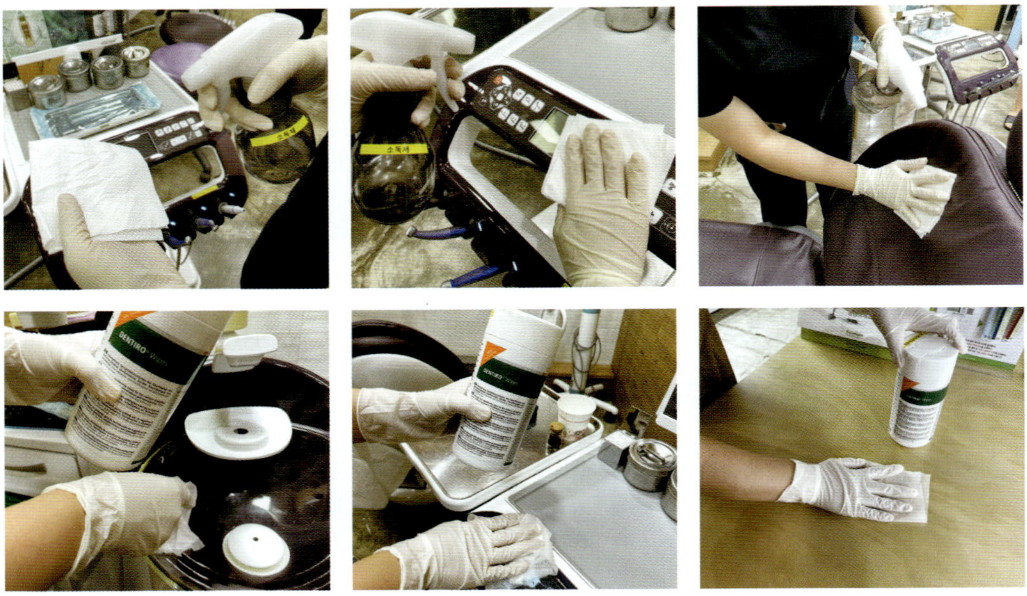

그림 8-4 표면관리를 위한 세척 · 소독

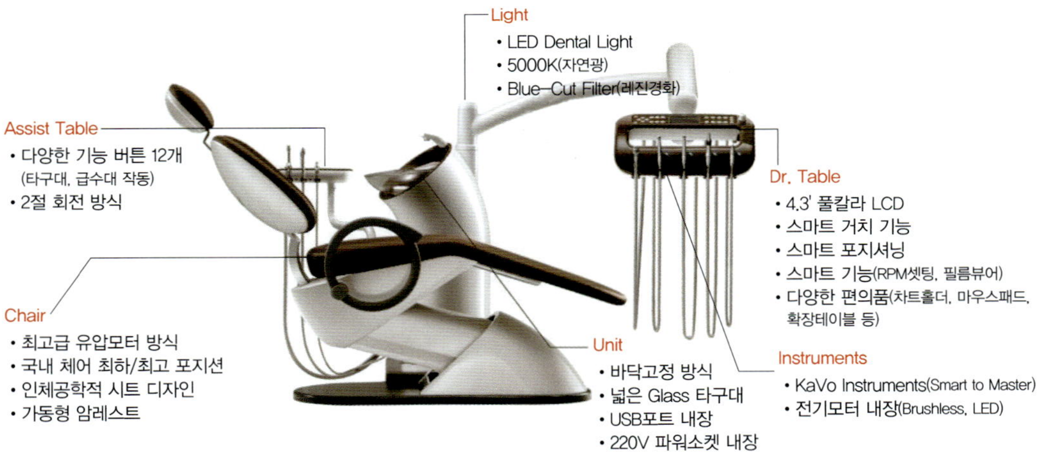

〈출처 : 오스템 임플란트〉

그림 8-5 치과 유니트 체어

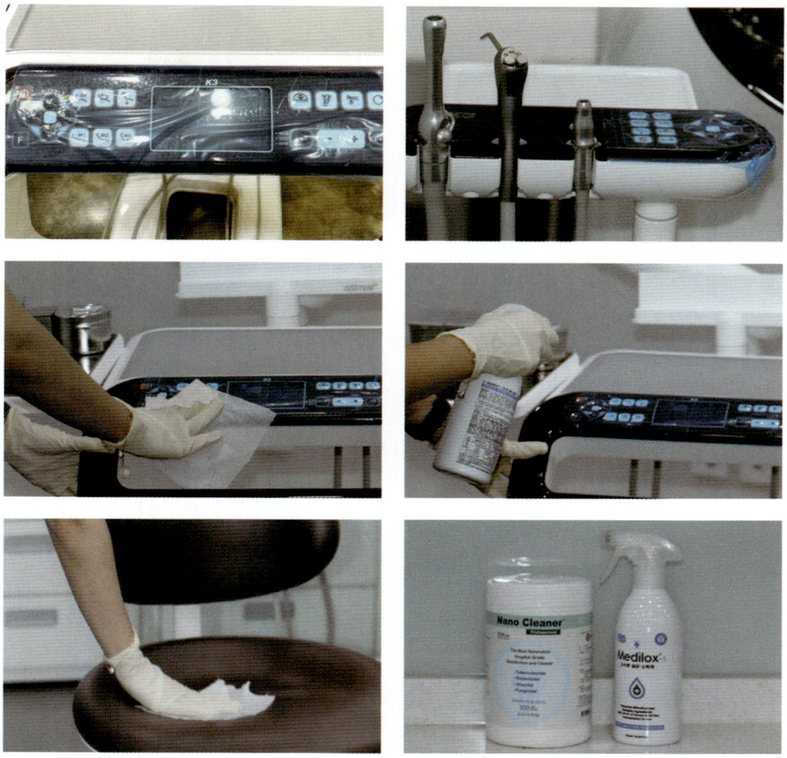

그림 8-6 유니트체어의 표면관리를 위한 세척 · 소독

MEMO

치과용 유니트체어의 구성과 감염관리

구성		용도와 관리
핸드피스	고속	100,000~800,000rpm의 속도로 회전하는 기구로, 마찰열이 발생하기 때문에 물이 함께 분사되어 작동한다. 핸드피스는 제조회사의 지시에 따라 관리하는 것이 원칙이며, 환자의 치료가 끝난 후에는 거즈에 에틸알코올을 적셔 깨끗이 닦고 20~30초 동안 핸드피스를 작동하여 물과 공기를 배출한다.
	저속	6,000~25,000rpm의 속도로 회전하는 기구이다. 사용 후에는 거즈에 에틸알코올을 적셔 깨끗이 닦고, 멸균할 수 있는 핸드피스는 멸균 전 윤활제를 바른 후 121℃에서 20분, 132℃에서 30분간 멸균한다.
조명등		진료 대상 부위를 밝히는 등을 말하며, 조명등은 늘 깨끗이 닦아야 하고, 환자가 열감을 느끼지 않도록 환자의 얼굴에서 60~9cm 떨어뜨려 사용한다.
구강 내 흡인기 (석션)		석션은 구강 내 액체와 이물질을 제거하는 기구이다. 석션팁은 반드시 일회용을 사용하도록 하며, 사용 후에는 1~2컵의 물을 흡입시켜 호스 내부를 세척한다. 또한 진공필터의 청소도 빠뜨리지 않도록 한다.
브라켓 테이블		진료기구나 재료, 약품 등을 올려놓는 선반으로, 움직임이 가능하며 유니트체어에 부착되어 있거나 따로 분리되어 있다. 표면소독방법에 따라 소독제를 이용하여 닦아낸다.
초음파 스케일러		초음파 스케일러 팁은 가압멸균기에 처리하여 멸균된 것을 사용한다.
공기-물사출기		진료 중 특정 부위를 세척하고 건조시킬 때 사용되는 기구로, 물과 공기를 따로 사용하거나 동시에 사용한다. 사출기 팁은 분리하여 멸균한 후 사용한다.
자동 컵		진료 중 환자가 양치할 수 있도록 양치컵이 준비되어 있는 곳으로 자동으로 물이 공급된다.
타구		환자가 시술 중 물로 입안을 헹군 후 물이나 타액을 뱉는 곳으로, 매 환자마다 세척하거나 자동 세척되기도 한다. 청결하지 못한 타구는 양치 시 불쾌한 냄새를 발생시키므로 관리를 철저히 해야 한다.

2 공기관리

1) 공기관리의 중요성

치과진료 시 사용되는 고속핸드피스나 초음파 스케일러 등에서 발생되는 에어로졸은 교차감염을 일으킬 가능성이 매우 높다(그림 8-7).

병원성 미생물을 포함한 에어로졸이 공기 중에 부유하다가 치과의료종사자나 환자의 눈, 코 또는 구강을 통한 호흡계통, 손상된 피부와 접촉되면 감염을 일으키기 때문에 이러한 감염성 비말이나 에어로졸의 양을 감소시키는 대책을 마련해야 한다(그림 8-8, 8-9).

(1) 에어로졸 감소 대책

① 정기적인 수관 소독 및 관리
② 진료 전 칫솔질 및 클로르헥시딘(mouth rinse) 가글
③ 강력한 흡인장치 사용
④ 러버댐 사용
⑤ 통풍 및 공기여과장치 설치
⑥ 철저한 개인보호구 착용(장갑, 마스크, 보안경, 진료복)

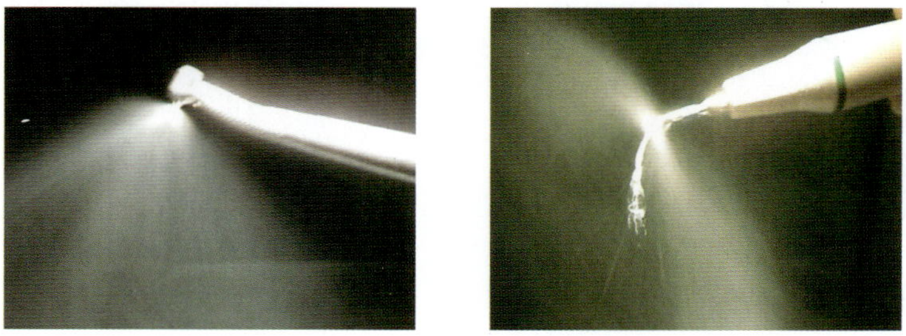

그림 8-7 에어로졸의 발생

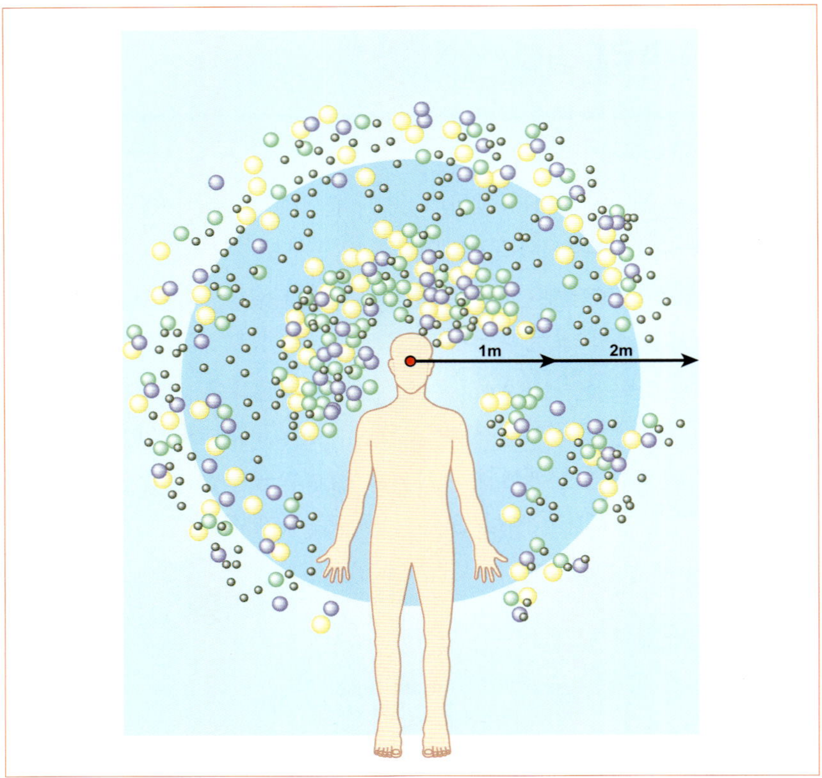

그림 8-8 진료영역에서의 에어로졸 발생 범위

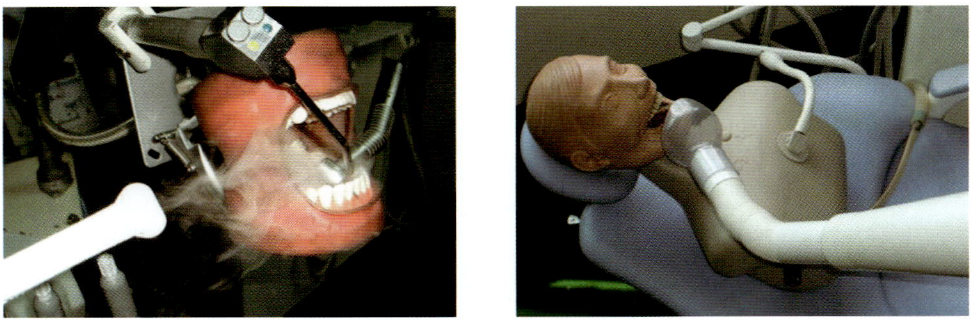

그림 8-9 에어로졸 감소 대책

2) 진료 흐름에 따른 공기관리지침

(1) 진료 전

① 감염성 질환이 있는 환자는 가장 늦은 시간에 치료를 받을 수 있도록 예약을 잡는다.
② 치과치료를 시작하기 전에 감염원을 포함한 에어로졸의 발생을 억제하기 위해 항생제로 환자의 구강세정을 하게 한다.
③ 활동성 혈액 매개 질환이 있는 환자의 경우는 초음파 스케일러를 사용하지 않도록 한다. 초음파 스케일러 사용 중 발생하는 에어로졸에 해당 질환을 일으키는 미생물이 7일 이상 생존하기 때문이다.

(2) 진료 중

① 진료 중 개인보호구를 반드시 착용한다.
② 에어로졸(aerosol)이 발생되는 진료를 할 때에는 에어로졸을 흡입하는 고속 대용량 흡입장치를 함께 사용한다.
③ 진료 중 진료용 장갑을 낀 상태로 펜이나 진료기록, 컴퓨터의 키보드와 마우스 등을 만지지 않는다.
④ 치열검사 또는 치주검사를 할 때는 옆에서 진료기록 작성을 도와주거나 표면처리가 용이한 키보드를 사용한다.

(3) 진료 후

치료가 종료된 후에는 에어로졸에 오염된 주변 진료 환경(진료실 안의 모든 장비와 사무용품, 진료기록 포함)을 적절한 표면소독제를 이용하여 세척 및 소독한다.

3 수관관리

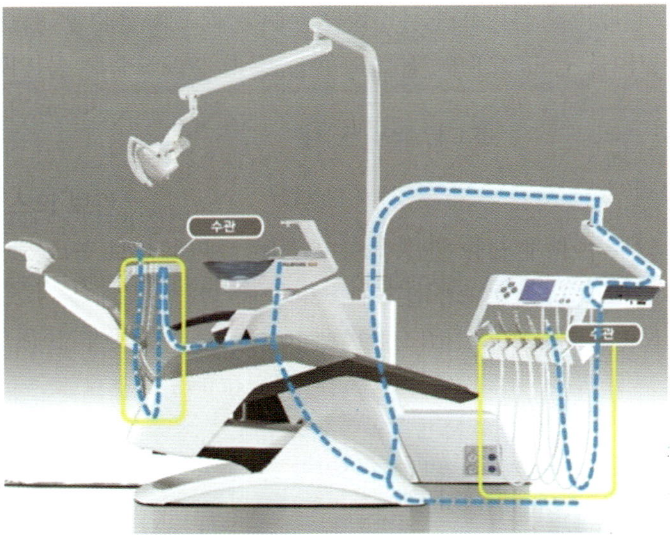

〈출처 : https://blog.naver.com/hanafeez/220257116736〉

그림 8-10 유닛체어 수관

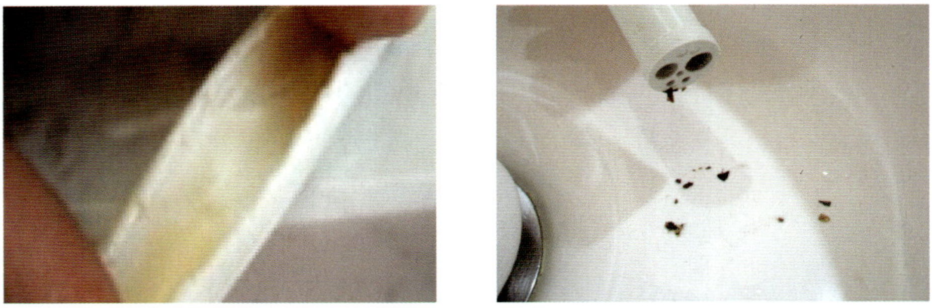

그림 8-11 수관 내의 생물막(bio film)

1) 유니트체어의 물

치과용 유니트체어에는 압축공기나 물을 제공하기 위한 좁은 플라스틱 관들이 있는데 물을 공급하는 관을 수관이라고 한다(그림 8-10).

치과에서 사용되는 물은 주로 상수도물이 공급되는데 수관이 오염되어 있다면 수관을 통과하는 사이에 오염되어 고속핸드피스, 공기-물사출기, 초음파 스케일러 등의 여러 치과장비로 전달될 것이다.

(1) 치료 내용에 따른 물 사용

외과적 수술, 발치, 소수술(낭종적출, 치근단절제술 등), 임플란트 식립, 치주외과 등의 관혈적 치료에서는 멸균된 관 또는 일회용 공급기를 통해 공급되는 멸균식염수 또는 멸균수를 사용한다(CDC).

관혈적 치료 이외 예를 들어 치관수복, 의치제작 등의 보철치료, 충전치료, 교정치료 등은 보통 유니트에서 공급되는 상수를 사용한다(대한치과의사회 기준에 따름).

(2) 면역저하 환자의 물 사용

수돗물에 존재하는 세균은 거의 무해하지만 최근 증가 경향에 있는 면역 저하 환자(고령, 전신질환, 또는 치료제에 의해 면역기능이 저하된 환자)에서는 문제가 될 가능성이 있다. 이러한 환자에서는 정상인에게는 무해한 세균이라도 기회감염이나 교차감염의 위험이 있다. 따라서 면역저하 상태인 환자에서는 특히 치료 내용을 고려하여 멸균수나 멸균식염수의 사용을 검토한다.

2) 유니트체어의 수관 오염

유니트체어 수관은 좁은 플라스틱관으로 미생물 군집체가 번식하기에 아주 유리한 조건을 가지고 있어 오염되기 쉽다(그림 8-11). 오염 원인을 살펴보면 다음과 같다.

① 수관 내의 박리 세균이나 수관벽의 생물막(biofilm) 부착
② 배관 내 물의 정체에 의한 오염
③ 구강 유래 세균의 역류
④ 물때나 수관 재료에 의한 염소 소실로 잔류 염소농도의 저하

(1) 생물막 형성의 원인

생물막은 수분에 노출된 표면에 부착하는 미생물 군집체이다. 생물막은 매우 흔한 현상으로, 수분이 공급되는 오염 환경이라면 어디에서나 형성되기 쉽다.

치과에서 생물막의 가장 좋은 예가 바로 치면세균막이다.

따라서 치면세균막과 같은 역할을 하는 생물막이 유니트체어의 수관 내에서 축적되면 급수 체계에 지속적인 감염을 초래하게 된다. 생물막 형성에 영향을 미치는 요인은 다음과 같다.

① 수관 내 물의 압력이 낮다.
② 수관의 지름이 작기 때문에 상대적으로 넓은 표면을 제공한다.
③ 수관으로 유입된 수인성 세균은 표면에 쉽게 부착되는 특성이 있다.
④ 상수도에서 유입되는 물속의 세균이 비록 적은 수라 하더라도 세균은 지속적으로 존재하며 생물막을 형성한다.
⑤ 생물막이 형성되는 과정에서 세균은 유입되는 물로부터 영양분을 지속적으로 얻는다.
⑥ 공기나 환자 구강의 일부 세균이 수관 입구를 오염시키거나 핸드피스 또는 공기-물 분사기 내부로 역류함으로써 치과 유니트체어의 수관으로 침투한다.

(2) 유니트체어의 수관에서 발견되는 미생물

① 슈도모나스(Pseudomonas)

슈도모나스 에루지노사(녹농균, Pseudomonas aeruginosa)와 슈도모나스 세파시아(Pseudomonas cepacia)와 같은 세균은 토양이나 담수와 같은 자연환경에서 흔히 발견되는 미생물로 증류수와 같이 영양분이 극히 적은 물속에서도 생존하며 또한 증식할 수도 있다. 가정의 급수시설, 물탱크 또는 수관에서 흔히 발견되며 화학소독제와 항생제에 강력한 내성을 가지고 있다. 치과 수관 내의 미생물 가운데 직접적인 위해성이 과학적으로 보고된 세균은 슈도모나스가 유일하다.

② 레지오넬라(Legionella)

레지오넬라는 온수 또는 담수에서 증식한 뒤 물방울이나 먼지 형태로 호흡기를 통해 침투하여 폐렴을 유발한다. 불순물이나 생물막 등에 집락을 형성하여 증식하기 때문에 효과적인 살균을 위해서는 세정 후 불순물 제거제나 부식 방지제를 함께 사용해야 한다.

예방을 위해서는 유니트체어의 급수 체계를 살균제로 처리하거나 주기적인 세척을 통해 레지오넬라를 검출 한계 수치 이하로 유지시키도록 해야 한다.

세척만 실시하는 경우에는 2주 후면 레지오넬라가 세척 전의 상태로 다시 증식하기 때문에 살균 처리 과정을 수행할 필요가 있다.

3) 치과용 유니트체어의 수관 및 수질관리 지침

(1) 일반적인 권고사항

① 일반 치과치료 시 음용수는 미국질병관리본부에서는 종속영양세균이 500CFU/mL 이하로 유지하도록 권장하고 있으나 우리나라에서는 환경부에서 100CFU/mL 이하로 유지하도록 제시하고 있다.

② 치과 유니트체어와 구강 내에서 작동하는 기구나 장비에 수돗물을 사용하지 않는다. 공중 급수 시스템이 아닌 내부 급수 시스템을 사용한다.

③ 수관의 유지관리를 위해 유니트체어 제조사와 주기적으로 상담한다.

(2) 유니트체어의 수질관리 지침

① 음용수 기준에 부합하는 수질을 유지한다.

② 환자의 구강과 접촉하는 물인 경우(핸드피스, 초음파 스케일러, 공기-물사출기)는 매 환자 진료 후 최소 20~30초간 물과 공기를 배출한다.

③ 모든 수관은 하루 진료를 시작하기 전에 매일 2~3분간 물을 빼준다(그림 8-13).

④ 수관 소독은 2주에 1회를 권장하나 소독 횟수는 진료 환경이나 유니트체어의 제조사 지침에 따라 달라질 수 있다(그림 8-14).

⑤ 유니트체어의 제조사와 상의하여 역류방지를 위한 장비를 정기적으로 유지 · 관리한다.

⑥ 수질 모니터링은 치과에서 사용하는 물의 샘플을 미생물 검사실 등 외부기관에 제출하여 검사를 의뢰하거나 치과에서 직접 미생물검사를 시행하는 방법이 있다. 수질 모니터링에 관한 기록은 최소 2년간 보관한다.

- 외부 기관에 의뢰하는 경우에는 치과 유니트 각 부분의 물을 무균 병에 가득 채수한 다음 3~4시간 이내에 검사를 의뢰한다.
- 자체 검사를 하는 경우에는 제조사의 지침에 따라 물을 채수한 다음 배양하여 미생물 수를 측정한다.

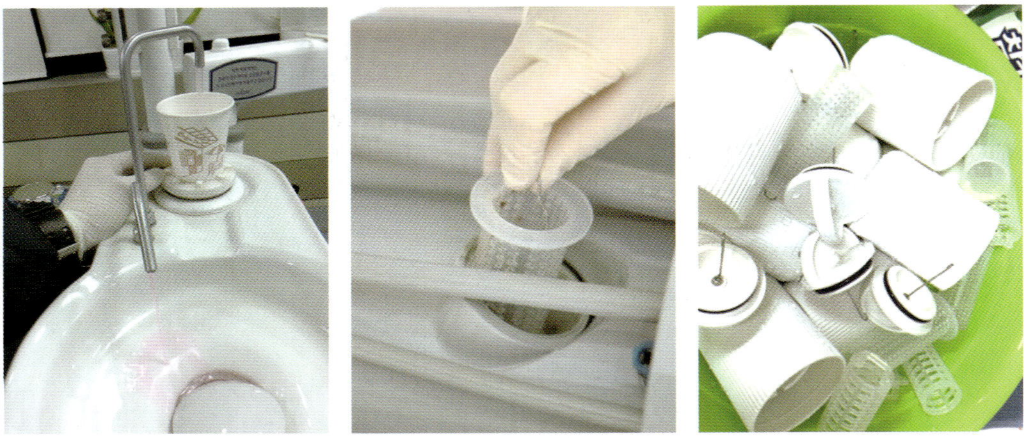

그림 8-12 유니트체어 타구대 수관 및 트립망 감염관리

4) 수관소독 단계

(1) 수관 물 빼기 (그림 8-13)

수관 물빼기는 진료 시작 전 · 후 유니트체어의 수관과 연결되는 모든 장치로부터 2분 이상 시행한다. 매 환자 진료 후에는 수관의 물을 20~30초간 빼낸다. 주말 등 며칠 동안 진료하지 않는 경우에는 진료 시작 전에 3~4분간 물을 빼주어야 한다. 수관의 물빼기는 30분 이상 지나면 재오염되어 비효율적이다.

(2) 수관 소독 (그림 8-14)

수관의 생물막을 제거하기 위한 중간 이상의 소독제를 사용하는데 유니트체어 제조사의 지침에 따라 사용 가능한 수관소독제를 사용한다. 주로 차아염소산나트륨(NaOCl)이나 과산화수소(H_2O_2) 계열의 수관소독제를 사용한다.

- 수관소독제를 정제수에 희석(소독제:물 = 1:4)해서 잘 흔들어 용해시킨다.
- 소독제를 수관에 투입한다.
- 정수로 작동시킨다(10시간 이상).
- 다음날 소독제를 빼낸다.

(3) 수관 청소(Sterilex Ultra를 이용)

① 수관소독제 가루를 따뜻한 물에 잘 녹인다.
② 희석통에 옮긴 후 분홍색이 되도록 섞는다.

③ 혼합한 세척액을 세척통에 채우고 유니트체어에 연결한다.
④ 모든 수관에서 분홍색 용액이 나오는지 확인한다.
⑤ 24시간 이상 지난 후 세척통을 따뜻한 멸균 증류수로 세척한 다음 증류수를 채운다.
⑥ 다음 날 진료 전 수관 물빼기를 충분히 시행한다.

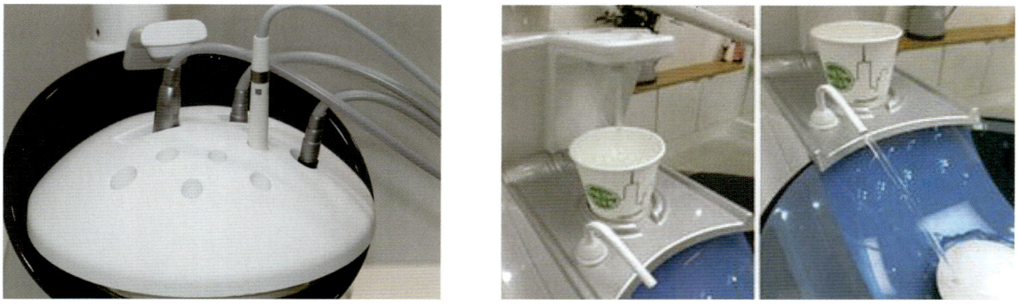

그림 8-13 수관의 물 빼기

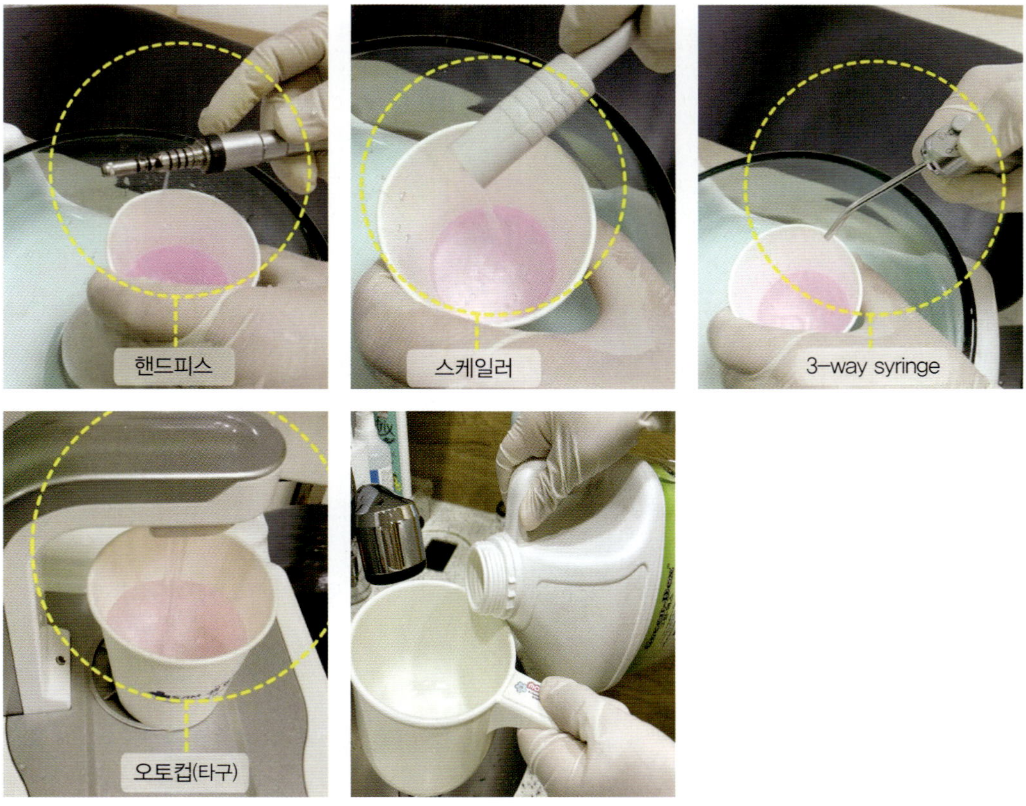

그림 8-14 소독제를 이용한 수관 소독

5) 수질 검사

(1) 수관 미생물 검사

수관 미생물 검사는 연 2회 시행하며 무작위로 유닛체어 2곳 이상을 선정해서 시행한다.

〈준비물〉

- 무균 채수병
- 글러브 착용
- 채수할 Unit Chair 지정
- 채수 지점 4곳 확인(핸드피스, 스케일러, 3-way syringe, 타구)
- 최소 20개 이상의 샘플을 채취

(2) 수관 미생물 검사과정

① 글러브 착용 후 무균 채수병에 채수 → ② 채수 후 3~4시간 이내에 국립보건환경연구원에 검사 의뢰 → ③ 의뢰기관에서 검사결과를 병원에 통보 → ④ 병원에서는 검사결과를 각 진료과로 통보 → ⑤ 주기적인 모니터링 수질검사 시행 / 연 2회 모니터링 시행

MEMO

치과진료 흐름에 따른 표면관리, 공기관리, 수관관리

	표면관리	공기관리	수관관리
하루 진료 시작 전	• 병원 내 모든 가구, 장비 청소 • 표면 깨끗하게 닦기	• 환기 • 예약관리 및 확인(감염성 질환 환자)	• 유니트체어의 모든 수관 물 빼기(2~3분)
진료 중	• 매 환자마다 표면소독 및 표면덮개 교체	• 진료 전 항생제로 구강세정(환자) • 고속 대용량 흡입장치 사용	• 매 환자마다 사용한 수관의 물 빼기(20~30초)
하루 진료 종료 후	• 병원 내 모든 가구 및 장비의 표면세척 • 필요한 경우 표면소독제로 소독	• 표면소독제 사용으로 에어로졸에 노출된 기구 및 장비 세척 및 소독 • 환기	• 유니트체어의 모든 수관 물 빼기(2~3분) • 1회/2주 수관 소독 시행 • 상반기, 하반기 연 2회 수질 모니터링 시행

요점정리

- 치과 진료과정 중 타액, 혈액, 구강분비물에 의해 유니트체어와 치과장비의 여러 표면이 오염되는데 감염성 물질에 오염된 경우는 미생물이 살아있다는 전제 하에 대처한다.
- 치과진료실과 치과장비의 표면관리 방법에는 표면덮개를 사용하여 표면을 덮는 방법과 세척 및 소독하는 방법이 있다.
- 표면덮개는 습기가 통하지 않는 깨끗한 비닐, 랩, 알루미늄 호일, 합성수지 등 일회용품을 사용하며 환자 치료 시 장갑낀 손이 자주 닿는 표면, 오염될 가능성이 있는 표면, 세척하기 어려운 표면에 사용한다.
- 표면덮개는 오염되기 전에 미리 사용하며, 오염 시 세척 및 소독한다.
- 표면소독제로는 광범위한 살균력이 있는 요오드포름, 반드시 개인보호구와 환기가 필요한 글루타르알데히드, 빠르고 우수한 살균력이 있는 과산화수소, 표면소독제로 가장 저렴한 차아염소산나트륨 등이 있다.
- 치과치료 전에 감염원을 포함한 에어로졸의 발생을 억제하기 위해 항생제로 환자의 구강세척을 하게 하며, 활동성 혈액 매개 질환이 있는 환자의 경우는 초음파 스케일러를 사용하지 않도록 한다.
- 진료 중에는 개인보호구를 반드시 착용하며 치료 후에는 오염된 진료 환경을 표면소독한다.
- 치과용 유니트체어에 압축공기나 물을 제공하기 위한 좁은 플라스틱 관을 수관이라고 한다.
- 관혈적 치료에서는 멸균된 관이나 일회용 공급기를 통해 공급되는 멸균식염수 또는 멸균수를 사용하며 비관혈적 치료에서는 보통 유니트에서 공급되는 상수를 사용한다.
- 면역 저하 환자에서는 치료내용을 고려하여 멸균수나 멸균식염수를 사용한다.
- 유니트체어의 수관 오염의 원인은 수관 내의 생물막 부착, 배관 내의 물의 오염, 구강 유래 세균의 역류, 잔류 염소농도의 저하 등이 있다.
- 생물막이란 미생물 군집체로 수분이 공급되는 오염된 환경에서 형성되기 쉬운데, 가장 좋은 예가 치면세균막이다.
- 유니트체어에서 발견되는 미생물에는 슈도모나스와 레지오넬라 등이 있다.
- 유니트체어의 수질은 음용수 기준으로 유지시키고 구강과 접촉하는 물인 경우는 환자 진료 후 최소 20~30초간 배출하며, 모든 수관은 진료 시작 전 매일 2~3분간 물을 빼준다.

Review test

1. 표면관리를 위한 표면덮개의 장점으로 옳은 것은?

① 세척하기 어려운 표면의 오염을 예방할 수 있음
② 다양한 크기의 형태가 필요함
③ 비용이 저렴함
④ 소독 여부를 증명하기 어려움
⑤ 표면덮개 사용 시 보호장비가 필요함

2. 공기관리지침에 대한 설명으로 옳은 것은?

① 감염성 질환이 있는 환자는 가장 빠른 시간에 치료한다.
② 치과치료를 마친 후 환자의 구강세정을 하게 한다.
③ 활동성 혈액매개 질환 환자의 경우 초음파 스케일러 외의 기구는 사용하지 않는다.
④ 치열검사를 할 때는 옆에서 진료기록 작성을 도와주어야 한다.
⑤ 치료가 종료된 후에는 에어로졸이 밖으로 배출되지 않도록 밀폐한다.

3. 치과용 유니트체어의 수관관리지침으로 옳은 것은?

① 우리나라에서는 치과용수에 종속영양세균 500CFU/mL 이하로 유지해야 한다.
② 공중 급수 시스템을 이용하여 치과용수를 급수해야 한다.
③ 공기-물사출기는 매일 모든 진료 후 최소 20~30초간 물과 공기를 배출한다.
④ 치과용수는 항상 멸균된 용액 수준을 유지해야 한다.
⑤ 모든 수관은 하루 진료를 시작하기 전에 매일 2~3분간 물을 빼준다.

정답

1. ① 2. ④ 3. ⑤

Chapter 09 치과방사선실 및 기공실의 감염관리

학습목표

1. 치과방사선실의 감염관리를 위한 기본사항을 설명할 수 있다.
2. 방사선 촬영 시 단계별 지침을 설명할 수 있다.
3. 치과기공실의 감염관리를 위한 기본사항을 설명할 수 있다.
4. 기공과정에서의 단계별 지침을 설명할 수 있다.

09 치과방사선실 및 기공실의 감염

1 치과방사선실의 감염관리

치과에서 방사선 촬영실은 자칫 감염관리를 소홀히 하기 쉬운 곳 중 하나이다. 그러나 방사선 촬영 시 오염된 필름을 진료실에서 암실로 이동하는 과정에서 교차감염이 발생할 수 있고, 디지털 방사선 촬영 시 진료실 내의 디지털 센서와 컴퓨터 장비 사이에 교차감염이 발생할 수 있다. 따라서 방사선 촬영실도 교차감염을 예방하기 위해 방사선 촬영 과정에서 환자와 치과의료 종사자를 보호하기 위한 대책이 필요하다.

1) 감염관리를 위한 기본사항

(1) 개인보호구

타액 등에 오염된 기구를 만질 때는 장갑을 착용하도록 한다. 그러나 방사선 촬영 시는 핸드피스 사용에 의한 에어로졸 형성은 일어나지 않으므로 마스크나 보안경을 반드시 착용할 필요는 없다.

(2) 표면덮개

방사선 촬영 과정 중에 시술자가 만지게 되는 물체는 반드시 표면덮개를 씌우거나 매 환자를 촬영하고 난 후에 소독제로 소독해야 한다. 흔히 가정용 랩이나 팩을 주로 사용한다(그림 9-1). 방호물을 설치하지 않은 부위를 손으로 만진 경우에는 반드시 개별 소독을 해주어야 한다. 불규칙한 면은 소독액이 미치지 않을 수 있으므로 신경을 써야 하고 소독제가 기계의 전기 연결부위에 스며들어가서 손상을 주지 않도록 해야 한다.

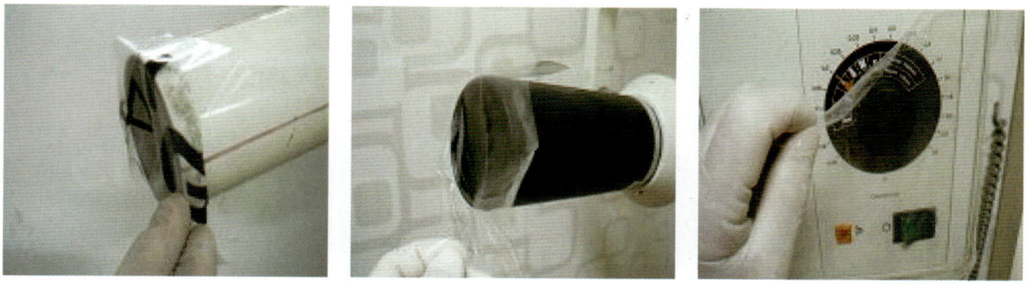

그림 9-1 표면덮개를 부착한 방사선 촬영기

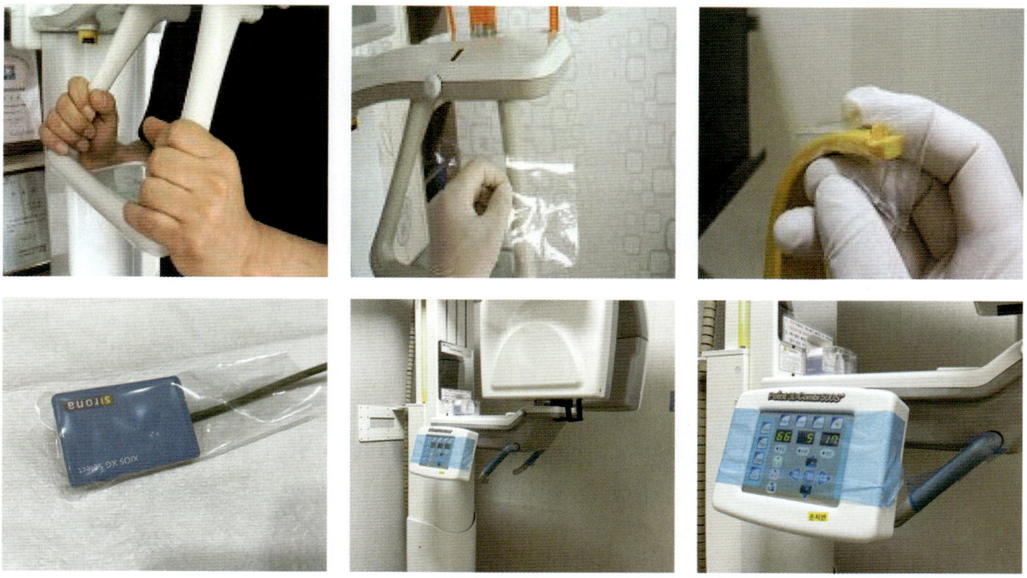

그림 9-1 표면덮개를 부착한 방사선 촬영기 (계속)

(3) 필름의 포장 및 현상

타액에 의한 오염을 최소화하기 위해 투명한 플라스틱 덮개로 필름을 덮어씌운다(그림 9-2). 시술자는 매 환자의 촬영 전에 일회용 덮개를 씌운 필름으로 촬영한 다음 현상실에 가지고 가서 장갑을 낀 손으로 일회용 덮개를 제거하여 깨끗한 표면에 필름을 떨어뜨린다. 타액이 묻은 방호용 봉투는 버리고 필름을 현상한다.

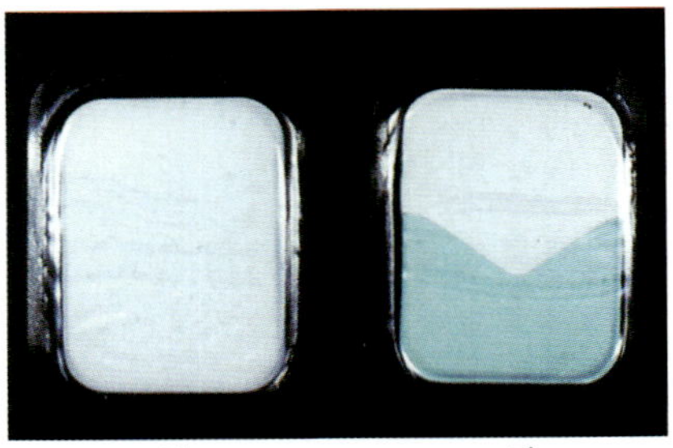

그림 9-2 일회용 덮개로 포장된 필름

(4) 필름유지기구

필름유지기구는 한 번 쓰고 버리거나 재사용하기 전에 반드시 소독 · 멸균해서 사용해야 한다. 스티로폼으로 된 바이트블럭(bite-block)은 한 번 쓰고 버린다. 대부분의 필름유지기구는 소독 · 멸균하도록 되어 있다. 일부 플라스틱 제품은 열에 의해 손상을 입을 수 있으므로, 제조사의 지시에 따라 소독제의 적정 농도와 시간 동안 담가둔다.

(5) 교차감염의 방지

방사선 촬영 시 주로 오염된 필름포장에 의해 교차감염이 일어난다. 환자의 구내에서 제거한 필름포장에는 타액이나 혈액이 묻어 있다. 따라서 오염된 필름을 만질 때에는 반드시 장갑을 착용해야 한다. 깨끗한 거즈나 종이타월로 필름포장을 닦는다. 필름포장은 멸균시키지 않는데, 열에 의한 멸균을 하면 상(image)이 일그러질 수 있기 때문이다. 제품에 따라 소독제를 가볍게 분사하도록 되어있는 것도 있다. 그러나 소독제에 필름을 담그면 소독액이 감광유제로 스며들어가 상을 손상시킬 수 있으므로 피하도록 한다.

2) 방사선 촬영 시의 단계별 지침 (표 9-1)

(1) 방사선 촬영 전

① 촬영용 의자와 납방어복은 소독제를 분무하거나 종이타월에 적셔 표면을 소독한다.
② 촬영 과정에서 오염될 수 있는 조사통, 제어판, 스위치 등은 표면덮개로 덮는다.
③ 열에 강한 구내 방사선 촬영 장비(필름 홀더, 필름유지기구 등)는 환자에게 사용하기 전에 멸균한다.

④ 디지털 센서 사용 시에는 센서와 연결선을 표면덮개로 감싼다.
⑤ 파노라마 방사선 촬영 시 바이트블럭을 표면덮개로 덮는다.
⑥ 방사선 촬영 시 진료용 장갑을 착용하고, 혈액이나 기타 체액이 튈 우려가 있을 때는 개인보호구(마스크, 보안경, 가운 등)를 모두 착용한다.
⑦ 방사선 촬영 전 환자는 항생제로 가글한다.

(2) 방사선 촬영 중

① 방사선 촬영 중 덮개를 씌운 표면만 접촉하도록 주의한다.
② 촬영한 필름은 거즈나 휴지로 타액을 닦아 환자의 이름이 적힌 일회용 용기에 담아두며, 이 용기의 겉면을 오염된 손으로 만지지 않도록 주의한다. 또 필름을 가운 주머니에 넣지 않도록 한다.
③ 사용한 필름유지기구는 표면덮개를 씌우지 않은 곳에 놓지 않도록 한다.
④ 중간에 촬영을 중단할 때는 진료용 장갑을 벗고 손을 씻도록 하며, 다시 촬영을 시작할 때는 다시 손을 씻고 새 진료용 장갑을 착용해야 한다.

(3) 방사선 촬영 후

① 방사선 촬영 후 진료용 장갑을 벗기 전에 필름 겉 표면을 깨끗하게 닦고(혈액과 타액이 묻어있지 않도록) 용기에 담아 현상할 수 있는 곳으로 이동한다.
② 방사선 장비(조사통, 작동부 등)의 표면덮개는 모두 제거하여 폐기한다(각 장비에 사용한 표면덮개는 매 환자마다 교체하며, 오염된 경우 다음 환자가 사용하기 전 세척 및 소독한다).
③ 표면덮개를 사용하지 않는 경우 시술자의 손이 닿는 부위와 오염된 필름이 닿는 부위는 매 환자마다 표면소독(중등도의 소독제 사용)을 한다.
④ 사용한 필름유지기구와 필름홀더 등은 진료용 장갑을 낀 상태로 소독실로 옮긴다.
⑤ 오염된 물품을 모두 폐기하거나 옮긴 후에 진료용 장갑을 벗고 손을 씻는다.
⑥ 표면덮개를 사용하여도 교차감염의 문제가 발생할 수 있으므로 표면덮개와 표면소독제를 함께 사용하는 것이 가장 좋다.

표 9-1 촬영 절차에 따른 감염관리

	장비	시술자	환자
촬영 전	• 의자, 납방어복은 표면소독 • 바이트블럭, 제어판, 스위치, 조사통, 디지털 센서와 연결선은 표면덮개 부착 • 멸균 가능한 기구는 멸균	• 개인보호구 착용	• 항생제로 구강 세정
촬영 중	• 촬영한 필름은 용기에 담기 • 사용한 필름유지기구는 표면덮개가 있는 곳에 둘 것	• 촬영을 잠시 중단하는 경우 재촬영 전 진료용 장갑 새로 착용	
촬영 후	• 필름 표면의 오염물질 제거 • 표면덮개 모두 제거 후 표면소독	• 오염된 물품 처리 후 진료용 장갑 벗고 손 씻기	

2 치과기공실의 감염관리

치과기공실도 기재나 기공물이 진료실에서 기공실로 이동하거나 기공실에서 진료실로 이동하는 과정에서 교차감염이 발생할 수 있으므로 기공장비에 대한 멸균이나 소독처리 및 개인보호구를 장착함으로써 교차감염에 대비해야 한다.

1) 감염관리를 위한 기본사항

(1) 개인보호구

기공실에서는 오염 정도나 작업에 따라 적절한 개인보호구(마스크, 보안경, 보호복 등)가 필요하다.

① 기공물 손질 시 미세먼지를 방어하기 위해 마스크 착용
② 미세먼지와 특정 물질로부터 눈을 보호하기 위해 보안경 착용
③ 액체 저항성이 있는 가운 착용
④ 뜨거운 장비와 재료 사용 시 내열성 장갑 착용

(2) 환경관리

기공실 내의 오염 가능성이 있는 부위는 적절한 소독제로 표면소독을 하거나 표면덮개를 사용하여 덮는다. 또한, 미세먼지가 발생하는 모든 기공과정은 진공 및 흡입장치 근처에서 수행하고, 아크릴 모노머를 다루는 동안 모노머의 흡입을 줄이기 위하여 적절한 통풍이나 공기의 배출이 있어야 한다.

(3) 장비관리

기공 장비(버, 연마 장비, 레그휠, 칼 등)를 오염된 기공물에 사용한 경우에는 폐기하거나 멸균 후 재사용한다. 멸균할 수 없는 장비와 기구는 제조사의 지침에 따라 매 환자마다 세척하고 소독하여 사용한다.

(4) 기공물 관리 (표 9-2, 9-3)

〈기공실〉

① 기공실로 들어오는 기공물이 소독이 되었다는 문서 등의 근거가 없다면 작업을 시작하기 전 세척과 소독 과정을 먼저 거쳐야 한다.

② 기공물이 소독을 완전히 마치기 전까지 감염을 막기 위한 개인보호구(PPE)는 반드시 착용하여야 한다.

③ 기공실에서 보철물을 제작한 다음에는 EPA에 등록된 소독제로 소독하고, 소독방법을 문서화하여 병원에 기공물과 함께 제공해야 한다.

〈진료실〉

① 보철장치나 인상재는 환자의 구강 내에서 제거한 후 가능한 빨리 세척하여야 한다.

② 보철장치나 인상재, 교정장치 등은 기공실로 보내기 전이나 환자의 구강 내에 적합시키기 전에는 반드시 EPA에 등록된 소독제로 소독하여야 한다.

③ 기공물을 외부로 보낼 때에는 일회용 합성수지 봉투에 담아 기공물의 표면소독제와 소독방법을 문서화하여 함께 제공해야 한다.

표 9-2 보철물에 대한 소독제

종류	글루탈알데히드	요오드포름	차아염소산나트륨
총의치	×	○	○
가철성 국소의치	×	○	○ (1:10 희석액 10~30분)
가철성 교정장치	×	○	○ (1:10 희석액 10~30분)

표 9-2 보철물에 대한 소독제 (계속)

종류	글루탈알데히드	요오드포름	차아염소산나트륨
고정성 보철물	○	×	○ (1:10 희석액 10~30분)
석고치아모형	×	○	○ (1:10 희석액 10~30분)
왁스림, 왁스바이트	×	○	○

표 9-3 인상재에 대한 소독제

인상재	소독제의 종류			
	글루탈알데히드	요오드포름	차아염소산나트륨	소독방법
알지네이트	×	○	○	뿌리기
폴리설파이드	○	○	○	담그기
실리콘	○	○	○	담그기
폴리이써	×	×	○	뿌리기
아가	×	○	○	뿌리기
컴파운드	×	○	○	뿌리기

2) 작업 절차에 따른 단계별 지침 (그림 9-3)

(1) 인상채득(진료실)

① 인상채득 후에는 세척한 다음 소독액에 담가 소독한다.
② 모형작업이 필요한 경우 소독 후 석고모형을 제작하여 기공실에 의뢰한다.

(2) 기공작업(기공실)

① 기공소는 도착한 기공물의 소독 상태를 확인한다.
② 기공과정에서 사용한 장비와 기구는 적절하게 소독 또는 멸균하거나 폐기한다.
③ 기공물의 소독이 확인될 때까지는 개인보호구를 착용한다.
④ 기공작업 후 완성된 기공물을 초음파세척 후 소독 또는 멸균하여 발송한다.

(3) 기공물 장착(진료실)

① 장치를 사용하기 전에 멸균 및 소독 상태를 확인한다.

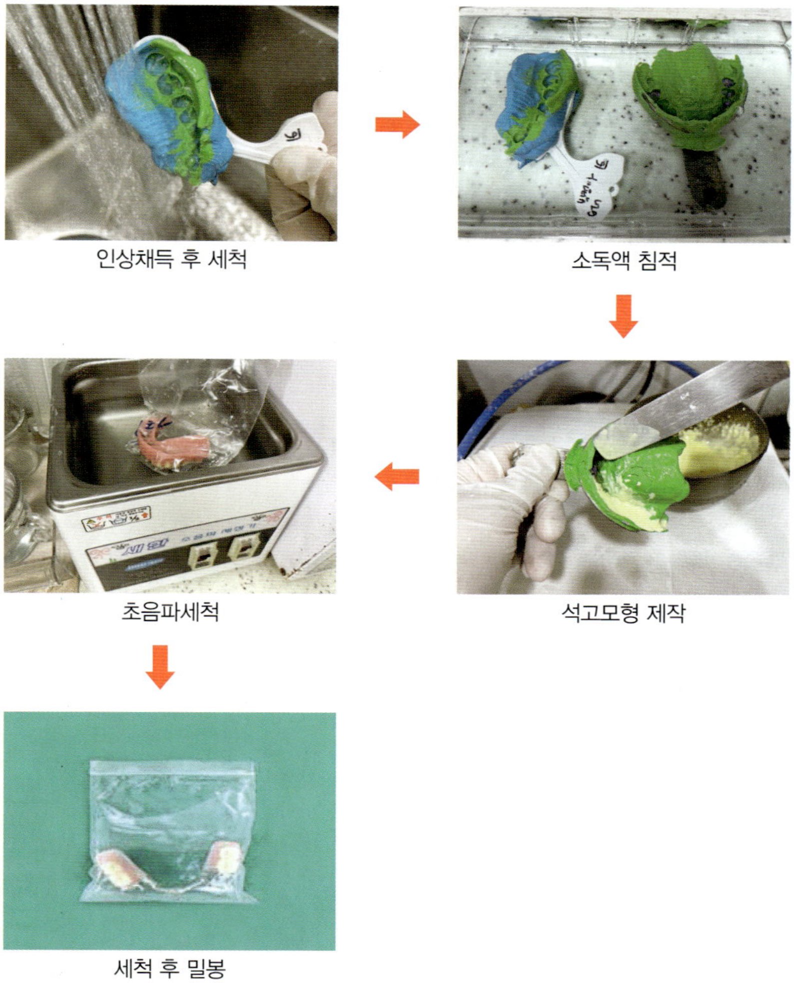

그림 9-3 작업 절차에 따른 치과기공물의 감염관리

요점정리

◈ 방사선 촬영실은 감염관리를 소홀히 하기 쉬운 곳 중 하나로 오염된 필름의 이동 시나 디지털센서와 컴퓨터 장비 사이에 교차감염이 발생할 수 있다.

◈ 치과 방사선 촬영실의 감염관리를 위해서는 개인보호구를 착용하며, 표면덮개, 방호용 봉투, 필름유지기구, 필름포장 등에 주의해야 한다.

◈ 방사선 촬영 전, 의자와 납방어복은 소독제로 표면소독을 하고, 조사통, 제어판, 스위치, 바이트블럭 등도 표면덮개로 덮으며 구내 방사선 촬영장비는 사용 전에 멸균한다. 환자에게는 항생제로 가글하게 한다.

◈ 방사선 촬영 중에는 덮개를 씌운 표면만 접촉하며 촬영한 필름은 거즈나 종이타월로 타액을 닦아 일회용 용기에 담아둔다. 촬영을 중단할 때에는 진료용 장갑을 벗고 손을 씻으며 다시 촬영을 계속할 때에는 손을 씻고 새로운 장갑을 착용한다.

◈ 방사선 촬영 후, 장갑을 벗기 전에 필름 표면을 깨끗이 닦고 용기에 담으며, 방사선 장비의 표면덮개는 모두 제거하여 폐기하거나 옮긴 후에 장갑을 벗고 손을 씻는다.

◈ 치과 기공실의 감염관리를 위해서는 개인보호구를 착용하며, 환경관리, 장비관리, 기공물 관리에 주의해야 한다. 특히 미세먼지가 발생하는 기공과정에서는 통풍과 공기의 배출이 중요하다.

◈ 보철장치나 인상재는 기공실로 보내기 전이나 환자의 구강 내에 적합시키기 전에는 반드시 EPA에 등록된 소독제로 소독해야 하며 환자의 구강에서 제거한 후에는 가능한 빨리 세척한다.

◈ 기공물을 외부로 보낼 때에는 일회용 합성수지 봉투에 담아 표면소독제와 소독방법을 문서화하여 함께 첨부한다.

◈ 진료실에서 인상채득 후에는 세척한 다음 소독액에 담가 소독하고, 모형작업이 필요한 경우는 소독 후 석고모형을 제작하여 기공실에 의뢰한다.

◈ 기공소에서는 기공물이 도착하면 소독상태를 확인하며, 기공과정에서 사용한 장비와 기구는 소독, 멸균하거나 폐기하고 완성된 기공물은 초음파세척 후 소독 또는 멸균하여 발송한다.

Review test

1. 치과방사선실의 감염관리를 위한 기본사항으로 옳은 것은?

① 방사선 촬영 시 마스크나 보안경을 반드시 착용한다.
② 방사선 촬영 과정 중에 시술자가 만지게 되는 물체는 표면덮개를 사용한다.
③ 스티로폼으로 된 바이트블럭은 알코올계 소독제로 소독 후 사용한다.
④ 오염된 필름을 만질 때에는 손을 세척하고 만져야 한다.
⑤ 사용한 필름유지기구와 필름홀더 등은 진료용 장갑을 벗고 소독실로 옮긴다.

2. 방사선 촬영 시 단계별 지침으로 옳은 것은?

① 중간에 촬영을 중단할 때는 진료용 장갑을 벗고 손을 씻도록 한다.
② 촬영용 의자와 납방어복은 표면덮개를 사용한다.
③ 방사선 촬영 시에는 진료용 장갑을 착용하지 않아도 된다.
④ 사용한 필름유지기구는 표면덮개를 씌우지 않은 곳에 놓는다.
⑤ 활동성이 강한 감염환자의 필름은 멸균을 한 다음 현상한다.

3. 치과기공실의 감염관리를 위한 기본사항으로 옳은 것은?

① 기공물 손질 시 미세먼지를 방어하기 위해 안면보호대를 착용한다.
② 액체 흡수가 잘되는 가운을 착용한다.
③ 기공물을 외부에 보낼 때에는 기공물의 소독방법을 문서화하여 함께 제공해야 한다.
④ 기공 장비를 오염된 기공물에 사용한 경우에는 세척하여 사용한다.
⑤ 인상재의 변형을 예방하기 위해 석고모형 제작 후 인상재를 소독한다.

정답

1. ② 2. ① 3. ③

Chapter 10

의료폐기물 및 세탁물 관리

학습목표

1. 의료폐기물을 정의하고 그 종류를 설명할 수 있다.
2. 의료폐기물의 보관기준, 시설, 기간 등의 관리 방법을 설명할 수 있다.
3. 세탁물의 종류를 설명할 수 있다.
4. 세탁물의 관리 흐름을 설명할 수 있다.

10 의료폐기물 및 세탁물 관리

1 의료폐기물 관리

1) 의료폐기물의 정의

의료폐기물이란 보건·의료기관, 동물병원, 시험·검사기관 등에서 배출되는 폐기물 중 인체에 감염 등의 위해를 줄 우려가 있는 폐기물과 인체조직 등의 적출물, 실험동물의 사체 등 보건·환경보호상 특별한 관리가 필요하다고 인정되는 폐기물로서 대통령령으로 정하는 폐기물을 말한다(폐기물관리법 제2조 제5호)(그림 10-1).

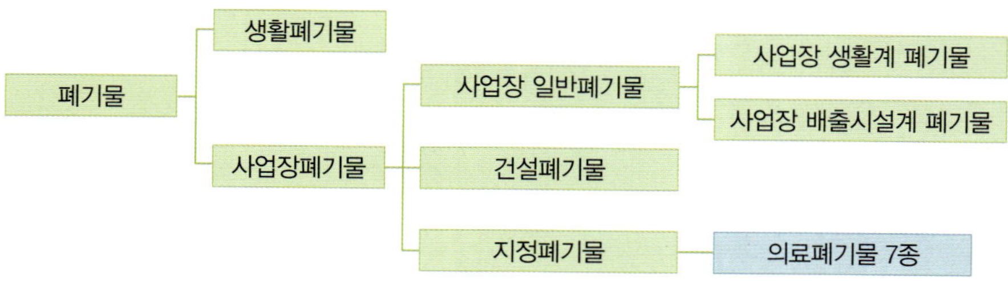

그림 10-1 **폐기물의 분류체계**

2) 의료폐기물의 종류(폐기물관리법 시행령 제4조)

(1) 격리의료 폐기물

격리의료 폐기물이란 「감염병의 예방 및 관리에 관한 법률」 제2조 제1호의 감염병으로부터 타인을 보호하기 위해 격리된 사람에 대한 의료행위에서 발생한 일체의 폐기물이다.

(2) 위해의료 폐기물

① 조직물류 폐기물

인체 또는 동물의 조직 · 장기 · 기관 · 신체의 일부(치아 포함), 동물의 사체, 혈액 · 고름 및 혈액생성물(혈청, 혈장, 혈액제제)

② 병리계 폐기물

시험 · 검사 등에 사용된 배양액, 배양용기, 보관균주, 폐시험관, 슬라이드, 커버글라스, 폐배지, 폐장갑

③ 손상성 폐기물

주사바늘, 봉합바늘, 수술용 칼날, 한방침, 치과용 침, 파손된 유리재질의 시험기구

④ 생물 · 화학 폐기물

폐백신, 폐항암제, 폐화학치료제

⑤ 혈액오염 폐기물

폐혈액백, 혈액투석 시 사용된 폐기물, 그 밖에 혈액이 유출될 정도로 포함되어 있어 특별한 관리가 필요한 폐기물

(3) 일반 의료폐기물

혈액 · 체액 · 분비물 · 배설물이 함유되어 있는 탈지면, 붕대, 거즈, 일회용 기저귀, 생리대, 일회용 주사기, 수액세트 등이 포함된다.

다만, 의료폐기물이 아닌 폐기물이 의료폐기물과 혼합되거나 접촉된 경우 의료폐기물로 본다(표 10-1).

표 10-1 의료폐기물의 구분

의료폐기물에 해당함	의료폐기물에 해당하지 않음
• 사용 중 찢어지거나 훼손되어 재사용이 불가능한 의료기관의 세탁물(침구류, 의류, 린넨류 등)과 오염된 세탁물(수술용 장갑 등) • 치과병의원에서 발생되는 치아조직물, 일회용 석션팁, 치과용 아말감 • 일회용이 재사용 가능한 배양용기, 시험관, 슬라이드, 커버글라스, 수술용 칼날, 한방침, 치과용 침을 최종적으로 버릴 경우	• 혈액, 치료제 등의 의료폐기물과 접촉되지 않은 약병, 수액병, 앰플병, 바이알병 및 석고붕대 등 • 치아교정용 보철물 및 피 · 고름 · 분비물이 묻어 있지 않은 인상제(알지네이트, 루버 등) 등 • 치아 치료 후 환자의 치아를 세척하는 과정에서 발생되는 세척수나 의료기기 등을 세척한 세척수

〈 비고 〉

1. 의료폐기물이 아닌 폐기물로서 의료폐기물과 혼합되거나 접촉된 폐기물은 혼합되거나 접촉된 의료폐기물과 같은 폐기물로 봄
2. 채혈진단에 사용된 혈액이 담긴 검사튜브, 용기 등은 조직물류 폐기물로 봄

3) 의료폐기물의 배출 및 보관

(1) 보관

① 전용용기

의료폐기물은 발생했을 때(해당 진찰 · 치료 및 시험 · 검사행위가 끝났을 때)부터 종류별로 적합한 전용용기에 넣어서 보관해야 한다(표 10-2). 의료폐기물 전용용기는 지방환경관서에 의료폐기물 전용용기 제조업을 등록한 업체의 전용용기를 환경부장관이 지정한 검사기관이 별도의 검사기준에 따라 검사하여 '적합' 통보를 받은 용기만을 사용해야 한다.

표 10-2 의료폐기물 전용용기

용기 구분			해당 의료폐기물
합성수지류 상자 용기	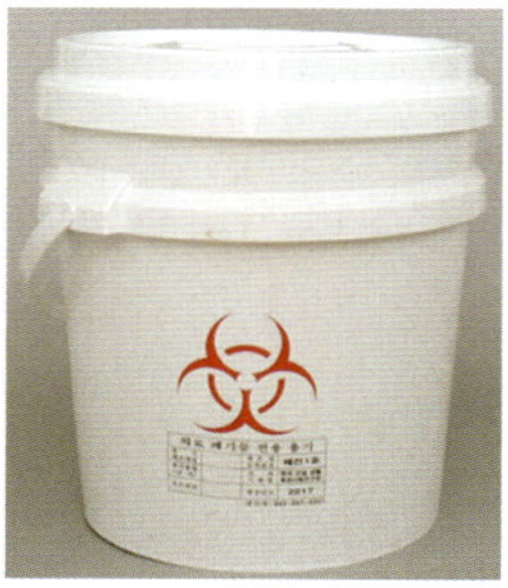	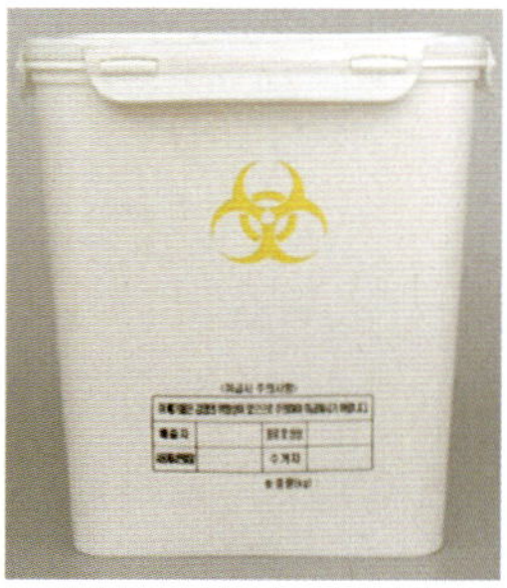	격리 의료폐기물, 조직물류 폐기물(치아 제외), 손상성 폐기물, 액체 상태 폐기물
봉투형 또는 골판지류 상자 용기	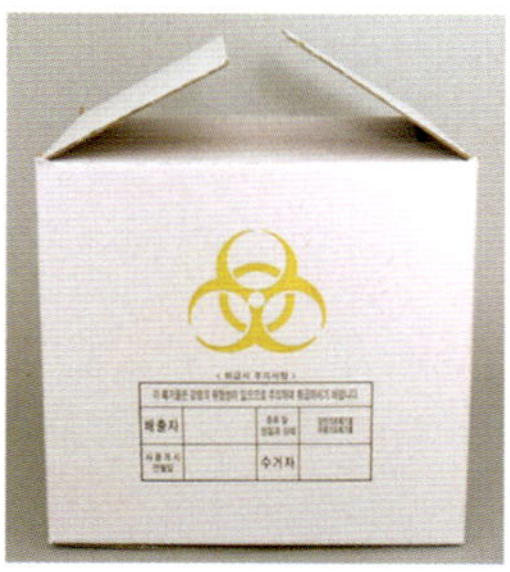	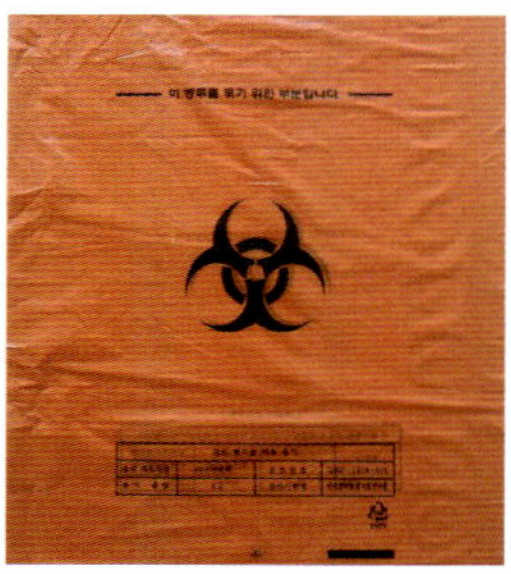	그 밖의 의료폐기물

표 10-3 의료폐기물 보관기준

<table>
<tr><th colspan="2">폐기물 종류</th><th>보관시설</th><th>전용용기(도형색상)</th><th>보관기간</th></tr>
<tr><td colspan="2">격리 의료폐기물</td><td>• 조직물류 폐기물과 성상이 같은 폐기물 : 전용 냉장시설(4℃ 이하)
• 그 밖의 폐기물 : 밀폐된 전용 보관창고</td><td>상자형 합성수지류(붉은색)</td><td>7일</td></tr>
<tr><td rowspan="6">위해 의료폐기물</td><td>조직물류 폐기물</td><td>• 전용 냉장시설(4℃ 이하)
※ 치아 및 방부제에 담긴 폐기물은 밀폐된 전용 보관창고</td><td>상자형 합성수지류(노란색)
※ 치아 제외</td><td>15일
(치아 60일)</td></tr>
<tr><td>조직물류
(재활용 태반)</td><td>전용 냉장시설(4℃ 이하)</td><td>상자형 합성수지류(녹색)</td><td>15일</td></tr>
<tr><td>손상성 폐기물</td><td>밀폐된 전용 보관창고</td><td>상자형 합성수지류(노란색)</td><td>30일</td></tr>
<tr><td>병리계 폐기물</td><td>밀폐된 전용 보관창고</td><td>봉투형(검정색),
상자형 골판지류(노란색)</td><td>15일</td></tr>
<tr><td>생물 · 화학 폐기물</td><td>밀폐된 전용 보관창고</td><td>봉투형(검정색),
상자형 골판지류(노란색)</td><td>15일</td></tr>
<tr><td>혈액오염 폐기물</td><td>밀폐된 전용 보관창고</td><td>봉투형(검정색),
상자형 골판지류(노란색)</td><td>15일</td></tr>
<tr><td colspan="2">일반 의료폐기물</td><td>밀폐된 전용 보관창고</td><td>봉투형(검정색),
상자형 골판지류(노란색)</td><td>15일</td></tr>
</table>

* 액체 상태의 의료폐기물은 상자형 합성수지류 용기 사용
* 입원실이 없는 의원, 치과의원, 한의원에서 발생하는 일반 의료폐기물을 4℃ 이하로 냉장 보관하는 경우 30일까지 보관 가능

MEMO

치과 의료폐기물(환경부 의료폐기물 분리배출지침)

- 과산화수소, 메틸알코올 등은 폐기물관리법상 의료폐기물이 아닌 지정폐기물에 해당한다. 다만, 혈액 등 의료폐기물과 접촉하여 오염된 경우 의료폐기물로 분류한다.
- 진료용 의자에 환자의 혈액, 체액, 분비물, 배설물이 묻어 있어 티슈로 닦아낸 경우 의료폐기물에 해당한다. 그러나 진료용 의자를 표면 소독한 경우에는 의료폐기물에 해당하지 않는다.

주의사항

● 전용용기 취급 시 주의사항

이 폐기물은 감염의 위험성이 있으므로 주의하여 취급하시기 바랍니다.		
배출자		
사용개시 년월일		수거자

* (사용개시 년월일) : 의료폐기물을 전용 용기에 최초로 넣은 날을 기재한다. 단, 봉투형 용기에 담은 의료폐기물을 상자형 용기에 다시 담아 위탁하는 경우에는 봉투형 용기를 상자형 용기에 최초로 담은 날을 적을 수 있다(단, 보관기한 적용 시 봉투형 용기에 기재된 날짜가 기준이 됨).

① 사용 중인 전용용기는 내부의 폐기물이 새지 않도록 관리한다.

② 투입이 끝난 전용용기는 밀폐, 포장하고 한번 사용한 전용용기는 재사용을 금지한다(상자형 용기를 봉투형 용기의 거치대로 사용하는 것 등도 재사용에 해당함).

③ 봉투형 용기는 의료폐기물을 그 용량의 75% 이상 넣어서는 안 되며, 위탁처리 시 상자형 용기에 담아 배출한다(단, 상자형 용기는 75% 이상 넣을 수 있음).

④ 골판지류 상자형 용기의 내부에는 봉투형 용기 또는 내부 주머니를 붙이거나 넣어서 사용해야 한다(단, 봉투형 용기만을 사용하여 담고 이를 골판지류 상자형 용기에 옮겨 담아 배출하는 것은 가능).

⑤ 봉투형 용기에 별도 거치대를 사용하는 것도 가능하다. 거치대는 봉투형 용기의 파손을 방지할 수 있는 견고한 재질로 하고, 내부를 확인할 수 있는 것(투명 플라스틱통 등)이 바람직하며 사용 후 소독이 필요하다.

⑥ 의료폐기물을 담은 봉투형 용기를 이동할 때는 뚜껑이 있고 견고한 전용 운반구를 사용해야 하며, 사용한 전용 운반구는 감염병의 예방 및 관리에 관한 법률 시행규칙 별표6 제2호 라목에 따른 약물소독의 방법으로 소독하여야 한다.

⑦ 대형 조직물류 폐기물과 같이 전용용기에 넣기 어려운 의료폐기물은 내용물이 보이지 아니하도록 개별 포장하고 내용물이 새어 나오지 않도록 밀폐 포장한다.

※ 「폐기물관리법」 시행규칙 별표5에 따른 의료폐기물 도형, 취급시 주의사항 표기

⑧ 전용용기에 서로 다른 의료폐기물을 혼합해서 보관하는 것은 가능하지만, 단, 봉투형 용기 또는 골판지류 상자형 용기에 합성수지류 상자형 용기를 사용해야 하는 의료폐기물을 혼합하여 보관하는 것은 금지되어 있다.

- 격리 의료폐기물과 혼합된 경우 격리 의료폐기물로 표기
- 보관기간, 보관방법 등에 있어 엄격한 기준을 적용
  ※ 사용개시일은 혼합된 것 중 가장 빠른 것으로 표기
- 전용용기 취급 시 주의사항의 '종류 및 성질과 상태'란에는 혼합 보관하는 의료폐기물을 종류별로 기재하고, 가장 많은 비중을 차지하는 의료폐기물 종류로 전자태그를 발행하여 배출함
- 치아는 조직물류이지만 합성수지류 또는 골판지류 용기에 다른 의료폐기물과 혼합 보관이 가능함

주의사항

⑨ 액체 상태의 폐기물(흘러내리는 경우)은 반드시 합성수지형 전용용기를 사용해야 한다.
⑩ 전용용기는 환경부장관이 지정한 검사기관이 별도의 검사기준에 따라 검사하여 합격한 제품만 사용한다(적정하게 등록된 업체만 제조 가능, 시험성적서 등 확인).
⑪ 재활용 태반은 발생한 때부터 흰색의 투명한 합성수지 내부 주머니에 의료기관명, 중량(g), 발생일자, 담당의사명을 기재한 후 1개씩 포장하여 전용용기에 넣어 냉장시설에 보관한다.
⑫ 격리 의료폐기물을 넣은 전용용기는 용기를 밀폐하기 전에 용기의 내부를 약물로 소독해야 하며, 처리하기 위해 보관시설 외부로 반출하기 전에 용기의 외부를 약물로 소독해야 한다.

② 보관시설

보관창고 및 냉장시설은 주 1회 이상의 약물소독을 하고, 밖에서 내부가 보이지 않는 구조로 하여 외부인의 출입을 제한해야 한다(표 10-4).

보관 중인 의료폐기물의 종류와 양 및 보관기간 등을 적어 넣은 표지판을 설치한다(그림 10-2).

표 10-4 보관시설의 관리기준

보관창고	냉장시설
• 바닥과 안벽은 타일 · 콘크리트 등 물에 견디는 성질의 자재로 설치해야 하며, 세척이 쉽고 항상 청결 유지 • 소독약품 및 분무기 등 소독 장비 비치(이를 보관할 수 있는 시설 갖추어야 함) • 밖에서 내부가 보이지 않는 구조로 외부인의 출입을 제한 • 주 1회 이상 약물 소독 • 보관중인 의료폐기물의 종류 · 양 및 보관기간 등을 기재한 표지판 설치	• 4℃ 이하의 설비를 갖추고, 보관 중에는 냉장설비 항상 가동 • 온도계 부착

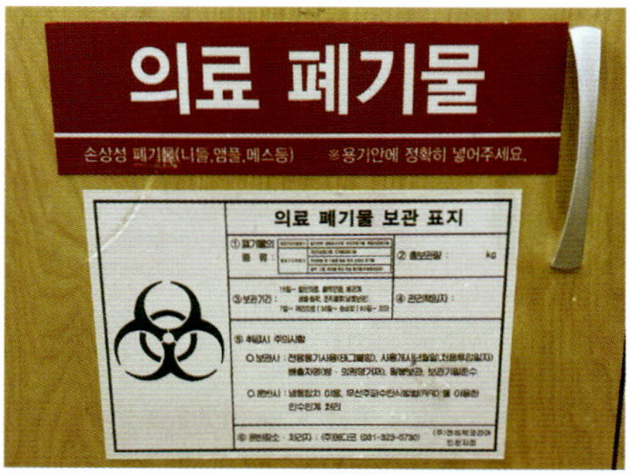

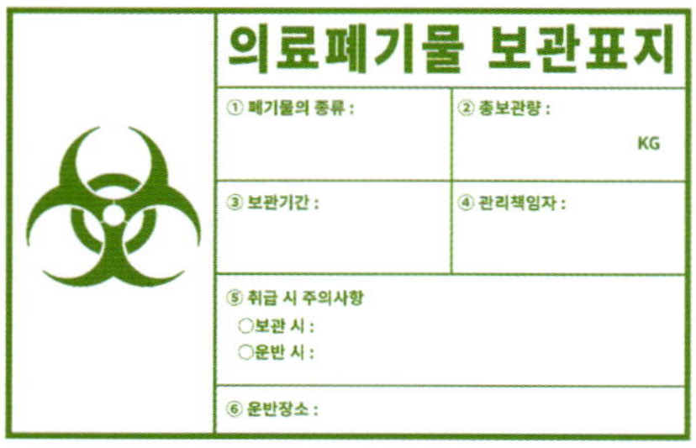

- 설치위치 : 보관창고와 냉장시설의 출입구 또는 출입문에 각각 부착
- 규격 : 보관창고 – 가로 60cm 이상 ×세로 40cm 이상
  냉장시설 – 가로 30cm 이상 × 세로 20cm 이상
- 색깔 : 흰색 바탕에 녹색선과 녹색 글자

그림 10–2 **의료폐기물 보관표지(배출자용)**

(2) 수집 및 운반

의료폐기물은 전용용기에 넣어 밀폐 포장된 상태로 전용 운반차량으로 수집 및 운반해야 하며, 전용 운반차량은 다음의 조건을 갖추어야 한다.

① 4℃ 이하의 냉장설비가 설치되고 운반 중에는 항상 냉장설비 가동

② 밀폐된 적재함 설치

- 의료폐기물은 흩날림 · 유출 및 악취의 새어나옴을 방지할 수 있는 밀폐된 적재함이 설치된 차량으로 운반
- 적재함 내부는 물에 견디는 성질의 자재로서 약물소독을 쉽게 할 수 있는 구조로 온도계를 붙이고, 약물소독에 쓰이는 소독약품, 분무기 등 소독장비와 이를 보관할 수 있는 설비를 갖추어야 함
- 적재함은 사용할 때마다 약물소독의 방법으로 소독

③ 차량의 차체는 흰색으로 색칠하고, 적재함의 양쪽 옆면에는 의료폐기물 도형, 업소명 및 전화번호를, 뒷면에는 의료폐기물의 도형을 붙이거나 표기

(3) 처리

모든 의료폐기물은 소각시설이나 멸균 · 분쇄시설에서 처리해야 한다. 위탁처리 시는 소각만 허용되며, 자가 처리 시는 소각 또는 멸균 · 분쇄가 가능하다.

4) 의료폐기물 처리 현황 및 문제점

(1) 발생량 대비 처리시설 부족

전국 의료폐기물 소각업체는 13개소로 의료폐기물 발생량 증가에 비해 매우 부족한 편이다.

그러나 주민과 지자체의 강한 반대로 처리시설의 신규 설치나 시설 증설이 곤란한 형편이다. 따라서 의료폐기물의 발생량 증가는 처리 단가의 상승 원인이 되어 위탁하지 못한 병원은 장기보관을 해야 하는 상황이다.

(2) 의료폐기물과 일반폐기물의 혼합배출

의료폐기물 전용용기별로 상당량의 일반폐기물(포장재, 플라스틱 등)이 혼합 배출되는 것으로 확인되고 있다. 환자별 투약된 약품의 종류나 성분 등 확인이 가능함에도 불구하고 편의를 위해 의료폐기물로 혼합 배출하는 경우가 많다. 예를 들어, 혈액 등과 혼합 또는 접촉되지 않은 단순포도당 링거병, 수액팩, 백신, 항암제, 화학치료제 등은 의료폐기물이 아니다.

5) 의료폐기물 처리의 개선방안

(1) 분리배출

병원 내 발생되는 폐기물 중 의료기기 또는 의약품 포장용기 및 의료행위와 무관한 입원환자 · 내원객이 배출하는 일반폐기물이 의료폐기물로 혼입되는 것을 방지하기 위해 분리 배출하는 것이 중요하다.

① 분리배출 대상 폐기물 종류

의료기기 및 의약품 포장용기, 백신 · 항암제 · 화학치료제 및 혈액 등과 혼합 또는 접촉되지 않은 단순 포도당 등 링거병(수액팩 또는 병), 입원환자 · 내원객이 배출하는 일반폐기물 등

② 포장재 폐기물 분리배출

포장재 폐기물 수거용기를 별도로 설치하고, 작업자에 대한 교육을 강화함으로서 불필요하게 의료폐기물로 배출되는 것을 방지한다.

③ 의료폐기물 여부 확인을 통한 분리배출

의료폐기물 전용용기와 일반폐기물(재활용/재활용 불가)을 철저하게 구별해서 배출한다.

의료폐기물이 아닌 링거병, 수액팩 등은 안의 내용물을 모두 비운 후(내용물은 사업장일반폐기물 폐의약품 등으로 처리) 사업장 일반폐기물 또는 생활폐기물로 배출한다.

④ 의료폐기물 전용용기의 합리적 사용

- 다수의 봉투형 용기를 하나의 골판지 용기에 담아 배출한다.
- 거치대는 봉투형 용기의 파손을 방지할 수 있는 견고한 재질로 하고, 내부를 확인(불투명 재질의 경우 의료폐기물임을 나타내는 도형 등을 표시)할 수 있으며 사용 후 소독이 필요하다.
- 합성수지 용기의 경우 불필요한 대형 용기 사용은 자제하고 적정 크기의 용기를 사용해 대형 용기에 소량의 의료폐기물이 담겨진 상태에서 배출되는 것을 막는다.
- 전용용기 사용 개시 후 내용물이 거의 채워지지 않았음에도 1~2일 사용 후 밀봉하여 배출하는 것은 자제하고, 의료폐기물 보관기간을 고려하여 전용용기를 효과적으로 사용한다.

(2) 환자 및 내원객 관리

병원 내 일반폐기물 쓰레기통과 의료폐기물 전용 용기를 구분하여 설치하고, 설치된 위치에 안내판 등을 부착하여 일반폐기물과 의료폐기물 분리 배출을 유도한다.

● **의료폐기물에 해당하지 않은 폐기물의 주요 사례**

① 포도당, 영양제 등이 담겨져 있던 바이알병, 앰플병, 수액팩, 링거병
- 혈액 등 의료폐기물과 혼합되거나 접촉되지 않은 링거병, 수액팩, 바이알병 등은 의료폐기물에 해당되지 않음
- 혈액 등 의료폐기물과 혼합 또는 접촉되어 의료폐기물에 의해 오염된 경우에는 일반의료폐기물로 분류해야 함
- 백신, 항암제, 폐화학치료제 성분을 담고 있는 용기는 생물 · 화학폐기물(의료폐기물)로 분류해야 함

② 혈액 · 채액 · 분비물 · 배설물과 접촉되지 않은 석고붕대, 의료기기 등
③ 건강검진을 위해 수집한 소변 묻은 종이컵
④ 폐기물관리법 시행규칙 별표3의 기관이 아닌 기관이나 가정에서 발생하는 주사바늘, 거즈, 솜 등
⑤ 치과치료 후 환자의 치아를 세척하는 과정에서 발생되는 세척수와 의료기기 등을 세척한 세척수

※ 구강내 혈액이나 분비물을 닦아낸 탈지면 등은 의료폐기물이며, 의료기기 등에 묻어 있는 혈액 등을 닦아낸 탈지면 등은 의료폐기물

※ 치료과정에서 환자의 분비물, 혈액 등이 포함되어 있는 석션기로 흡입된 액상의 폐기물은 의료폐기물

⑥ 동물병원이 아닌 장소에서 발생되는 동물사체는 발생량에 따라 생활 또는 사업장 일반폐기물로 분류

※ 전염병 등에 의한 폐사동물은 「가축전염병예방법」 적용

⑦ 동물병원에서 발생되는 것이라도 미용을 위해 깍은 동물의 털, 손 · 발톱, 건강한 동물의 배설물 제거용으로 사용된 일회용 기저귀, 패드, 휴지 등
⑧ 피부관리 후 단순히 얼굴에 올려놓는 물이 묻어 있는 거즈나 솜
⑨ 신생아실에서 배출되는 아기 기저귀 중에서 의료행위 없이 배출되는 기저귀
⑩ 노인요양시설에서 요양 노인에게서 배출되는 일회용 기저귀 중에서 의료행위 없이 배출되는 기저귀
⑪ 「의료기관 세탁물 관리규칙」에 의해 적정하게 세탁한 후 폐기한 환자복

2 세탁물 관리

환자에게 직접 노출되는 물품은 수거, 운송, 처치 등의 과정에서 감염관리 및 의료법 준수 측면에서 적절한 관리 방법을 따라야 한다(의료기관 세탁물 관리규칙).

1) 세탁물의 종류

(1) 의료기관 세탁물

의료기관에 종사하는 사람과 진료받는 환자가 사용하는 것으로서 세탁과정을 거쳐 재사용하는 세탁물을 말한다(표 10-5, 그림 10-3, 10-4).

표 10-5 재사용이 가능한 의료기관 세탁물

침구류	이불, 담요, 시트, 베개, 베갯잇 등
의류	환자복, 신생아복, 수술복, 가운 등
린넨류	수술포, 기계포, 마스크, 모자, 수건, 기저귀, 그 밖의 린넨류
기타	커텐, 씌우개류, 수거자루 등

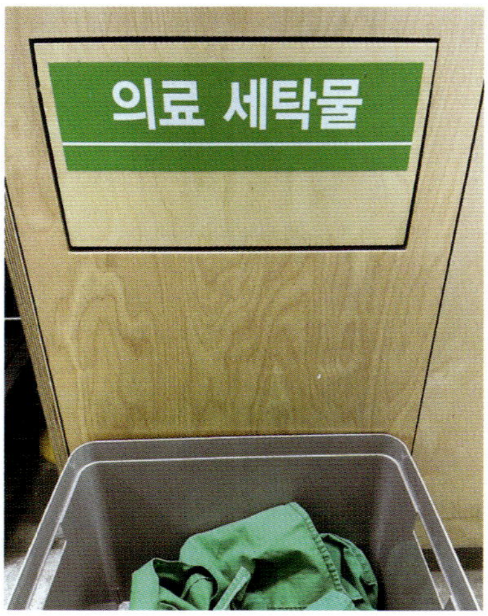

그림 10-3 의료 세탁물함

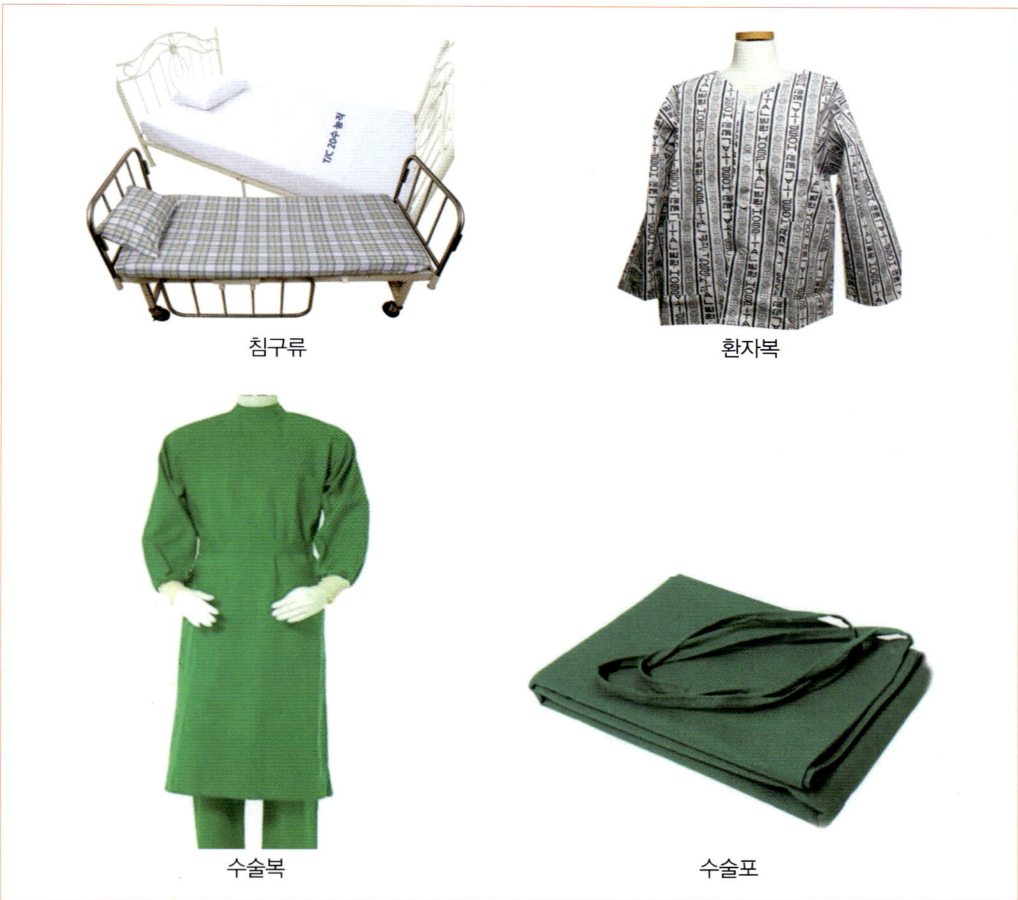

그림 10-4 세탁물의 종류

(2) 오염 세탁물

의료기관 세탁물 중 전염성 물질에 오염되었거나 오염될 우려가 있는 세탁물을 말한다(표 10-6).

표 10-6 오염 세탁물

- 감염병의 예방 및 관리에 관한 법률에 따른 감염병 환자가 사용한 세탁물과 감염성 병원균에 오염될 우려가 있는 세탁물
- 환자의 피, 고름, 배설물, 분비물 등에 오염된 세탁물
- 동물 실험 시 감염병에 걸린 동물의 배설물 또는 분비물에 오염된 세탁물
- 그 밖에 감염성 병원균에 오염된 세탁물

(3) 기타 세탁물

의료기관 세탁물 중 오염세탁물 외의 세탁물을 말한다.

2) 세탁물의 관리

(1) 보관 및 운반

의료기관 세탁물의 보관 및 운반은 의료기관 세탁물 관리규칙 제3조에서 규정하는 바에 따라 적절하게 이루어져야 한다(표 10-7, 10-8).

표 10-7 세탁물의 보관기준

수집	보관
• 세탁물 수집장소는 다른 시설과 구획되고 위생적이어야 한다. • 세탁물 수집자루는 세탁과 소독이 쉬운 구조이어야 하고, 오염 세탁물 수집자루는 기타세탁물과 구분이 가능하도록 유색 용기(붉은색이나 노란색)나 '오염 세탁물'이라고 표시된 용기를 사용해야 한다. • 세탁물이 혈액이나 분비물 등으로 젖어 있을 때에는 혈액이나 분비물 등이 새지 않는 별도의 수집용기를 사용해야 한다. • 세탁물 수집장소에는 누구나 쉽게 알 수 있도록 세탁물의 분류방법 등을 게시해야 한다.	• 사람들의 왕래가 빈번한 장소 등과 떨어진 구분된 장소에 보관해야 한다. • 오염 세탁물이 있는 보관장소에는 오염 세탁물이 있음을 표시하고, 취급상 주의사항을 게시하며, 관계자 외의 출입을 금해야 한다. • 의료기관이 처리업자에게 위탁하여 처리하려는 세탁물은 수집자루 등 밀폐된 용기에 넣어서 보관해야 한다. • 오염 세탁물은 수집 즉시 소독하여 보관하고, 보관장소는 주 2회 이상 소독해야 한다. • 세탁이 끝난 세탁물은 별도의 시설에 종류별로 정리하여 위생적으로 보관해야 한다. • 세탁물 보관장소 외의 장소에서는 수집된 세탁물을 분류하거나 헤치는 작업을 하지 않아야 한다.

표 10-8 세탁물의 운반기준

- 세탁물은 위생적인 수집자루 또는 운반용기에 넣어 운반해야 한다.
- 운반용기는 주 1회 이상 소독해야 한다.
- 세탁물 운반차량의 적재고는 주 2회 이상 소독해야 한다.
- 오염 세탁물은 기타 세탁물이 오염되지 않도록 별도의 용기에 넣어 운반해야 한다.

(2) 처리

세탁물은 복지부령에서 정하는 시설 기준에 맞는 세탁물 처리시설에서 자체 처리하거나 처리업자에게 위탁 처리한다.

오염 세탁물의 경우 증기소독, 자비소독 또는 약물소독의 방법으로 소독한 후 세탁해야 하고, 재사용이 안 되는 세탁물과 린넨류는 의료폐기물함에 폐기한다(표 10-9).

표 10-9 **세탁 금지 세탁물**

- 피, 고름이 묻은 붕대 및 거즈
- 마스크, 수술포 등의 일회용 제품류
- 바이러스성 출혈열(유행성 출혈열, 황열, 뎅기열, 마버그열, 에볼라열, 라싸열) 환자의 혈액이나 체액에 오염된 세탁물
- 크로이츠펠트-야콥병(CJD) 및 변종크로이츠펠트-야콥병(vCJD)의 확진 또는 의심 환자의 중추신경계 조직에 오염된 세탁물

요점정리

◈ 의료폐기물이란 보건, 의료기관, 검사기관 등에서 배출되는 폐기물 중 인체에 감염 등 위해를 줄 우려가 있는 보건·환경보호상 특별한 관리가 필요하다고 대통령령이 정하는 폐기물을 말한다.

◈ 의료폐기물은 감염병으로부터 타인을 보호하기 위해 격리된 사람에게서 발생한 일체의 폐기물인 격리의료 폐기물, 인체 또는 동물의 조직, 시험·검사 등에 사용된 배양액, 주사바늘, 폐화학치료제 등의 위해의료 폐기물, 혈액, 체액, 분비물이 함유되어 있는 탈지면, 붕대, 일회용 주사기 등의 일반 의료폐기물로 나뉜다.

◈ 의료폐기물은 발생했을 때부터 종류별로 전용용기에 넣어 보관해야 한다. 격리의료폐기물은 전용 냉장시설이나 밀폐된 보관창고에 붉은색 상자에 담아 7일 보관할 수 있으며, 위해의료폐기물은 전용 냉장시설이나 밀폐된 보관창고에 노란색 상자에 담아 15~30일 보관할 수 있으며, 일반의료폐기물은 밀폐된 전용 보관창고에 검정색 봉투 또는 노란색 상자에 담아 15일 보관할 수 있다.

◈ 세탁물은 의료기관 종사자와 진료받는 환자가 사용하는 것으로, 세탁과정을 거쳐 재사용이 가능한 의료기관 세탁물, 전염성 물질에 오염되었거나 오염될 우려가 있는 오염세탁물, 의료기관 세탁물 중 오염세탁물 외의 기타 세탁물로 나뉜다.

◈ 세탁물은 사람들의 왕래가 빈번한 장소와 떨어진 구분된 장소에 보관하며, 위생적인 수집자루 또는 운반용기에 넣어 운반해야 하며, 오염세탁물은 기타 세탁물이 오염되지 않도록 별도의 용기에 넣어 운반해야 한다.

Review test

1. 의료폐기물의 종류를 설명한 것으로 옳은 것은?

① 인체 또는 동물의 조직 · 장기 · 기관 · 신체의 일부(치아 포함)는 격리의료폐기물이다.
② 주사바늘, 봉합바늘, 수술용 칼날, 한방침, 치과용 침, 파손된 유리재질의 시험기구는 병리계 폐기물이라 한다.
③ 폐시험관은 병리계 폐기물로 처리하고 슬라이드, 커버글라스는 일반쓰레기로 폐기한다.
④ 일회용 기저귀, 수액세트는 의료폐기물에 해당하지 않는다.
⑤ 의료폐기물과 혼합되거나 접촉된 경우에는 의료폐기물로 본다.

2. 의료폐기물의 보관기준 등의 관리 방법을 설명한 것으로 옳은 것은?

① 치아는 밀폐된 전용 보관창고에 보관한다.
② 손상성 폐기물은 상자형 골판지류를 사용하여 보관한다.
③ 혈액오염 폐기물은 전용 냉장시설에 보관한다.
④ 격리의료폐기물은 노란색 상자형 합성수지류에 보관한다.
⑤ 치아를 포함한 조직물류 폐기물은 15일까지 보관 가능하다.

3. 세탁물의 관리방법을 설명한 것으로 옳은 것은?

① 의료기관 세탁물이란 사용 후 바로 폐기하는 의류, 린넨류를 말한다.
② 의료기관 세탁물 중 전염성 물질에 오염될 우려가 있는 세탁물은 기타 세탁물에 해당한다.
③ 세탁물 수집장소에는 누구나 쉽게 알 수 있도록 세탁물의 분류방법 등을 게시해야 한다.
④ 오염 세탁물은 기타 세탁물과 함께 별도의 용기에 넣어 운반해야 한다.
⑤ 마스크, 수술포 등은 재사용이 가능하다.

정답

1. ⑤ 2. ① 3. ③

부록

일반 의료기관에서의 질환별 감염예방대책과 소독

최근 항생제의 개발 등으로 많은 감염병이 제압되고 있지만, 한편에서는 신종 · 재유행 감염병의 출현으로 감염병의 양상이 크게 달라지고 있다. 부록에서는 의료현장에서 감염대책상 그 소독방법이 문제가 되는 몇 가지 질환에 대해서 병원체 및 특성, 감염경로와 대책, 실제 소독방법 등에 대해서 구체적으로 설명한다.

표 1 질환별 감염예방대책 및 소독제 선택의 주의사항

질환		병원체	주요 감염경로	소독제 선택의 주의사항
MRSA 감염병		MRSA	접촉감염	상용 소독제가 유효
결핵		결핵균	공기감염	소독용 에탄올, 포비돈요오드가 유효
크로이츠펠트-야콥병(CJD)		프리온	병원성인 것은 접촉감염	3%SDS(도데실황산나트륨) 1N NaOH, 1~5%차아염소산나트륨이 유효
혈액매개 바이러스 감염병	HBV 감염병 HCV 감염병 HIV 감염병	HBV HCV HIV	접촉감염	글루타랄 등, 차아염소산나트륨이 유효

글루타랄 등 : 내시경의 소독 전용으로 사용한다.

1) MRSA 감염병

MRSA(Methicillin−resistant *Staphylococcus aureus*, 메티실린 내성 황색포도구균)를 병원체로 하는 감염병이며, 임상적으로는 호흡기 감염병, 패혈증 및 감염성 심내막염, 소화관 감염병, 창상 및 욕창 감염 등이 문제가 된다.

(1) MRSA의 특성

MRSA의 특성은 MSSA(Methicillin−sensitive *Staphylococcus aureus*, 메티실린 감수성 황색포도구균)와 비슷하며 황색포도구균의 특성은 다음과 같다.

● **황색포도구균의 특성**

- 황색포도구균은 피부나 점막에 소수가 상재하고 있다. 피부나 점막에 손상이 발생하면 감염이 성립되는데 감염의 성립과 균량과는 상관성이 적다.
- 건조에 강하다. 대장균은 1~7시간의 건조로 사멸하는 데 비해 황색포도구균은 건조상태에서 약 1개월간 생존할 수 있다.
- 일단 황색포도구균에 의한 감염이 성립되면 독소(toxin)가 생산되어 위중해질 수 있다.
- 그람음성균에 비해 소독제에 대한 저항성이 강하다. 손소독 시 소독제의 접촉 시간을 길게 할 필요가 있다.

(2) 감염경로와 그 대책

내인적으로는 항생제의 투여와 깊은 연관이 있다. 주된 감염경로는 접촉감염이며, 그 대책으로는 손위생, 보편적 예방조치 실시, 접촉격리(환자와 밀접하게 접촉할 때에는 장갑, 가운을 착용), 청소(습식) 등을 실시한다.

(3) 소독

MRSA는 일반세균(그람양성구균)이며 표 5-1(Chapter 06. '소독과 멸균' 참조)을 참고로 사용 목적에 따라 소독제를 구분해서 사용해야 한다.

2) 결핵

결핵이란 결핵균(*Mycobacterium tuberculosis*)을 병원체로 하는 만성 감염병으로 폐에서 많이 발생한다. 증상으로는 기침, 객혈, 발열, 권태감, 식욕부진, 체중감소, 객담, 수면 시 식은땀 등이 있다. 결핵은 과거의 질환이 아니라 오늘날 재유행 감염병으로서 엄중한 주의가 필요하다.

(1) 결핵균의 특성

결핵균은 일반세균과 달리 세포벽에 다량의 납질(waxy)을 함유하고 있기 때문에 항산성, 항알칼리성을 나타내고 또한 보통 아닐린계 색소로는 염색되지 않고 소독제도 납질을 통과하지 못한다.

① 색소에 염색되기 힘들지만 일단 염색이 되면 산이나 알코올로 탈색되기 힘들다.
→ 항산성을 나타내기 때문에 항산균이라고 불린다.

② 소독제에 저항성을 나타낸다. → 소독제의 항미생물 범위 참조
③ 건조에 저항성이 있다. 소수의 균(10개 흡입)으로 발병할 수 있는 전염성이 높은 균이다.
④ 주로 세포 내에서 증식하기 때문에 세포 내에 흡수되는 약제가 아니면 치료효과가 없다.
⑤ 감염경로는 대체로 흡입에 의한 공기감염이다.

(2) 감염경로와 대책

결핵의 감염경로는 비말핵에 의한 공기감염이다.

① 감염대책

a. 결핵환자의 조기발견, 평가, 치료

b. 입원환자의 관리

- 1인실로 격리시킨다.

c. 기술공학상의 예방

- 음압 및 매시 환기횟수 6회 이상의 특별한 공기처리
- 공기를 외부로 배출시키거나 헤파(HEPA)필터를 통한 재순환
- 치과의료종사자의 N95마스크 사용, 환자의 보통 마스크 사용(비말핵을 만들지 않기 때문에)

MEMO

병실의 공기

병실에서는 환기가 충분히 이루어지고 있다면 부유하는 결핵균(비말핵*)의 양은 희석되어 자연계 상태에 근접하여 감염을 일으키지 않는다. 창문을 열고 직접 외부로 배출해도 지장은 없다. 도시 병원의 음압실에서의 배기는 가까이에 공기흡입구 등이 있는 경우는 적당한 처리(헤파필터 처리 등)를 한다.
또한 병실 환경에서 침대, 수납장, 바닥 등은 눈에 보이는 오염이 없으면 그로 인해 감염을 일으키지는 않는다. 따라서 청소는 보통의 습식청소가 좋다. 특히 오염이 있는 경우는 결핵균에 유효한 소독제를 사용한다.
침구류는 2~3시간의 일광소독이 효과적이다.

* 비말의 수분이 증발하고 남은 미립자

MEMO

N95마스크

1995년에 미국의 NIOSH(미국 노동안전위생연구소)에서 결정된 42CFR84라는 규격 기준으로 설명되는 규격의 일종이다. 여기에는 9개의 분류(N, R, P3종별과 95, 99, 100 단계별 조합)가 있다. N종 구분의 시험은 고형 염화나트륨, R 및 P종 구분은 액화 DOP(dioctyl phthalate, 디옥틸 프탈레이트)가 이용된다. 95, 99, 100은 각각의 포집 효율시험의 % 표시이다. 따라서 N95란 고형염화나트륨에어졸의 포집효율 시험에서 95% 이상이 포집되었다는 것이다.

N은 not resistant to oil로 내유성 없음, R은 resistant to oil로 내유성 있음, P는 oil proof로 방유성 있음을 각각 의미한다.

(3) 소독

결핵균에 대해서 유효한 소독제에는 소독용 에탄올, 포비돈요오드, 알킬디아미노에틸글리신염산염 등이 있다.

의료현장에서 자주 사용되고 있는 벤잘코늄염화물, 글루콘산 클로르헥시딘은 결핵균에는 효과가 없기 때문에 주의가 필요하다. 소독제의 용도별 사용방법을 표 2에 나타낸다.

표 2 결핵균에 대한 소독제의 용도별 사용방법

소독대상	소독제
손소독	포비돈요오드, 속건성 손소독제
린넨류	온탕, 열탕, 차아염소산나트륨
내시경	글루타랄(2% 이상, 25℃ 60분)
식기류	온탕, 열탕

3) 크로이츠펠트-야콥병

프리온(단백질성 감염입자)이 원인으로 발병하는 질환을 프리온병이라고 하는데, 크로이츠펠트병(Creutzfeldt-Jakob disease, CJD)이 그 대표적 질환이다. CJD를 포함해서 프리온병은 다양한 신경증상을 나타내는 진행성 질환으로 예후가 나쁘다.

프리온 자체는 정상적인 세포에서 나타나는 단백질이지만 어떤 원인으로 전염성 프리온단백질로 변환되고 중합되어 뇌 내에 축적됨으로써 발병하게 된다.

CJD의 대다수는 산발적인 예에서 프리온유전자에 이상은 없지만 가족에게 발병한 증례에서는 프리온유전자에 변이가 나타난다. 또한 산발적인 예에서든 가족성 예에서든 환자의 조직을 동물에 접종함으로써 동물을 발병시킬 수 있다고 알려져 있다. 소수의 예이지만 경막이식이나 각막이식, 심부 뇌파의 전극 사용, 뇌하수체 제제의 투여 등 의료행위로 프리온이 전파되어 발병했다고 추정되는 증례가 있어 의원성 CJD로서 문제가 되고 있다.

(1) 프리온의 특성

① 핵산을 갖지 않고 단백질로만 구성되어 있다.
② 보편적인 소독법이나 멸균법에 높은 내성을 나타낸다. 병리조직의 경우 포르말린 고정 후에도 감염성은 상실되지 않는다.

(2) 감염경로와 대책

의원성 증례를 제외하면 CJD의 감염원이나 감염경로는 명확하지 않다. 그러나 부부가 함께 발병한 예는 매우 드물며, 신경내과의나 CJD 환자 관리를 담당했던 간호사가 발병한 예는 보고되지 않았다. 또한 동물실험에서는 환자의 뇌나 척수는 높은 감염력을 나타냈지만 뇌척수액이나 혈액, 소변, 대변 등 배설물의 감염력은 매우 약하다고 알려져 있다. 따라서 프리온의 감염성은 결코 높지 않기 때문에 일상생활이나 통상적인 의료행위로 감염이 성립될 위험은 거의 없다. 그러나 CJD 증례를 취급한 신경병리 의사나 기사에게 CJD가 발병했다는 보고가 있어 프리온병 환자의 부검이나 병리표본의 제작은 감염의 위험이 비교적 높다고 할 수 있다. 그때의 감염예방조치에 대해서는 다른 서적을 참조하기 바란다.

(3) 소독

프리온은 통상적인 소독이나 멸균으로는 불활성화되지 않지만 체액의 감염성은 낮아 의료기구를 세정하여 오염을 제거하면 그 감염성은 무시할 수 있을 정도로 감소한다. 따라서 프리온병이라고 해도 일반적으로는 보편적 예방조치로 충분히 대응할 수 있다. 단지 천자침(puncture needle)이나 수술기구와 같이 직접 체내로 삽입하는 것은 일회용 제품을 사용하거나 세척 후에 프리온의 불활성화에 유효한 처리를 한다(표 3).

표 3 프리온단백질의 불활성화법

① 3%SDS(도데실황산나트륨), 5분간, 100℃
② 고압증기멸균, 132℃, 1시간
③ 1규정수산화나트륨, 1시간, 실온
④ 1~5% 차아염소산나트륨, 2시간, 실온

※ ①은 프리온을 완전히 불활성화시키고 ②, ③, ④는 10–3 이하의 범위로 불활성화시킨다.

MEMO

3%SDS(도데실황산나트륨)

SDS(sodium dodecyl sulfate)는 라우릴황산나트륨으로서 샴푸 등에 안전한 세척제로서 널리 사용되고 있다.

- **작용** : 열과 SDS의 작용에 의해 프리온이 불안정해져 불활성화된다. 또한 SDS의 계면활성효과도 있어 세척, 제거된다.
- **사용 시 주의** : SDS는 물에 용해될 때 강력하게 거품이 일기 때문에 주의가 필요하다. 또한 따뜻하거나 뜨거운 물에 용해시키면 응어리가 생겨 오히려 잘 녹지 않는다. 사용 시에는 뜨거운 물에 데일 위험이 있기 때문에 주의해야 한다. 약 100℃에서 소독하라고 되어 있지만 끓이면 강하게 거품이 일기 때문에 끓어오르기 직전의 온도를 유지해야 한다.
- **복장 주의** : SDS는 비산되기 쉬워 기관이나 눈에 자극이 강하기 때문에 마스크 등의 보호기구를 사용한다. 또 3% 용액은 고탈지성이기 때문에 손가락에 묻으면 손이 거칠어지는 원인이 되기 때문에 취급할 때에는 장갑을 착용해야 한다.

4) B형 간염, C형 간염, 후천성 면역결핍증후군(AIDS)

(1) 혈중 바이러스성 감염병

사람의 혈액 중에 바이러스가 침입해서 발생하는 감염병이다. 잠복기에도 혈액 중에 바이러스가 존재하기 때문에 바이러스에 오염된 혈액의 주입(수혈 또는 혈액제제), 바늘 찔림 · 베임 사고 등에 의해 감염된다.

(2) 병원체

임상에서 문제가 되는 주요 혈중 바이러스성 감염병과 그 병원체는 표 4와 같다.

표 4 주요 혈중 바이러스성 감염병과 그 병원체

질환	병원체
B형 간염	B형 간염바이러스(Hepatitis B virus, HBV)
C형 간염	C형 간염바이러스(Hepatitis C virus, HBV)
후천성 면역결핍증후군(AIDS)	사람면역결핍바이러스(Human immunodeficiency virus, HIV)

(3) 감염경로와 그 대책

주된 감염경로는 혈액, 체액을 매개로 한(비경구) 감염으로, 의료현장에서의 감염경로는 주로 예리한 기구에 의한 혈액 · 체액 노출사고이며 이로 인한 감염이 문제가 된다.

감염예방대책은 보편적 예방조치의 실시이다. 즉, 환자의 혈액, 체액에 접촉할 가능성이 있는 경우에는 장갑, 가운을 착용해서 대응하고 장갑을 벗은 다음에는 손을 충분히 씻는 것이 중요하다. 또한 바닥 등에 혈액이나 체액이 떨어졌다면 차아염소산나트륨액 0.5%(5,000ppm)로 닦아낸 다음 습식청소를 한다.

(4) 소독

환자에게 사용한 기계, 기구 등의 소독은 사용 후 신속하게 흐르는 물로 충분히 세척한다. 흐르는 물로 세척하는 것은 1차 처리이며, 여기에서는 혈액성분이 파괴되고 또한 혈액이 희석되어 바이러스 감염성이 저하된다. 병원에서는 사용 부서에서 1차 처리를 한 후에 중앙재료부에서 최종처리(소독 · 멸균)를 하거나, 사용 부서에서 밀봉해서 중앙재료부로 반송하여 물로 세척한 다음에 최종 처리하면 문제는 없다.

5) 코로나바이러스감염증-19(coronavirus disease 19, COVID-19)

(1) 특성

코로나바이러스감염증-19는 타 바이러스 호흡기 감염병에 비해 질병 초기 단계의 바이러스 배출량이 높은 것으로 추정되며, 질병이 발현하는 임상증상과 영상의학적 진행 소견이 일치하지 않는 양상을 보인다. 따라서 무증상이거나 비교적 증상이 경미하여 코로나바이러스감염증-19 진단을 받기 전에 지역사회 감염과 확산이 가능할 수 있고, 증상이 경미하다 하더라도 환자의 연령이나 기저질환 등을 고려한 주의가 필요하다.

(2) 감염경로

코로나바이러스감염증-19는 호흡기감염 질환으로 감염자의 비말이 침투될 때 감염된다. 직접적인 감염자의 비말(비말감염), 공기 중(에어로졸)의 비말(공기감염), 오염된 표면을 접촉한 피부나 점막이(접촉감염) 호흡기 점막을 접촉함으로써 감염이 이루어진다.

(3) 검사

필수검체는 상기도 검체이며, 하기도 검체는 가래가 있는 환자에서 채취. 검체는 의사, 간호사, 임상병리사가 지정된 장소(선별진료소 등)에서 채취한다.

〈검사 대상〉

- **의사 환자**
  확진환자와 접촉한 후 14일 이내에 코로나바이러스감염증-19 임상증상이 나타난 자

- **조사대상 유증상자**
  ① 의사의 소견에 따라 코로나바이러스감염증-19 임상증상으로 코로나바이러스감염증-19가 의심되는 자
  ② 해외 방문력이 있으며 귀국 후 14일 이내에 코로나바이러스감염증-19 임상증상이 나타난 자
  ③ 코로나바이러스감염증-19 국내 집단발생과 역학적 연관성이 있으며, 14일 이내 코로나바이러스감염증-19 임상증상이 나타난 자

(4) 잠복기 및 증상발현

약 2~14일(추정)의 잠복기를 거친 뒤 발열(37.5℃) 및 기침이나 호흡곤란 등의 호흡기증상, 폐렴이 주증상으로 나타나지만 그밖에 두통, 객혈과 오심, 설사 등도 나타날 수 있으며 무증상 감염 사례도 많이 나오고 있다. 고령자, 면역기능이 저하된 환자, 기저질환을 가진 환자가 주로 중증화되며 사망을 초래한다.

* **주요 임상증상** : 발열(37.5℃ 이상), 기침, 호흡곤란, 오한, 근육통, 두통, 인후통, 후각 · 미각소실 또는 폐렴 등

(5) 치료

대증 치료로 코로나바이러스감염증-19의 증상을 완화시킬 수 있지만, 아직까지 질병을 예방하거나 치료하는 것으로 확실하게 밝혀진 특이 치료제는 없다. 최근 FDA에서 '렘데시비르'라는 약이 치료제로 긴급승인 되어 사용 중이다.

(6) 감염방지 대책

- 표준예방책 준수
- 개인보호구 장착
- 철저한 손위생
- 환경정비- 사람이 접촉하는 장소는 알코올류로 소독
- 백신 접종

현재 백신은 아스트라제네카(영국), 화이자(미국 · 독일), 얀센(미국), 모더나(미국), 노바벡스(미국) 등을 비롯해 러시아의 스푸트니크V, 중국의 시노팜 · 시노백 등이 개발되어 있으며 백신의 종류에 따라 보관 온도와 접종 간격, 접종 횟수, 보관 및 유통 등에 차이가 있다.

Index 찾아보기

- 한글
- 영어

한글

영어

R

S

T

U

V

기타

● 저자

- **김다혜** 교수 동서대학교 치위생학과
- **김지영** 교수 경남정보대학교 치위생과
- **박명숙** 교수 강동대학교 치위생과
- **송현철** 교수 광양보건대학교 치위생과
- **신보람** 교수 백석문화대학교 치위생과
- **엄미란** 교수 대원대학교 치위생과
- **이천희** 교수 안동과학대학교 치위생과
- **정명희** 교수 송호대학교 치위생과
- **정의정** 교수 혜전대학교 치위생과
- **최다예** 교수 가톨릭관동대학교 치위생학과
- **최영숙** 교수 경인여자대학교 치위생학과
- **한여정** 교수 호남대학교 치위생학과

치과감염관리학

2019년 8월 20일 초판 발행
2021년 8월 20일 2판 발행
2023년 2월 20일 3판 발행
2025년 2월 20일 4판 발행

저 자 김다혜 · 김지영 · 박명숙 · 송현철 · 신보람 · 엄미란
이천희 · 정명희 · 정의정 · 최다예 · 최영숙 · 한여정
발 행 인 최경희 · 배영환
발 행 처 도서출판 의학교육
등록번호 제2013-114호
주 소 서울시 영등포구 영중로 138-1(영등포동 8가 80-2) 드림프라자 B 901호
Tel 02) 2637-4806, 4863 Fax 02) 2637-4807
홈페이지 www.medipub.co.kr
E - mail okpress1208@naver.com
정 가 36,000 원
I S B N 979-11-6127-243-6 93510